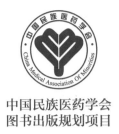

中国民族医药学会
图书出版规划项目

实用芒针联合诊疗技术

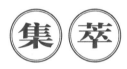

主编 樊海龙

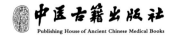
中医古籍出版社
Publishing House of Ancient Chinese Medical Books

图书在版编目（CIP）数据

实用芒针联合诊疗技术集萃 / 樊海龙主编 . —北京：
中医古籍出版社，2023.11

ISBN 978-7-5152-2776-4

Ⅰ . ①实… Ⅱ . ①樊… Ⅲ . ①针刺疗法 Ⅳ . ① R245.31

中国版本图书馆 CIP 数据核字（2023）第 201956 号

实用芒针联合诊疗技术集萃

樊海龙 主编

策划编辑	郑 蓉
责任编辑	宋长恒
文字编辑	王安琪
封面设计	王 磊
出版发行	中医古籍出版社
社 址	北京市东城区东直门内南小街 16 号（100700）
电 话	010-64089446（总编室）010-64002949（发行部）
网 址	www.zhongyiguji.com.cn
印 刷	北京市泰锐印刷有限责任公司
开 本	710mm×1000mm 1/16
印 张	22.75
字 数	408 千字
版 次	2023 年 11 月第 1 版 2023 年 11 月第 1 次印刷
书 号	ISBN 978-7-5152-2776-4
定 价	178.00 元

实用芒针联合诊疗技术集萃

|主编|

樊海龙

|副主编|

张　良

|编委|

（按姓氏笔画排序）

王豆豆　邢晶晶　刘雅琴　安慧萍

红　梅　杨丽珍　张　良　赵建军

都日娜　都福冉　贾　妍　曹世和

谢　涛　樊海龙

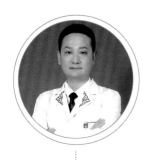

樊海龙

　　樊海龙，男，1977 年 7 月生，农工党党员，呼和浩特市政协委员，毕业于成都中医药大学，医学博士，副主任医师，硕士研究生导师，呼和浩特市中医蒙医医院针灸中心主任、中医康复中心主任，石学敏国医大师传承工作室负责人，内蒙古自治区中医（蒙医）特色优势重点专科及临床重点专科带头人，中组部第 17 批"西部之光"访问学者，国医大师石学敏院士学术继承人，呼和浩特市蒙中医药专家学术经验继承工作指导老师。中国民族医药学会针灸分会执行会长，咸阳市国医大师郭诚杰中医针灸学会常务理事，中国民间中医药研究开发协会特种灸法研究专业委员会常务委员，中国康复医学会意识障碍康复专业委员会常务委员，中国老年保健协会疾病标准化分会常务委员，中国针灸学会手法量学专业委员会委员，中国针灸学会循证针灸专业委员会委员，中国针灸学会第四届脑病专业委员会委员，中国康复医学会康养工作委员会委员，内蒙古康复治疗学会传统康复委员会副主任委员，内蒙古蒙中医针灸学会副会长等。呼和浩特"最美医生"，《中华针灸电子杂志》编委。

　　博士师从国家中医药岐黄工程岐黄学者首席科学家梁繁荣教授，"西部之光"访问学者师从国医大师石学敏院士，长期从事针药结合康复治疗脑血管病及痛症的临床研究。参与国家级课题 3 项，主持省部级科研课题 4 项，主编专著 1 部，申请专利 1 项，发表论文 20 余篇。

石序

　　樊海龙博士通过电子邮件发给我他即将出版的新书《实用芒针联合诊疗技术集萃》，品味书中内容，心中顿生感慨。记得 2016 年在成都中医药大学博士毕业论文答辩会上，我首次见到本书主编樊海龙博士，令人印象深刻。一面之缘，匆匆而别，直到 2020 年，樊海龙博士入选中组部第 17 批"西部之光"访问学者，真正成为了我的学生。

　　历史在前进，科技在发展，针灸学也要发展。在这个过程中，应当有否定，有借鉴，有嫁接，有整合，更有延续和继承。针灸的发展应该充满包容性，在服从科学规律的基础上，尊重个性，为学术发展创造必要的文化氛围。芒针是由古代九针中的"长针"发展而来，与一般针法不同，尤其在操作上自有其独特性。同时，由于芒针自身特点及疾病的复杂性，其在临床当中适宜联合其他中医诊疗技术，具有相辅相成、协同增效之功。毫针、芒针、艾灸、拔罐、耳穴等中医适宜技术以其操作简便、疗效独特、安全可靠的特性深深融入人民群众的日常生活中。这些独特的技术不仅成为中医药独特的标识基因，更成为人民群众养生保健、疗病祛疾的重要选择。

　　樊海龙博士凭借敏锐的洞察力和分析能力，收集整理近二十年芒针联合疗法的临床研究文献并结合自己从医多年的感受，探索了芒针临床实用性问题，把一切有利于提高芒针疗效的技术、方法兼收并蓄，为临床工作者提供了多元视角。随着学习的不断深入和自己在临床实践中不断体会，许多问题在他脑海里日趋成熟，于是便有了这本《实用芒针联合诊疗技术集萃》的问世。

　　现在基层患者众多，而医疗资源有限，《实用芒针联合诊疗技术集萃》的出版恰逢其时。书中对芒针及其联合诊疗技术做了比较系统的整理，并结合编者的长期实践经验，精心选择了临床实用性强的中医适宜技术，真正做到了让医疗工作者看得懂，学得会，用得上。书中所选疗法疗效确实，安全性好，针对性强，重视操作，力求实用，配有穴位图解清晰明了，图文并茂。本书还详细介绍了各种技术的操作要点，以及这些技术治疗的优势病种，使广大读者可以更直观地学习，可供各级医务工作者及广大中医爱好者选择使用。

苏联文学家高尔基曾经说："年轻人来到这个世界，不是为了要服从老朽的东西，而是要创造新的、有理智的、光辉的东西。"樊海龙博士就是这样的人，我与樊海龙博士因针灸相识，他才思敏捷，勤于笔耕，堪称我国针灸界的后起之秀。书成后他求序于我，无论从个人感情，还是出于对中医针灸事业的责任，我都不能推辞为本书写这个序，故乐而为之。

余秋雨先生曾经说过："中国的知识分子要有勇气在一切公共空间运用理性，善于在传媒上向大众传播理念。"也许樊海龙博士的这本《实用芒针联合诊疗技术集萃》中的某些认识还不很成熟，或者还有不完善之处，但作为中医针灸理论及实践的改革者，他却是一个勇敢的探索者。

在今年初的一次对话中，我们曾讨论了针灸所面临的问题：针灸已经是世界上公认的医疗手段，这是毫无疑问的。然而，现在更多的教育机构和医院还没有意识到针灸学的客观化、科学化，这点仍然是一个非常严重的问题。我曾提出要求，希望樊海龙博士能在这方面做出更多的工作，《实用芒针联合诊疗技术集萃》这本书是他交出的一份满意答卷。

世界著名中医、针灸学专家
中国工程院院士
国医大师　　　　*石学敏*
国家级非遗项目针灸代表传承人
现代中国针灸奠基人

2023 年 3 月

梁序

　　针灸学是中医药学的重要组成部分，是一门具有独特理论体系和丰富临床经验的科学。随着针灸热在全球范围内不断升温，爱好和应用针灸的人越来越多，针灸医学已经成为在全球范围内应用最广泛的传统医学。但针灸学术内容博大精深，针灸医籍浩如烟海，加上针灸在临床各科尤其在治未病及康复领域的广泛应用，以及和其他自然科学的紧密结合，产生了难以胜数的各种特色疗法和临床适宜技术，使得许多初学针灸者和广大针灸爱好者望而却步，每有望洋兴叹之感。

　　樊海龙副主任医师，医学博士，硕士研究生导师，呼和浩特市中医蒙医医院针灸中心主任、中医康复中心主任。他谦虚好学，勤奋努力，学验俱丰，长期从事中医针灸临床工作，他用科学严谨的态度探索芒针临床实用性问题，为临床工作者提供了多元视角；用发展和包容的思维把一切有利于提高芒针疗效的技术、方法兼收并蓄，积数年之力，在全面收集整理近二十年芒针联合疗法的临床研究文献并结合个人临床经验的基础上编成《实用芒针联合诊疗技术集萃》一书。该书图文并茂、内容丰富，具有临床循证依据级别高、可操作性强、临床实用性好等特点，是一本关于芒针联合其他疗法治疗优势病种的诊疗技术专著。

　　全书分为三篇。上篇总论：分章节详细介绍了芒针的发展与演变、作用机理、应用研究、操作方法及联合诊疗技术等内容；下篇治疗篇：分章节详细介绍了芒针联合诊疗技术在内科、外科及骨伤科、妇科、皮肤科、五官科病证及其他病证的诊断要点、病因病机、治疗方法、按语及现代研究撷英；附篇参考资料：选录了十二经脉、奇经八脉循行及主治概要与古代针灸歌赋集要，从源流及学术特点进行了简析，并对行针法临床操作技术提出了规范应用思路，以便医者结合临床应用。这是一本内容详尽的"芒针联合诊疗技术操作指南"，这些独特的技术不仅成为中医药独特的标识基因，更成为人民群众养生保健、疗病祛疾的重要选择。

品味全书，吾感悟颇深。芒针疗法虽早在《黄帝内经》就有记载，但系统搜集和整理芒针疗法独特的宝贵治疗经验的书籍却是屈指可数，而且书籍多是以芒针单一疗法介绍为主。但在临床医疗实践中，医者常常会将两种或多种疗法联合使用来治疗疾病，旨在协同增效。芒针针体细长，既可以深刺经脉腧穴，又有透穴强刺激的作用性质，它弥补了毫针的不足，拓展了毫针的使用范围，同时相较于毫针又具有取穴少、感传远、作用广的优点。由于其自身特点及疾病的复杂性，适宜联合其他中医诊疗技术，二者结合，可起相辅相成、协同增效之功。我相信该书出版以后一定会有不少针灸同道或针灸爱好者们认识它、喜欢它、授受它、应用它，故乐为之序。

国家万人计划教学名师

国家中医药岐黄工程岐黄学者首席科学家

国家（973）计划项目首席科学家

成都中医药大学原校长、终身教授

世界针灸联合会副主席

2023 年 3 月

前言

据不完全统计，目前世界有 193 个国家和地区运用针灸，59 个国家和地区立法承认针灸，全世界从业人员达到 30 多万。针灸疗法已成为世界上应用最广泛的替代医学疗法。针灸疗法起效迅速，如治疗疼痛类疾病，通常针灸治疗 1 次以后，疼痛即可明显缓解；针灸治疗不依赖于任何药物，单纯是以针灸针刺激人体穴位来进行治疗，所以不会加重肝肾功能的负担，副作用较少；针灸治疗价格低廉，如针灸治疗通常相较于长期药物治疗费用要低很多；并且针灸治疗只依赖于简单的操作器具，使用比较方便，适合在临床广泛开展。芒针疗法是针灸疗法中的一种独特有效的治疗方法。芒针针体细长，既可以深刺经脉腧穴，又有透穴强刺激的作用性质，它弥补了毫针的不足，拓展了毫针的使用范围，同时相较于毫针又具有取穴少、感传远、作用广的优点。由于其自身特点及疾病的复杂性，适宜联合其他中医诊疗技术，具有相辅相成、协同增效之功。

芒针疗法在我国有着悠久的历史，早在《黄帝内经》就有关于"芒针"的记载。然而历代医家虽对芒针有着记载，但系统搜集和整理芒针疗法独特的宝贵治疗经验的书籍却是屈指可数，而且现有书籍多是以芒针单一疗法介绍为主。在临床医疗实践中，医者常常会将两种或多种疗法进行结合使用来治疗疾病，旨在协同增效，而实践中联合疗法的作用是拮抗还是协同却未详细介绍。为此，我们在"国家中医针灸临床医学研究中心分中心（培育单位）呼和浩特市中医蒙医医院"的资助下，在"中国民族医药学会图书出版规划项目（ZMTS22014）"的大力支持下，编写了《实用芒针联合诊疗技术集萃》一书。

全书是在全面收集整理近二十年芒针联合疗法的临床研究文献并结合临床经验的基础上编写而成，图文并茂、内容丰富，具有临床循证依据级别高、可操作性强的特点，是一本关于芒针联合疗法治疗优势病种的诊疗技术专著。全书分为三篇。上篇总论：分章节详细介绍了芒针的发展与演变、作用机理、应用研究、操作方法及联合诊疗技术等内容；下篇治疗篇：分章节详细介绍了芒针联合诊疗技术在内科、外科及骨伤科、妇科、皮肤科、五官科病证及其他病证的诊断要点、病因病机、治疗方法、按语及现代研究撷英；附篇参考资料：选录了十二经脉、奇经八脉循行及主治概要与古代针灸歌赋集要，从源流及学术特点进行了简析，并对行针法临床操作技术提出了规范应用思路，以便医者结合临床应用。全书以更加专业而深入的视角来诠释芒针联合诊疗技术的临床应用，并且选择优势病种治疗，可操作性、临床实用性更加突出，具有极高的临床参考价值。

《实用芒针联合诊疗技术集萃》编委会

于呼和浩特市中医蒙医医院

2023 年 3 月 8 日

编写说明

近年来，芒针疗法的应用范围越来越广泛，疗效确定。但由于芒针自身的特殊性，其操作难度相比毫针更高，所以需要一本内容详尽、实用性强的"操作指南"，这对于临床实践应用具有重要的意义。

如何确定疾病的病因，如何确定干预措施，如何诊断和进行个体化治疗，如何使医学实践更具有成本效益等，是医者在临床诊疗中面对的无形的问题，本书将这些问题一一解构，旨在探索芒针临床实用性问题，为临床工作者提供多元视角。

本书从临床实用角度出发，分三篇介绍了芒针联合诊疗技术及古代针灸歌赋简析集要。上篇总论：分章节详细介绍了芒针的发展与演变、作用机理、应用研究、操作方法及联合诊疗技术等内容；下篇治疗篇：分章节详细介绍了芒针联合诊疗技术在内科、外科及骨伤科、妇科、皮肤科、五官科病证及其他病证的诊断要点、病因病机、治疗方法、按语及现代研究撷英，并为常用穴位附以图示；附篇参考资料：选录了十二经脉、奇经八脉循行及主治概要与古代针灸歌赋集要，包括《标幽赋》《百症赋》《玉龙歌》《肘后歌》《通玄指要赋》《金针赋》《马丹阳天星十二穴并治杂病歌》，从源流及学术特点进行了简析，并对行针法临床操作技术提出规范应用思路，以便医者结合临床应用。

本书芒针针具规格仍按照学术界一般认为的芒针规格不小于100mm编写，但在本书编写过程中，发现目前已发表的相关临床研究文献中，针具规格长度在75mm～100mm之间亦有按芒针范畴发表。本书根据已发表临床文献的临床适用性，暂定规格长度不小于100mm均视为芒针。关于芒针长度的问题我们会在以后的研究中专门探索，在这里不多做赘述。

感谢国医大师、中国工程院院士石学敏教授，国家中医药岐黄工程岐黄学者首席科学家梁繁荣教授为本专著作序。感谢郑春丽护师、都福冉医师为本书图片拍摄做出的贡献。文中穴位配图方式以主要穴位以及不常见穴位为主，且文中多次出现的穴位和常见穴位我们仅在文章靠前部分配穴位图。本书在文末附有常用穴位索引，汇集了全书中的主要穴位，方便读者查阅。

本书的编撰参考了有关学者的论著和资料，谨向原著者致以谢意！因编写者的经验和水平有限，难免存在不足之处，恳请同道及读者提出宝贵意见，以便今后修订完善。

《实用芒针联合诊疗技术集萃》编委会

于呼和浩特市中医蒙医医院

2023 年 3 月 8 日

目 录

上篇 总论

下篇　治疗篇

上篇

总 论

　　芒针是由古代九针中的"长针"发展而来。历代关于"九针"的记载均衍生于《黄帝内经》。《灵枢·九针论》总结芒针功效如下："……故为之治针，必薄其身，锋其末，可以取深邪远痹""……长七寸，主取深邪远痹者也。"古人认为芒针针体长，可以治疗深远部位的邪气和痹症。芒针疗法与一般针法不同，尤其在刺法、治疗、选穴上有其独特性，在通调腑气、疏理气机、治疗某些顽疴沉疾方面优于别的针种。芒针治疗疾病的关键是寻找特定穴和强调得气，沟通阴阳是芒针疗法的重要中医作用机理。现代医学大体从解剖学到分子生物学对芒针的作用机理开展了多维度研究，芒针疗法在内科、外科、骨伤科、妇科、五官科、皮肤科等临床应用广泛且疗效肯定。由于芒针自身特点及疾病的复杂性，其在临床当中适宜联合其他中医诊疗技术，具有相辅相成、协同增效之功。

第一章　芒针的发展与演变及作用机理

　　芒针是由古代九针中的"长针"发展而来。1928 年前后，"沈氏芒针"创始人沈金山大师采用 29 ～ 31 号的德国进口细钢丝制作了 5 寸到 3 尺的长针，因为这种针具细而长，形如麦芒，故定名为芒针。芒针常取特定穴针刺以达到最佳调畅气机的作用，沟通阴阳是芒针疗法的重要中医作用机理。现代医学以芒针的优势病种为载体，大体从解剖学到分子生物学对芒针的作用机理开展了多维度研究，而芒针的镇痛机制研究相对较少。

第一节　芒针的发展与演变

　　芒针是由古代九针中的"长针"发展而来。历代关于"九针"的记载均衍生于《黄帝内经》。这些记载中"长针"的长度、形状、作用描写大体相似，名称有环跳针、透针、过梁针、芒针。医者通过长期的反复实践，将芒针从古代七寸长针曾经延长至最长为三尺。历代医家对芒针的适应证进行了拓展和丰富，从最初治疗"远痹""不得溲"，到后来的骨节、腰背、脊柱、膝理深处的痹症，以及痛痹、寒痹。总之，芒针擅长治疗深部疾患。

　　宋代诗人苏轼在《赠眼医王生彦若》中道："针头如麦芒。"芒针的形状确实犹如麦芒，又细又长。1928 年前后，"沈氏芒针"创始人沈金山芒针大师采用 29 ～ 31 号钢丝制作了 5 寸到 3 尺的长针，定名为芒针。芒针因其形状细长如麦芒而得名，但是，"芒针"二字出自何人之口，何时何地创始，还有待进一步考证。

一、先秦两汉时期

春秋战国之际，在殷商青铜器冶炼铸造技术的基础上，冶炼和铸造钢铁已得到迅速发展，铁器的广泛应用，为针刺技术方法的发展注入了新的生命。《灵枢》所记述的九针，是金属冶炼技术应用于医疗器具创制的最好例证。现代考古发现，除铁针之外，铜、金、银等金属冶铸而制成的针具亦可用于医疗，如夏商时期铜针和西汉刘胜墓金针、银针的出土，即是其例。九针是指九种医疗针具，包括镵针、圆针、鍉针、锋针、铍针、圆利针、毫针、长针、大针，其长短大小不一，各有用途。芒针作为传统中医疗法的重要组成部分，由古代长针发展而来，《黄帝内经》中对其已有记载，如《灵枢·九针十二原》描述"长针"："……八曰长针，长七寸……锋利身薄，可以取远痹。"《灵枢·九针论》篇："八风伤人，内舍于骨解腰脊节腠理之间，为深痹也。故为之治针，必长其身，锋其末，可以取深邪远痹。"《灵枢·官针》强调"病在中者，取以长针"，所谓"中者"，乃病位较深之意。《灵枢·癫狂》载："内闭不得溲，刺……骶上以长针。"根据以上记载我们可以看出，《内经》中记载的长针，针锋锐利，针身薄长，可以治疗深邪远痹及内闭不得溲。

二、晋隋唐时期

在晋隋唐时期，医家多崇尚灸法，如葛洪、陈延之、僧深师、巢元方、刘涓之、王焘等。唐代孙思邈《千金翼方·卷二十八》记载"凡病皆由血气壅滞，不得宣通，针以开道之，灸以温暖之"。认为针和灸各有一定的适应范围，沉结寒冷者宜灸，身热脉大者宜锋针，邪风鬼注、痛处少气者宜毫针，随病轻重用之。而据《千金要方》载，甄权治大理赵卿风疾，腰脚不随、不能跪起，针环跳、上髎、阳陵泉、下巨虚四穴即得跪。依据《针灸大成》："长针，锋如利，长七寸，痹深居骨解腰脊节腠之间者用此。今之名（环）跳针是也。"推测甄权治疗"腰脚不随"可能使用了长针针环跳。

三、宋金元时期

宋代诗人苏轼在《赠眼医王生彦若》中曰："针头如麦芒。"宋代窦材《扁鹊心书》一书中记载了长针治病。元代王国瑞《神应针灸玉龙经》首载《玉龙歌》

中记载了透穴针法，如"头风偏正最难医，丝竹金针亦可施，更要沿皮透率谷，一针两穴世间稀"等，揭示了一针透多穴可提高疗效，这与现代临床用芒针以深刺透穴，加强刺激以提高疗效如出一辙。元代杜思敬《针灸摘英集》载："长针，锋如利，长七寸，痹深居骨解腰脊节腠之间者。"

四、明清时期

明代高武《针灸素难要旨》："长针，锋如利，长七寸，痹深居骨解腰脊节腠之间者。"明代张景岳的《类经图翼》中记载长针形状如綦针，綦针即古代缝制衣帛的长针，曰："长针，长其身，锋其末，取法于綦针，长七寸，主取深邪远痹。"明代杨继洲《针灸大成》记载长针冠以（环）跳针之名："长针，锋如利，长七寸，痹深居骨解腰脊节腠之间者用此。今之名（环）跳针是也。"明代楼英的《医学纲目》中有用长针治的记载。清代吴谦《医宗金鉴》记载："长针者，取法綦针，针长七寸，为其可以取深邪远痹也。"清代周树冬《金针梅花诗抄》记载一针两穴与一针两经时冠以透针与过梁针之名："人身之经脉既是纵横交叉，而孔穴更是栉次鳞比，或前后相对，或彼此并排。相对者则直针可贯通也，并排者则斜针可连串也，常于一针两穴或一针两经时用之，即今之所谓透针与过梁针者是也。如手厥阴经之内关与手少阳经之外关，可一针直透也，不但双穴可以前后互通，而且两经亦可彼此连贯矣。手少阴经之神门与手太阳经之阳谷，可以一针斜串也，不但双穴可以内外兼收，且阴阳亦可互相调燮矣。"

五、近现代

民国时期孙祥麟编的《针灸传真》中记载："长针，长其身，锋其末，取法于綦针，长七寸，取深邪远痹。"近代《针灸学简编》记载："长针，体薄针尖锋利，形如鞋上装饰所用的綦针，七寸，主治深部邪气，日久症。"1928年前后，"沈氏芒针"创始人沈金山大师采用29～31号的德国进口细钢丝制作了5寸到3尺的长针，因为这种针具细而长，形如麦芒，故定名为芒针。由于芒针又细又长，传统的针灸手法根本无法操控芒针，沈金山大师独创性地发明了双手持针，轻捻慢进，徐徐而入的行针手法，这也成了芒针区别于其他针灸手法的显著特点。

六、当代

新中国成立以后芒针流派兴起，发表专著逐渐增多。具有代表性的芒针专著，如：1958年赵宏歧将多年对"沈氏芒针"学习心得整理成书，写成了《芒针疗法》一书，于1959年12月由人民卫生出版社出版发行，该书对芒针疗法在全国的传播、推广起到巨大的作用。沈金山大师等在对芒针疗法的研究过程中，总结出从诊断到穴位运用、手法实施等一整套治疗方案，如一般四肢及头部穴位使用5寸针，腹部和胃脘部如关元、天枢等穴用6至8寸针，天突穴用1.2尺针，腹胀、腹水的治疗以3尺芒针刺带脉穴环刺治疗。他总结出芒针疗法具备4个特点，即芒针的多能性、深入性、多穴性和枢纽性。他甚至可以将两根芒针对头刺入不同的穴位中，使芒针在体内相会，起到神奇的疗效。1980年杨兆钢在沈金山、周佩娟等前辈的基础上，将"文革"期间未能出版的《芒针治疗学》出版，该著作系统全面地阐释了芒针疗法的科学理论，在国内外针灸界引起了巨大的反响。至今，杨兆钢出版了多部芒针理论著作，为芒针的继承和发展做出了贡献。此外，冯润身善用长针透刺针法，即选用长针从某穴刺入，针尖沿一定方向，经过体内某些组织，将针尖推至另一穴皮下，从而增强调节经气作用的针法。冯氏将刺入的穴位称为"透穴"，针尖应刺达的另一穴位称为"达穴"，把透刺需要穿越的穴位称为"间穴"。

1984年由中国医史文献研究所和苏州医疗用品厂共同研制的"古九针"在苏州通过鉴定，恢复了两千多年前古代针灸器械的原貌。中国中医研究院中国医史文献研究所和江苏苏州医疗用品厂，依据《内经》中有关"九针"的文献记载，参考历代有关古籍及1968年满城汉墓出土的医针实物，对"九针"形状、大小等进行了复原仿制，并对使用方法、临床用途进行了考证。《中国医史文献》中记载："长针，长七寸，锋利身薄，使用方法，在经络穴位进行深刺，临床应用于深部顽固痹症。"可见新考证的结果符合《黄帝内经》中的记载："长针，锋利身薄。"

2013年12月31日，中华人民共和国国家质量监督检验检疫总局、中国国家标准化管理委员会发布了《针灸技术操作规范 第13部分：芒针》（GB/T 21709.13—2013），其中规定了芒针的术语和定义、操作步骤与要求、注意事项和禁忌，附录还描述了芒针适应证以及芒针晕针、滞针和弯针处理方法。国家标准为芒针技术操作提供了指导，标志着芒针技术知识的日趋成熟。

第二节　芒针中医作用机理研究

《灵枢·九针论》总结芒针功效如下："……故为之治针，必薄其身，锋其末，可以取深邪远痹""……长七寸。主取深邪远痹者也。"古人多取象比类，认为芒针针体长，可以治疗深远部位的邪气和痹症，这也是前人对于芒针作用机理的最早认识。

一、芒针治疗的关键是寻找特定穴和强调得气

芒针常取特定穴针刺以达到特殊疗效。如深刺"枢纽性"穴位"中脘"可以治疗消化系疾病、神经性疾病等。芒针强调通过体表腧穴深刺病灶，因此它对于机体的影响是多方面的整体影响，通过打通整体以促进局部功能的恢复。

针刺强调得气。针刺疗法的根本原理和目的是通过针刺经穴"得气"后产生的酸、麻、胀、重等感觉沿着经络循行路线传导，到达病灶部位而获良效。《素问·刺齐论》曰："刺骨无伤筋者，针至筋而去，不及骨也……不及脉也。"因此，针刺时一定要针达病位。而芒针治疗"深邪远痹""顽痼沉疾"的原理是通过深刺特定穴及结合特定的手法"直达病所"而"气至有效"。《灵枢·九针十二原》曰："长针者，锋利身薄，可以取远痹。"《灵枢·官针》："病在中者，取以长针。"芒针疗法的理论基础来源于古人丰富的经验。历代医家对芒针的治疗也极其重视得气。现代临床实践也证明针刺得气是取得疗效的关键。"气速至而速效，气迟至而不治"。《灵枢·九针十二原》指出："刺之要，气至而有效，效之信，若风之吹云。"《灵枢·九针十二原》曰："刺之而气不至，无问其数；刺之而气至，乃去之，勿复针。"说明针刺是否得气将决定疾病的转归。针刺得气后才能出针，得气即针感或针刺感应。在针刺后，有部分患者有局部针感甚至沿着一定方向循经传导直至病变所在，即"气至病所"。同时临床运用芒针要重视候气、守气，注意"气至"的状态变化。总之，得气是芒针治疗的最基本的要求也是关键所在。

二、芒针沟通阴阳

沟通阴阳是芒针疗法的重要作用机理。阴阳是万物总纲，芒针因其独特的深刺、透刺法，加强了脏腑、表里、上下、左右的联系，即沟通阴阳，以达到"阴平阳秘，精神乃治"。

芒针疗法根据人体虚实寒热等辨证施治，强调治病整体观，重视调整阴阳。应用芒针深刺的治疗手段，疏导经络、腑脏之气血，运用医者"疏弹趋动，技巧术行"的针刺手法，随着针体趋向下行，使机体各部分之间的功能处在新的动态平衡的基础上，运用灵巧的治疗方法与精湛的手法，取得良好效果。芒针体长而轻盈，依据病情需要，调整针尖方向和针刺深度，可循经透刺、表里透刺、上下透刺、左右透刺。通过加强脏腑、表里、上下、左右的阴阳联系关系，扩大了主治范围。例如针对中风病痉挛期足内翻症状，芒针丘墟透刺照海具有很好的临床疗效，其根本在于芒针透刺调整阴阳。《难经·二十九难》认为足内翻病机是"阴跷为病，阳缓而阴急；阳跷为病，阴缓而阳急"，芒针由足少阳胆经原穴丘墟透刺八脉交会穴照海（通阴跷脉），以达到沟通阴阳的效果，治疗足内翻痉挛。

三、芒针调畅气机

芒针刺法，贵在调气。《灵枢》曰："用针之类，在于调气""凡刺之道，气调而止"，均强调了调气在针刺治疗中的重要作用。芒针操作应"疏弹趋动，技巧术行"，指芒针深刺，手法宜轻巧，徐徐进针，不同层次施以不同手法，进而起到调理人体上下、左右、表里、脏腑之气的作用，气至病所，以疏导脏腑、经络气血。

芒针刺法精选特定穴以达到最佳调畅气机的作用。如取天突配合膻中穴，以宣畅上焦，取中脘穴以疏调中焦，取气海以通利下焦，使全身气机调畅而治疗疾病。

芒针取穴以"巧"为特色，取穴精简，善用"枢纽性穴位"调畅气机，配合体穴、耳穴调神，取得很好的疗效。芒针选穴重用任、督二脉穴位，特别是上脘、中脘、水分。如上脘可调节上焦和全身气机，可健脑宁心、开郁散结；中脘调节中焦气机升降，健脾开胃、行气化滞；水分可疏通下焦，通调水道。

第三节　芒针现代医学作用机理研究

芒针疗法是现代临床上十分常见的针刺疗法之一，因其疗效确切而广泛被应用于临床，现代医学以芒针的优势病种为载体，从人体解剖学到分子生物学对芒针的作用机理开展了多维度研究。

一、解剖学机理研究

芒针治疗功能性消化不良疗效确切，在对 45 例患者进行芒针深刺中脘穴 CT 扫描发现，针刺得气后针体穿及腹部器官概率分别为胃体（57.8%）、横结肠（51.1%）、小肠（44.4%）、胰头（35.6%）等。芒针深刺中脘穴得气后可触及腹腔神经丛及腹腔神经节，从而缓解功能性消化不良造成的腹痛、腹胀、早饱、嗳气、恶心、呕吐等症状。

芒针深刺腰夹脊穴常用于治疗腰椎间盘突出症，临床疗效显著。芒针深刺腰夹脊穴的解剖关系影像研究中发现，芒针体穿过腰部组织后，多见针体接近腰脊神经根，直接针刺可缓解脊柱深层肌肉的痉挛状态，并可刺激相关神经根达到缓解其相关支配区域疼痛的作用。

针灸作用主要通过调理气血达到扶正祛邪的目的，故曰："用针之类，在于调气""气至而有效。"得气的感觉装置一般认为是小神经束和游离神经末梢。而神经纤维其直径的粗细或传导速度的快慢不同又影响得气的进行情况。针的机械刺激兴奋了某些传入神经末梢或感受器，使它们发放传入冲动，引起酸、麻、重、胀等感觉，有时又反射性地使针处肌肉痉挛，使施针者手下产生沉紧感觉，同时反过来加强针的刺激作用，使更多的感受器兴奋，这样使针刺得气发挥了不可忽视的作用，所以有效地调节针感是提高疗效的重要一环。如芒针良好的镇痛机制也如上所述，芒针深刺直接感传痛症部位，充分有效地激发体内的抗痛功能，从而提高镇痛疗效。当使用芒针治疗坐骨神经痛时，采用芒针深刺"环跳"穴，深刺至坐骨神经干并产生强力触电感时，止痛效果反而更佳，此处肌肉肥厚，非长针不佳。

二、分子生物学机理研究

（一）芒针对脊髓损伤的修复机理研究

脊髓损伤过程可分为脊髓原发性损伤和脊髓继发性损伤。其中，脊髓原发性损伤是损伤初期，由出血、机械压迫等引起的不可逆损伤，而脊髓继发性损伤则是继发于急性脊髓损伤后的一系列病理生化改变和迟发性神经细胞死亡，涉及炎症、细胞凋亡、自身免疫反应等，是可逆的。因此芒针治疗脊髓损伤机制研究重点在于其对脊髓继发性损伤的作用，如抑制炎症反应和细胞凋亡。全仁夫团队主要以动物模型为基础，在此方面做出了大量研究，主要体现在芒针透刺法对脊髓诱发电位、炎性因子表达及细胞凋亡的影响，其中研究热点集中在细胞凋亡信号转导通路上。

1. 芒针透刺法对脊髓诱发电位的影响

脊髓诱发电位是脊神经和轴突功能完整程度的反应，可敏感准确地反应脊髓损伤后中枢神经功能损伤程度。芒针透刺法可改善脊髓损伤后新西兰兔脊髓诱发电位波幅和延迟时间的恢复，从而促进脊髓神经功能恢复，其可能机理在于修复脊髓神经细胞及神经信号传导通路、阻断其进一步损伤。

2. 芒针透刺法对炎性因子的影响

芒针透刺法治疗脊髓损伤是通过抗炎作用实现的。它可抑制急性脊髓损伤炎性因子表达，如肿瘤坏死因子 α（TNF-α）、白介素 -6（IL-6）、白介素 -1β（IL-1β）、核转录因子 kappa B（NF-κB），抑制促炎介质表达，如高迁移率族蛋白 B1（HMGB1）。其中 NF-κB 是 NF-κB 炎症信号通路的关键因子，芒针的抗炎作用可能是通过抑制 NF-κB 信号通路的激活实现的。芒针抑制炎性因子 TNF-α 分泌可能是通过调节磷脂酰肌醇 3- 蛋白激酶 B（PI3K/Akt）和细胞外调节蛋白激酶（ERK1/2）信号通路实现的。

3. 芒针透刺法对细胞凋亡的影响

脂肪酸合成酶（Fas）是近年来研究最深入的肿瘤坏死因子受体（TNFR）家族成员，是细胞外凋亡信号通路的基本成分之一，它可与半胱氨酸蛋白酶（Caspases）家族中的 Caspase-8 形成死亡诱导信号，从而诱发细胞凋亡。细胞凋亡后期共同途径是 Caspases 的激活，可通过多种途径引起细胞凋亡，而 Caspase-3 为介导凋亡级联反应的下游关键调控因子。蛋白激酶 B（Akt）和细胞外调节蛋白激酶（ERK1/2）在细胞存活和凋亡中起重要作用。Akt 和 ERK1/2 磷酸化（p-Akt、p-ERK1/2）起到抑制细胞凋亡的作用。细胞色素 C（Cyt C）是当细胞受损时由线粒体膜继发性损坏而释放出的，是细胞内凋亡信号通路的基本成分之一，有诱导细胞凋亡的作用。细胞凋亡受到许多基因调控，Bcl-2 家族在细胞凋亡的基因调控中起到至关重要的作用。其中 Bax 是最主要的凋亡基因，而 Bcl-2 基因为重要的抑凋亡基因。芒针透刺法可以减少 Fas、Caspases-3、Cyt C 和 Bax 表达，增加 p-Akt、p-ERK1/2、Bcl-2 表达，最终起到抑制细胞凋亡、保护脊髓损伤的作用。以上芒针透刺法抑制脊髓损伤后细胞凋亡的分子生物学机制，可能是通过调节由磷脂酰肌醇 3-蛋白激酶 B（PI3K/Akt）主导的细胞内信号转导通路和细胞外调节蛋白激酶（ERK1/2）主导的细胞外信号转导通路实现的。而 PI3K/Akt 和 ERK1/2 信号通路的激活可能是通过线粒体凋亡途径产生抗凋亡作用实现的。

因此，芒针透刺法治疗脊髓损伤的抗炎和抗凋亡作用，是通过炎症抑制、PI3K/Akt 及 ERK1/2 信号通路和线粒体凋亡途径实现的。

（二）芒针的镇痛作用机理研究

针灸的镇痛机理研究是近年来的研究热点，而对于芒针的镇痛机制研究相对较少。有研究对大鼠进行骨关节炎造模，使用芒针治疗，发现芒针具有镇痛作用，其机制可能通过促进大鼠体内抗自由基损伤作用，如超氧化物歧化酶（SOD）的升高，从而抑制大鼠炎症因子如 IL-6、TNF-α、一氧化氮（NO）、丙二醛（MDA）等的表达，来提高大鼠疼痛阈值，缓解关节炎疼痛。一氧化氮合酶（iNOS）可促进 NO 的表达，芒针可能通过抑制 iNOS 的表达降低 NO。

（三）芒针治疗缺血性疾病的机理研究

研究发现芒针可改善下肢动脉硬化闭塞症，芒针刺法通过抑制炎症因子如 IL-6、IL-8 的表达，降低损伤血管内皮细胞的蛋白，如 C-反应蛋白、同型半胱氨酸，从而改善下肢动脉血液流变学、血流动力学。

脑缺血可导致血栓烷（TXA2）-前列腺素（PGI2）代谢失衡，TXA2 具有促进血小板聚集和收缩血管作用，而 PGI2 具有抑制血小板聚集和扩张血管作用。由于 TXA2 和 PGI2 生物半衰期短，故在该实验中以测定血栓素 B2（TXB2）、6-酮-前列腺素 F1α（6-Keto-PGF1α）代替。血管紧张素 II（AII）具有极强的缩血管作用。过氧化脂质（LPO）在缺血状态下升高，可对细胞及细胞膜的结构和功

11

能造成种种损伤，引发或加重脑损害。在对急性缺血性卒中家兔的实验中发现，芒针透刺法可降低血浆中 TXB2 和 TXB2/ 6- Keto−PGF1α，通过调节 TXA2−PGI2 改善缺血家兔血液内血小板高聚集性、血管痉挛等。同时，芒针可提高血浆和脑组织中 AII、降低血浆 LPO，从而升高血压、减少自由基损害，促进缺血康复。

参考文献

[1] 赵宏歧 . 芒针疗法 [M]. 北京：人民卫生出版社，1959.

[2] 杨兆钢 . 芒针疗法 [M]. 天津：天津科学技术出版社，1980.

[3] 毛林焕 . 芒针治疗疾病病谱分析 [J]. 中医研究，2009，22（1）：61–62.

[4] 陆寿康 . 针刺手法百家集成 [M]. 北京：中国中医药出版社，1995.

[5] 陈佑邦，邓月良 . 当代中国针灸临证精要 [M]. 天津：天津科学技术出版社出版，1987，65–69.

[6] 吴志刚，杨兆钢 . 论芒针疗法中穴位的枢纽性 [J]. 中国针灸，2006（9）：685–686.

[7] 吴忠娜，牛红月 . 基于阴阳理论探讨芒针刺法的愈病机理 [J]. 北京中医药，2015，34（12）：961–963.

[8] 齐荣霞，牛红月 . 浅析芒针调气法与"圆运动"关系 [J]. 上海中医药杂志，2018，52（1）：31–32+35.

[9] 葛路岩，张冰，薛银萍 .CT 扫描在芒针深刺中脘穴所经路径观察中的应用 [J]. 针刺研究，2006（4）：244–245.

[10] 郝治中，啜振华，高彤 . 芒针深刺中脘穴得气层解剖学观察 [J]. 上海针灸杂志，2004（11）：35–37.

[11] 杨光 . 芒针深刺腰夹脊穴治疗腰椎间盘突出症 140 例 [J]. 光明中医，2007（4）：56–57.

[12] 杨铭 . 芒针针刺华佗夹脊穴为主治疗腰椎间盘突出症疗效观察 [J]. 陕西中医，2011，32（8）：1049–1050.

[13] 王子臣，杨晓锋，刘冰，等 . 芒针深刺腰夹脊穴相关解剖关系的影像研究 [J]. 河北中医药学报，2016，31（3）：39–41.

[14] 全仁夫，李长明，谢尚举，等.芒针促进急性脊髓损伤恢复的机制研究 [J]. 中国中医基础医学杂志，2016，22（7）：951–954.

[15] 全仁夫，陈荣良，杨迪生，等.浅析中医芒针透刺对脊髓损伤效应与机理 [J]. 科技通报，2013，29（1）：47–53.

[16] 李长明，谢尚举，全仁夫，等.芒针对促进大鼠急性脊髓损伤功能修复的机制研究 [J]. 上海针灸杂志，2017，36（3）：343–353.

[17] 全仁夫，陈荣良，许世超，等.芒针透刺对脊髓损伤后脊髓诱发电位影响的实验研究 [J]. 中医正骨，2012，24（11）：3–6.

[18] 全仁夫，李长明，谢尚举，等.芒针治疗对脊髓损伤大鼠 TNF-α、IL-6β、IL-1β、NF-κB 表达的影响 [J]. 中医临床研究，2015，7（28）：5–8.

[19] 吕建兰，胡劲涛，柴乐，等.芒针对脊髓损伤大鼠运动功能和炎症水平的影响 [J]. 上海针灸杂志，2020，39（4）：493–500.

[20] 陈荣良，全仁夫，许世超，等.芒针透刺抗急性脊髓损伤细胞凋亡的信号转导机制 [J]. 针刺研究，2014，39（4）：259–266+277.

[21] 李长明，谢尚举，全仁夫，等.芒针偶刺秩边与水道穴对脊髓损伤大鼠神经功能的影响 [J]. 中医杂志，2016，57（6）：516–519.

[22] 范洁，胡凤军，王波，等.芒针对骨关节炎大鼠炎症反应及镇痛作用影响的机制研究 [J]. 针灸临床杂志，2020，36（3）：60–64.

[23] 仝光照，许志会，张青天，等.芒针联合纤溶酶治疗下肢动脉硬化闭塞症的疗效观察及其对血流动力学的影响 [J]. 上海针灸杂志，2021，40（6）：697–702.

[24] 黄晓洁，沙建慧，张洪艳，等.芒针透穴法对急性脑缺血家兔 TXB_2、6-Keto-PGF_（1α）、TXB_2/6-Keto-PGF_（1α）、AII 及 LPO 的影响 [J]. 天津中医，2001（2）：39–41.

第二章　芒针的应用研究

　　中医学认为人体各脏腑组织之间，以及人体与外界环境之间，既对立又统一。他们在不断地产生矛盾、解决矛盾的过程中，维持着相对的动态平衡，从而保持着人体正常的生命活动。当这种动态平衡因某种原因而遭到破坏，又不能立即自行调节得以恢复时，人体就会发生疾病。早在《内经》中就有"通其经脉，调其气血"和"调虚实"等记载。疾病的病因主要有六淫、疫气、七情、饮食、劳倦、外伤和虫兽伤等。六淫即风、寒、暑、湿、燥、火六种外感病邪的统称。"风为百病之长也"，风邪致病行无定处，痛无定处；寒邪伤人，凝滞而主痛。《灵枢·九针论》篇："八风伤人，内舍于骨解腰脊节腠理之间，为深痹也。故为之治针，必长其身，锋其末，可以取深邪远痹。"古人治疗深部的痹痛，使用长针屡获奇效。《灵枢·终始》篇："手屈而不伸者其病在筋，伸而不屈者，其病在骨，在骨守骨，在筋守筋。补须一方实，深取之……病痛者阴也，痛而以手按之不得者阴也，深刺之。"说明对于骨伤科疾病长针亦擅长治疗。《灵枢·经水》："……足阳明，五脏六腑之海也，其脉大血多，气盛热壮，刺此者不深弗散，不留不散也。"古人治疗阳明热病一定要用长针深刺久留，热邪才能泻除。

　　长针在古代的中医治疗中占有重要的地位，芒针在现代临床中也发挥着不可替代的作用。芒针既可以治疗毫针所治的疾病，又可以补充短针的不足，无论是内科、骨伤科、皮肤病、五官科还是妇科疾病均能有奇效。尤其适用于需要深刺的疾病，芒针深刺可以产生良好的感觉，不同疾病使用的针刺手法或针刺深度不同，目的都是为了达到气至病所的效应，进而实现治愈疾病的目的。同时医者在施以芒针治疗时也要注意得气、候气、守气。气来时很急，去时也很快，因此医者施术时要集中精力，密切注意把握进一步施行补泻手法的时机。因芒针取穴较少，一针多穴，可直达疾病深部病灶，还可刺激深部经别，加强表里经联系，治疗效果较好，患者痛苦较小，故患者接受度高，值得临床进一步推广。

一、内科疾病

（一）睡眠障碍

睡眠障碍是指睡眠量不正常以及睡眠中出现异常行为的表现，也是睡眠和觉醒正常节律性交替紊乱的表现。随着现代社会生活、工作压力的增大，睡眠障碍也变得非常常见，这困扰着许多人，有人甚至因睡眠障碍而出现精神问题。

葛书翰以芒针透刺风池穴闻名，此法治疗睡眠障碍疗效确切。具体操作：选用 7 寸芒针，选取一侧风池穴进针，针尖向对侧风池穴透刺，至针尖应手而止，每天针刺 1 次，1 个疗程，共针刺 10 次，观察病情确定具体疗程次数。苟娟平等治疗脑卒中后睡眠障碍患者 76 例，治疗组 38 例采用传统针灸治疗，观察组 38 例在使用芒针透刺督脉组穴的基础上，联合隔姜灸治疗。治疗 8 周后分别检测两组患者的血清 5- 羟色胺（5-HT）、NA、乙酰胆碱（Ach）水平，结果显示观察组血清 5-HT、NA、Ach 水平均明显高于对照组，提示芒针透刺督脉组穴配合隔姜灸对睡眠障碍改善作用明确，同时具有修复神经功能的作用。陈幸生等认为失眠的病机为阳盛阴衰，阴阳失交，故而使用芒针透刺，再施以泻的手法。选穴为至阳透刺大椎、神道透刺腰阳关、腰奇透刺腰阳关，治疗组总有效率高达到 90.4%。

（二）阳痿

阳痿是指在有性欲要求时，阴茎不能正常勃起，或者能勃起但不能保持足够时间，因而妨碍性交或不能完成性交。

吴宏东等使用芒针针刺代秩边穴治疗功能性阳痿 35 例。具体操作：代秩边穴取法：患者侧卧位，下腿保持伸直，上腿屈曲腘窝呈 130°，以髂前上棘与股骨大转子连线，向背侧划一等边三角形，三角形另外两边相交处即为代秩边穴。针尖向腹侧倾斜刺入代秩边穴，待针感传至会阴、阴茎后，施以捻转刺激手法并出针。研究显示芒针针刺代秩边穴可明显改善患者的勃起功能，提高其性交满意度，对于功能性阳痿具有较好的疗效。单永华芒针中药并用治疗阳痿 60 例，选取中膂俞、会阳穴。每天 1 次，10 次为 1 个疗程，治疗 1 个或 2 个疗程，总有效率可高达到 95.0%。

（三）中风

1. 肢体功能障碍

肢体功能障碍是指某处肢体的运动不受思维控制或不完全受思维控制去做出

行动。

高潇等选取中风病（缺血性）后下肢运动功能障碍患者 80 例，采用电芒针透刺治疗 40 例，普通针刺治疗 40 例。电芒针透刺组患者 FMA－L、Holden 步行功能分级及 FIM 评定结果明显优于对照组。说明电芒针透刺疗法可有效改善中风病（缺血性）患者膝关节及踝关节的控制功能，有抑制膝过伸及足内翻作用，可以促进患者完成髋膝踝关节屈曲活动，避免下肢异常运动的出现，从而达到治疗中风病（缺血性）后膝关节及踝关节控制障碍，实现改善下肢运动功能的目的。

王徽等运用芒针合谷穴透刺后溪穴联合康复训练治疗中风偏瘫 40 例，芒针透刺具体操作：采用穴位沿皮透刺，肩髃穴透刺向曲池穴，肩贞穴透刺向曲池穴，外关穴透刺向手三里方向，合谷穴透刺向后溪穴。每天治疗 1 次，1 周连续治疗 6 天，治疗 4 周为 1 个疗程。芒针合谷透后溪穴联合康复训练患者治疗后的 NDS 评分较低，FMA 评分较高。这一结果提示，芒针合谷穴透刺后溪穴联合康复训练有助于中风偏瘫患者的神经功能恢复，手肌力及手功能恢复更好，提高了患者的生存质量。

2. 平衡障碍

平衡障碍，出小脑、前庭、视觉、位置觉或神经肌肉的协调功能障碍所引起的症状。表现为站立和行走不稳，常伴有眩晕。

荀阿文等选取脑卒中后平衡障碍患者 60 例，对照组 30 例采用常规针刺，治疗组 30 例采用芒针透刺。芒针透刺具体操作：背部采用大杼穴透刺督俞再透刺肝俞，肾俞穴透刺大肠俞再透刺关元俞。腹部采用腹通谷穴透刺肓俞再透刺气穴，梁门穴透刺天枢再透刺水道穴，府舍穴透刺大横穴再透腹哀穴。均采用平补平泻法，腹部与背部交替治疗。治疗结束后观察两组患者在平衡能力及日常生活能力方面变化，治疗组、对照组均明显提高，且治疗组优于对照组。

3. 吞咽障碍

吞咽障碍是指吞咽时咽下困难，病因较多。

王再玲等分别使用芒针弯刺天突穴与常规毫针治疗脑梗死后吞咽障碍的患者各 50 例，芒针具体操作：针尖沿胸骨上窝正中垂直刺入最多 1.5mm 时将针尖转向下方，沿胸骨柄后缘向下刺 1cm 左右。根据病证虚实施以补泻手法。每天 1 次，治疗 2 周后观察两组临床疗效，芒针治疗后吞咽功能评估量表评分低于毫针组（$p < 0.05$），提示芒针治疗能较好改善患者吞咽功能。

4. 言语障碍

言语障碍是指对口语、文字或手势的应用或理解的各种异常。本病在这里指由局限性脑或周围神经病变所致的言语障碍，包括构音困难和失语。

王信海等观察缺血性脑中风后言语障碍患者 90 例，观察组给予常规治疗合转舌膏结合芒针，对照组采用单纯常规治疗，治疗后比较两组的临床疗效。观察组有效率 77.11%，明显优于对照组的 51.43%，提示：转舌膏联合芒针治疗缺血性脑中风后言语障碍确有疗效，值得进一步临床推广。

5. 尿潴留

尿潴留是指膀胱内充满尿液而不能正常排出。

刘晓娟观察中风后尿潴留患者 120 例，随机分为治疗组、对照组各 60 例，治疗组采用芒针透刺配合温针灸治疗。对照组采用普通针刺法。芒针具体操作：使用芒针从秩边穴刺向同侧水道穴，透刺 3～4 寸，以针感向会阴部放射为度，不留针，每天 1 次，10 次为 1 个疗程。左右侧交替取穴，治疗 1 个疗程。结果显示治疗组有效率高达 100%，提示芒针透刺配合温针灸治疗中风后尿潴留疗效佳。

6. 呃逆

呃逆即打嗝，指气从胃中上逆，喉间频频作声，声音急而短促。

崔怡萍等选取中风后呃逆的患者 42 例，随机分为治疗组和对照组，其中对照组单纯使用毫针针刺治疗，治疗组在对照组的基础上加以芒针针刺治疗。芒针治疗具体操作：嘱患者取坐位，选取膈俞穴，刺入皮肤后针尖向胃俞穴方向平刺，当患者有酸胀感时再让患者缓慢仰卧，并同时屈膝，选取膻中穴平刺进针，透刺至腹部的中脘穴，此时采用滞针疗法，捻转针柄，使针体被周围组织缠绕并向上提拉；再选取梁门穴直刺进针 0.3 寸，然后斜刺透向天枢穴，得气后用小幅度捻转、提插泻法 1min。治疗 2 个疗程后治疗组有效率为 95.2%，明显高于对照组及治疗前。

（四）肩手综合征

肩手综合征是指患者患手突然浮肿疼痛及肩关节疼痛，并使手功能受限。

慕容志苗等使用芒针透刺下极泉、三间穴为主，治疗中风后肩手综合征 35 例，具体操作：75% 乙醇棉球消毒下极泉处，芒针刺入下极泉穴朝肩髃方向刺入 25 mm 左右，得气后退针 10 mm，向肩髃至肩髎沿线呈扇面透刺，以上肢放电感、抽动为度，抽动 3 次后出针，不留针；继而取三间，针尖向后溪方向透刺，刺入 25 mm 左右，以局部出现酸、麻、胀感并四指自然伸展、松软为度，留针

30min。治疗后在膝关节疼痛视觉模拟评分、踝背屈肌群肌力及下肢 Fugl–Meyer 量表评分方面较治疗前均有改善，治疗前后比较有统计学差异，治疗后总有效率为 88.6%。

（五）肥胖

肥胖是指一定程度的明显超重与脂肪层过厚，是体内脂肪，尤其是甘油三酯积聚过多而导致的一种状态。

薛平选取 120 例肥胖患者（体重超过标准体重 20%）随机分为两组，一组 60 例采用芒针治疗，一组 60 例采用耳穴贴压治疗。芒针具体操作：肩髃透刺曲池，梁丘透刺髀关，梁门透刺归来。芒针以压捻手法刺入表皮，进针适宜深度后捻转达酸胀感，捻转不超过 360°。留针 30min，每天 1 次，10 次为 1 个疗程。治疗结束后芒针组总有效率远远超过耳穴贴压组，达 95.0%。

（六）胃下垂

胃下垂是由于膈肌悬力不足，支撑内脏器官韧带松弛，或腹内压降低，腹肌松弛，导致站立时胃大弯抵达盆腔，胃小弯弧线最低点降到髂嵴连线以下。

吕美珍在治疗胃下垂时，选用胃愈穴、胃乐穴、提胃穴为主穴，三穴皆位于腹部。选用 0.32 ～ 0.35mm（30 ～ 31 号）芒针治疗轻、中、重度三型胃下垂，配合 X 线监测治疗效果，1 月后患者胃底部均明显上升。

（七）慢性胃炎

慢性胃炎是指不同病因引起的各种慢性胃黏膜炎性病变，是一种常见病，其发病率在各种胃病中居首位。

沈长青在治疗慢性胃炎时，认为慢性胃炎多为气血两虚，采用辨证取穴法，选用背俞穴，如膈俞、肝俞、脾俞、胃俞等，效果亦佳。针刺方法：针刺腹部穴位时，患者仰卧位，针刺背部穴位时，患者俯卧位。医者双手及针具消毒，患者皮肤局部消毒。刺中脘、天枢时，针刺时选用 4 ～ 8 寸芒针，采用夹持进针法，缓慢进针，胖者进针 4 ～ 5 寸，瘦者 3 ～ 4 寸，平均 108mm，患者自觉针感向两胁或下腹部走窜即为得气，得气后可行平补平泻手法，适当予以留针。针刺足三里及配穴时可采用普通针刺及电针治疗。

二、妇科疾病

（一）卵巢囊肿

卵巢肿瘤是女性生殖器常见肿瘤，有各种不同的性质和形态，即一侧性或双侧性、囊性或实性、良性或恶性，其中以囊性多见。

姜小英选取卵巢囊肿患者 15 例，使用芒针加温针法治疗。芒针具体操作：选取天枢（双）、关元、中极、归来（双）。治疗前嘱病人排空膀胱，双手持针快速进针过皮后缓缓捻入 3 寸许。治疗结束后统计得出治愈 5 例，显效 8 例，无效 2 例。

何曾莉等选取 84 例卵巢囊肿患者治疗，随机分为 2 组，其中 43 例使用芒针围刺结合温针治疗，另一组 42 例选用中药口服治疗，每次治疗 1h，隔天治疗，15 次为 1 个疗程。连续治疗 3 个疗程后芒针围刺结合温针灸组总有效率远远高于中药组，可达 92.86%。

（二）卵巢早衰

卵巢早衰是指卵巢功能衰竭所导致的 40 岁之前即闭经的现象。

董彩英等选取 96 例卵巢早衰患者进行治疗，随机将其分为两组，每组 48 例。观察组患者给予芒针针刺穴位配合西药克龄蒙治疗，对照组给予单纯西药克龄蒙治疗。经过 6 个月治疗，观察组有效率高达 93.8%，远高于对照组，且观察组治疗后子宫内膜变化、阴道健康状况较治疗前都有改善。

（三）外阴瘙痒

外阴瘙痒是妇科疾病中很常见的一种症状，外阴是特别敏感的部位，妇科多种病变及外来刺激均可引起瘙痒，使人寝食难安、坐卧不宁。

粟漩等运用芒针秩边透刺水道治疗外阴瘙痒 34 例效果显著，先用长度 150mm、直径 0.35mm 针灸针针刺秩边穴，透向同侧水道穴，要求患者前下腹出现酸麻胀痛的针感，并向前阴部放射，留针 1min，隔天治疗 1 次，3 次为 1 个疗程。共治疗 2 个疗程，临床疗效显著。

三、外科及骨伤科病证

（一）肩周炎

肩周炎又称肩关节周围炎，俗称凝肩、五十肩。以肩部逐渐产生疼痛，夜间为甚，逐渐加重，肩关节活动功能受限而且日益加重，达到某种程度后逐渐缓解，直至最后完全复原为主要表现的肩关节囊及其周围韧带、肌腱和滑囊的慢性特异性炎症。

张江层等在治疗肩周炎时采用多中心随机对照研究，将 120 例患者分为观察组和对照组，每组 60 例。观察组采用芒针、锋钩针、拔罐治疗，穴取肩髃、臑俞、臑会、肩前。具体操作：①肩前透极泉：取长 150mm 芒针，深刺肩前透极泉，捻转产生针感后不留针；②肩髃透臂臑：深刺肩髃透臂臑，缓慢进针 125mm，手法同前；③臑俞透肩贞：从臑俞缓慢进针至肩贞，手法同前；④平刺臑会 100mm 左右针尖至对侧皮下，行提插手法不留针；⑤肩髃透极泉：将患者上臂托起使肩平举，深刺肩髃透极泉，缓慢进针 125mm 左右，在极泉穴皮下可看到或摸到针尖，行提插手法不留针。对照组采用常规针刺加拔罐治疗，取穴同观察组。采用视觉模拟评分（VAS）和肩关节功能活动 Melle 评分，结果显示观察组镇痛疗效愈显率为 91.7%，明显优于对照组的 20.4%。

张忠霞将 126 例肩周炎患者随机分成两组。观察组采用传统的按摩理疗法，治疗组采用芒针深刺配合火罐，对患侧肩前、肩髃、肩贞、臑俞、臑会等穴位进行深刺。深刺结束出针后使用火罐拔在穴位上，留罐时间为 5min。分别于治疗前、治疗 2 周末，采用视觉模拟评分（VAS）和关节活动度（ROM）评分对两组患者肩关节疼痛和运动功能进行评定。治疗后观察组的各项评分均显著高于对照组。结果显示芒针深刺配合火罐治疗较传统的理疗法更能显著改善肩周炎患者的疼痛及运动功能受限。

王飞宇等采用随机对照方法治疗 90 例肩周炎患者，芒针组运用条口穴透刺承山穴配合普通针刺治疗，使用 0.35mm×125mm 芒针从条口穴进针，向承山方向透刺，深度约 80～100mm 左右，留针 20min，留针期间，嘱患者继续活动患肢。20min 后，根据患者疼痛部位及功能障碍程度选穴，再行常规针刺。观察组行常规针刺。治疗后芒针组总有效率达到了 93%，优于常规针刺组的 89%。

陈丽华采用芒针透刺配合肩部走罐治疗肩周炎 76 例，芒针操作：用 30 号 3 寸不锈钢针，肩髃穴透向外臂臑穴（臂臑穴外上方 0.5 寸，三角肌下端的外上方取之）、肩前穴透向肩后穴、肩后穴透向肩前穴、外臂臑透臂臑透肩髃，行提插捻转泻法。留针 20min，10min 行针 1 次，每天 1 次，10 次为 1 个疗程。结果芒针组疗效明显优于传统针刺组，说明芒针透刺配合走罐治疗肩周炎是临床可选用的一种有效方法。

吕俊玲等运用四指推法联合芒针透刺阳陵泉治疗肩关节周围炎，芒针操作取患侧阳陵泉穴，夹持进针，快速刺入皮下，针尖向下循足少阳经透刺，待患者出现针感时，嘱患者活动患肢，然后行提插捻转行针以增强针感。临床治疗取得了较好的疗效，值得推广。

（二）项背肌筋膜炎

项背肌筋膜炎是发生于项背部肌肉、筋膜，以局部疼痛、僵硬、活动受限为主要临床表现的无菌性炎症。

刘文国运用芒针和回旋灸治疗项背肌筋膜炎 200 例，取督脉及背部膀胱经为主，取芒针 3 根和毫针 2 根。芒针用双手进针，先直刺 0.2 ～ 0.5cm，然后针尖与皮肤成 15°角刺入，缓慢平推进针。背部行大杼至脊中、大杼至胃俞，背部有条索状物或肥厚感明显者可两针并行针之。委中用 60mm 毫针针刺。留针时在委中及芒针线路上用艾条回旋灸之，委中用旋转灸。针刺每天 1 次，留针 30min，灸 10min，病变部位艾灸时间稍长。7 天为 1 个疗程，疗程间休息 2 ～ 3 天，治疗 2 个疗程后统计疗效。治疗后症状完全消失、功能活动正常共 178 例，占 89%；症状基本消失、功能改善 22 例，占 11%。

刘宝国等采用随机对照方法治疗 115 例背肌筋膜炎患者，对照组 55 例采用口服药物配合红外线治疗。治疗组 60 例采用芒针配合隔药灸治疗，采用直径 0.25 mm，长 5 寸、6 寸芒针行透刺针法，根据症状部位分别选取颈 3 透颈 7、胸 1 透胸 6、胸 6 透胸 12、腰 1 透骶 1。透刺督脉得气后，接电针以疏密波留针 30 min，后于相关穴位行隔药灸治疗。治疗组疗效达 93.3%，远高于对照组。

（三）急性腰扭伤

急性腰扭伤是腰部肌肉、筋膜、韧带等软组织因外力作用突然受到过度牵拉而引起的急性撕裂伤，常发生于搬抬重物、腰部肌肉强力收缩时。

钮铭等运用芒针配合走罐治疗急性腰扭伤 30 例，选用 28 号 5 ～ 7 寸长的芒针，穴位选择腰部腧穴，左手拇指按在第三腰椎棘突旁定位。右手拇、食、中指拿消毒棉球裹住针身，在第三腰椎棘突上迅速刺透表皮，使针尖斜向腰俞穴方向平刺，以不出现酸麻胀痛为佳，针尖到达骶尾椎后，右手拇、食、中指持针柄行提插震颤手法约 1 ～ 2min，反复操作 2 ～ 3 次后，留针 5min 起针，再行走罐法，至皮肤潮红即可。治疗后总有效率达到 96.7%，说明芒针沿皮针刺加走罐治疗急性腰扭伤效果满意，值得临床应用。

（四）腰椎间盘突出症

腰椎间盘突出症是较为常见的疾患之一，主要是因为腰椎间盘各部分（髓核、纤维环及软骨板），尤其是髓核，有不同程度的退行性改变后，在外力因素

21

的作用下，椎间盘的纤维环破裂，髓核组织从破裂之处突出（或脱出）于后方或椎管内，导致相邻脊神经根遭受刺激或压迫，从而产生腰部疼痛，一侧下肢或双下肢麻木、疼痛等一系列临床症状。

张志松等通过定点旋转复位配合芒针治疗腰椎间盘突出症 400 例，随机分为治疗组 200 例、药物组 100 例、手法组 100 例，治疗组采用定点旋转复位配合芒针治疗，药物组口服布洛芬，手法组单纯采用定点旋转复位，治疗 20 天后观察疗效。治疗组芒针具体操作：取双侧大肠俞，用长 125 mm 芒针斜向外方刺入 3～4 寸，进针时要求有针感向足底放射，然后退针少许，接电针刺激，留针 30min。隔天 1 次，10 次为 1 个疗程。休息 3 天后继续下一疗程。结果得出治疗组总有效率为 100%，远超于药物组的 84% 和手法组的 92%。

王子臣使用芒针结合 CT 定位深刺腰夹脊穴治疗腰椎间盘突出症，选 50 例患者作为芒针组，50 例患者作为毫针组。芒针主穴选取对应椎间盘突出的椎间隙的腰夹脊穴，使用芒针直刺，轻捻慢进，徐入 3～4 寸，得气后施逆时针捻转补法 1min，缓慢捻转出针按压针孔 2min。配穴：L3／L4 椎间盘突取髀关，L4／L5 椎间盘突出取阳陵泉，L5／S1 椎间盘突出取委中，用 0.35mm×50mm 针直刺 1～2 寸按一般酸麻胀痛标准得气后施捻转泻法 1min，留针 20min。治疗组与对照组疗效均明显提高，治疗组有效率高达 96%。

姚文平等在运用芒针速刺法时配合中药离子导入治疗腰椎间盘突出症取得了很好的疗效，芒针选取华佗夹脊穴、环跳、秩边等穴位，令患者患肢在上侧卧位。双手夹持进针，进针角度选择直刺或稍偏向脊柱方向斜刺，进针深度至 40～55 mm 左右，当针下有骨样感时说明可能刺到横突，此时可将针稍向上提起后变动针尖方向从外上方绕过横突，再向内下方刺入 15～25mm，使针尖到达棘间韧带周围，上下关节突附近，行轻柔雀啄手法 30s～1min 左右，得气者有局部酸胀热感，若有明显放射样针感向患肢放射至足底部，即刻出针。环跳和秩边针刺选用 75～100mm 长针，轻捻缓进，以局部出现酸胀热感并向下肢放射性针感 3 次为度，上述腧穴均不留针。在使用随机对照法治疗 40 例后临床疗效显著，说明芒针在治疗腰椎间盘突出症上更具有优势。

龙海鹏等运用芒针温灸配合穴位注射治疗腰椎间盘突出症 80 例，取患侧大肠俞、关元俞、小肠俞、三健穴、三陵穴、三阳穴、环跳、秩边、委中、飞扬、昆仑等，使用 125mm 芒针，令针轻捻缓进，直刺施提插泻法，得气后令麻电感向下传导 3 次为度；复将艾条寸许置于针柄点燃，每次 2 壮燃尽后起针。每天 1 次，5 天为 1 个疗程，疗程间隔 1 天。治疗后总有效率达到 97.5%，证明该治疗方法对腰椎间盘突出症的疗效非常显著。

（五）坐骨神经痛

坐骨神经痛是以坐骨神经径路及分布区域疼痛为主的综合征。周志杰运用芒针治疗坐骨神经痛，常用穴位操作：秩边穴采用 6 寸芒针直刺，行小幅度、快速提插捻转手法，使针感沿下肢放射至脚趾，随后在针柄上加 1 寸艾炷灸之，燃尽为度。殷门透委阳，委中透承山：采用 8 寸芒针由殷门穴（委中穴）进针 1 ~ 1.5 寸，捻转得气后提至皮下，与皮肤呈 45°向委阳穴（承山）透刺，令患者局部有酸、麻、胀感。均采用平补平泻法，每天 1 次，每次留针 30min, 7 天为 1 个疗程。依此法临床治疗坐骨神经痛确有显著效果。

（六）骶髂关节紊乱

薛明新将中医传统芒针疗法运用于骶髂关节紊乱症，并提出"筋骨相因，首责之筋"的观点，在芒针透刺中首创特殊的"进针点"。其位置在大肠俞旁，横平第 4 腰椎棘突，附近有背阔肌、骶棘肌、腰方肌、腰大肌等与骶髂关节有关联的肌肉，皮肤有第 3、4、5 腰神经后支分布。进针后针与皮肤呈 5°~ 10°角（平刺法），与脊柱的夹角为 200°左右，刺向骶髂压痛点方向。大肠俞为足太阳膀胱经腧穴，透刺此穴不仅有强筋壮骨的作用，还可以治疗下腰部的疼痛和功能受限。薛明新运用此法配合后扳拔伸法治疗本病，针推并举，效果显著。

（七）梨状肌综合征

梨状肌综合征是引起急慢性坐骨神经痛的常见疾病。

刘建民等运用著名针灸学者师怀堂教授的"新九针"法将 80 名患者随机分成新九针圆利针组和芒针治疗组，每组 40 例。操作：各穴位常规消毒后，先用 0.6mm×125mm 新九针圆利针直刺患侧梨状肌三穴 60 ~ 80mm，使针感向膝部、小腿外侧或足底放射，再用 0.32mm×40mm 毫针依次刺患侧委中、阳陵泉，以得气为度。每 10min 行针 1 次，留针 20min 出针。每周 3 次，共治疗 2 周。治疗后两组效果均非常显著，新九针圆利针治疗梨状肌综合征上更优于普通芒针组。

耿涛等运用芒针针刺配合推拿手法治疗 312 例梨状肌综合征患者。芒针具体操作：选用 5 ~ 7 寸（125 ~ 175mm）长 28 ~ 30 号针，左手拇、食二指撑开患部（压痛点），右手持针柄，左手拇、食二指持针快速进针，针进入皮肤后成15°～25°角左右使针体与肌纤维方向一致，然后据病情及局部损伤程度提插3～5次，同时配合震颤法，要求手法轻柔，提插频率慢，并作小幅度捻转，待局部阳性点反应处肌力及紧张度松懈时将针体退出。结果治疗后疗效显著，有效率达100%。

（八）臀中肌综合征

臀中肌综合征为发生于臀中肌的肌筋膜炎。

唐春林等采用芒针刺激痛点治疗臀中肌综合征 55 例，具体操作为：选取患者患侧臀部外上象限、髂嵴高点外下方附近的压痛点，针身倾斜 15°～25°，缓慢进针约 10mm，小幅度快速上下提插 12～15 次，然后行左右摆动提插 6～9 次，然后触及另外压痛点，则将针身退至浅层进针处，变换针刺方向再缓慢深入，同前法继续施行雀啄运动针法，术毕快速拔针。隔天 1 次，1 周治疗 3 次，10 次为 1 个疗程。疗效评定治愈 16 例，好转 33 例，无效 6 例，总有效率 89.1%，提示芒针刺激痛点治疗臀中肌综合征疗效优良。

（九）膝关节骨性关节炎

宋阳春等采用芒针透刺治疗膝骨性关节炎 93 例，治疗组 47 例，对照组 46 例采用普通针刺治疗。选取规格为 7 寸的芒针，从血海穴垂直进针，进针后向下刺入 3～4 分，针尖垂直透向梁丘穴；另取 5 寸芒针从内膝眼垂直进针，向下刺入 3～4 分，针尖向外膝眼透刺；再取规格为 7 寸的芒针从阳陵泉斜刺进针，针尖向内后方透阴陵泉穴，施以手法得气，得气后留针 30min。每天治疗 1 次，7 次为 1 个疗程，连续治疗 2 个疗程。结果显示治疗组疗效明显优于对照组，值得临床推广。

谢新才用芒针治疗膝关节骨性关节炎 30 例，对照组采用普通针刺治疗 30 例。芒针选取环跳穴，选用规格为 30 号的 7 寸不锈钢材质芒针，精准快速刺入选定穴位，刺入深度为 10～15cm，施以一定手法使患者有酸、麻、胀感，引导针感向下肢传导，在进针点周围 1cm 处选择两点分别刺入芒针，3 针的针尖呈现锥形。1 周治疗 3 次，2 周为 1 个疗程，连续治疗 2 个疗程。采用膝关节炎治疗效果判定标准（JOA 表）进行判定，结果显示芒针组总有效率达 93.3%，明显高于对照组，说明芒针在治疗膝关节骨性关节炎方面要优于普通针刺治疗。

四、五官科疾病

（一）面神经炎

面神经炎又称 Bell 麻痹，系指茎孔以上面神经管内段面神经的一种急性非化脓性炎症。

龙海鹏等芒针透刺加通痹药熨包热敷治疗面神经炎 62 例。芒针治疗时选取地仓穴透人中穴、承浆穴透地仓穴、阳白穴透刺攒竹穴、太阳穴透刺下关穴、迎香穴透刺睛明穴等，当疾病处于初期时用泻法，待后期施以补法。每次芒针留针 20min，5min 运针 1 次，起针后 15min 如无出血或血肿，则加用通痹药熨包热敷患部。以 10 次为 1 个疗程，每 2 次疗程间隔 2 天。总有效率为 93.5%，远高于对照组的 64.5%。

（二）三叉神经痛

三叉神经痛是最常见的脑神经疾病，以一侧面部三叉神经分布区反复发作的阵发性剧烈痛为主要表现。

杨兆钢运用芒针治疗三叉神经痛，针刺取穴具体为太阳穴、下关穴、风池穴。选规格为 0.30mm×100mm 的芒针，芒针先直刺入太阳穴 0.5 寸，然后弯针使针身呈 45°透刺下关穴，手法要轻捻缓进，直达下关穴后深刺 3 寸，施以捻转泻法大约 1min，以半侧牙齿及面颊部出现酸麻胀感为度；针刺下关穴要针尖向卵圆孔方向直刺 2 寸；风池穴针刺要向对侧眼眶进针，进针深度约 1.5 ～ 2 寸，施捻转泻法。临床疗效确切、副作用较少。

彭丽辉等芒针深刺下关穴治疗三叉神经痛 46 例。具体操作：取患侧下关、四白、颊车、太阳、合谷。操作：采用芒针深刺刺下关穴，即取 0.30mm×75mm 的无菌针灸针，快速刺入皮下，采用夹持进针法及芒针独特轻巧刺法分层次（从皮下开始按解剖分层垂直进针）徐徐刺至所需深度 60 ～ 70 mm，得气后施以平补平泻手法，令针感向疼痛部位传导；每天针刺 1 次，10 次为 1 个疗程，疗程之间休息 2 天，2 疗程后观察疗效。总有效率高达 100.0%。

五、皮肤科病证

带状疱疹后遗神经痛

带状疱疹后遗神经痛为带状疱疹的并发症，通常表现为皮损周围神经走行区域疼痛，疼痛可呈灼痛、撕裂样痛、刀割痛等。

郗海铭等采用芒针电刺激治疗老年躯干部带状疱疹后遗神经痛 32 例，对照组 32 例使用维生素配合肌肉注射疗法，治疗组具体操作：于背部带状疱疹皮损内端进针，沿皮神经走行方向使芒针潜行其皮下，皮损上下共施四针，每针相隔 2cm 距离，彼此走行平行，再接电针刺激 60min。治疗组总有效率 96.88%，远高于观察组的 81.25%。

王小丽等选取带状疱疹后遗神经痛患者 70 例，采用随机对照的方法，治疗组 35 例使用芒针配合刺络拔罐治疗，对照组采用普瑞巴林胶囊 75mg，每天服用 2 次，芒针选取背部夹脊穴，刺入 3 寸后使用平补平泻手法，留针 30min。每天 1 次，4 周为 1 个疗程。治疗后对比疗效，治疗组总有效率达 94.28%，优于对照组的 71.43%，说明应用芒针配合刺络拔罐治疗带状疱疹后遗神经痛确有疗效。

田翠翠等采用芒针透刺为主治疗带状疱疹后遗神经痛临床收到了较好的疗效，有一定的临床参考价值。芒针具体操作：刺下极泉向肩髃穴方向刺入 0.5 寸；继刺曲泽，刺入 0.5～1.0 寸，提插泻法；继刺郄门，针尖方向指向四渎穴，刺入 0.5～1.0 寸，提插泻法，以上 3 穴均以上肢放电感、抽动为度，抽动 3 次后出针，不留针；内关透外关，直刺 0.5～1.0 寸，平补平泻，酸胀为度，留针 30min。

李伟凡等通过辨证中药汤剂配合芒针电刺激治疗带状疱疹后遗神经痛 35 例，芒针取带状疱疹的皮损内端进针，沿皮神经走行方向刺于皮下潜行，并要穿越各病变部位，皮损上下共刺 4 针，每针之间相隔 2cm，彼此保持方向平行，然后将 4 针分别连以电针仪，设置频率为 2/100Hz、强度为 15mA，每次电针留置 30min。隔天治疗 1 次，4 周为 1 个疗程。结果痊愈 23 例，好转 10 例，无效 2 例，有效率达 94.3%。

六、泌尿系统疾病

芒针主要治疗的泌尿系统疾病包括前列腺疾病、尿失禁、遗尿症等，即祖国医学中的淋证、癃闭、精浊、白淫、淋浊、遗尿等疾病。取穴：以近部取穴为原则选择主穴和配穴。前列腺疾病、尿失禁选取秩边、水道为主穴，配穴多为关元、气海、中极等靠近膀胱的穴位；遗尿选取关元、气海、中极、归来、次髎等为主穴。亦可以选足太阳膀胱经穴位如次髎、上髎、中髎、会阳、中极为主穴治疗癃闭、尿失禁，以神阙、关元为主穴治疗淋证，或以肾俞、前列俞为主穴治疗癃闭。操作方法：当针刺选取腹部的穴位时，患者取仰卧位，针刺选取背部的穴位时，患者采用俯卧位。医者双手及针具消毒，患者皮肤局部消毒。秩边、水道多采用透刺法，即秩边透水道，余穴则采用单刺法。当小腹、会阴部有针感时即为得气。遗尿可行补法或平补平泻法。前列腺疾病及尿失禁可适当留针 20min 或 30min，也可得气即出针，可配合温针灸、TDP 穴位照射、口服保列治、耳针、穴位注射、中药灌肠离子导入等方法以加强疗效。注意事项：操作时如针下阻力较大或患者较痛苦时不可强行进针，操作前要让患者排空膀胱，注意家庭卫生的护理，保持乐观心情。面对遗尿的患者，医者要有更多的耐心，在心理上帮助患者消除紧张、焦虑和畏羞的情绪，在晚饭后至临睡前的时间段内嘱患者控制饮水量，患者在治疗期间要特别注意建立临睡前排尿的习惯，睡后医者要定时唤醒患者排尿，从而养成每晚自行排尿的习惯。

七、心理疾病

现代医学所说的心理疾病，在祖国医学中被称为情志病，是机体对外界环境刺激的不同情绪反应，会对人的脏腑器官产生影响，表现为不同的症状。情志病涉及心、肝、三焦，取穴时，焦虑症以心俞（双侧）、肝俞（双侧）为主穴，中风后抑郁则采用三焦针法，以膻中、中脘、气海为主穴，抑郁症以巨阙、中脘、水分、阴交为主穴，神经性贪食症以中脘、足三里、气海、天枢、内关为主穴，选用适合长度的芒针进行针刺，可配合耳针、头针治疗。值得注意的是，如针下阻力较大或患者较痛苦时不可强行进针。

八、其他疾病

①眩晕病位在头部，以近部取穴原则取颈部穴位，操作时采用芒针透刺法，从 C7 向 C1 水平方向沿皮透刺或百会穴透向神庭穴；②瘰疬即现代医学中的淋巴腺结核，芒针治疗以曲池、臂臑为主穴，治疗时根据辨证虚实，施行补泻手法；③带下、腹痛、癥瘕等以近部取穴法选取秩边透水道；④慢性疲劳综合征病位在心、肝，选取心俞、肝俞以达到养心安神、疏肝理气的作用；⑤瘾疹、风疹为气虚卫外不固引起，督脉为"阳脉之海"，经辨证取用督脉穴位行透刺治疗；⑥痔疮、中风后消化不良、脑卒中后心律失常、哮喘、慢性咽炎、气管炎、肺气肿、呃逆诸证、胁痛、上睑下垂、阳痿、痛经、癥瘕、头痛、耳鸣均以近部取穴法为

原则取穴，如中风后消化不良病位在脾胃，可选用中脘、梁门、天枢三穴，吞咽困难、语言不利选用下颊车透廉泉等。操作时，腹部穴位若有明显阻力则停止针刺；天突穴针刺时沿胸骨柄后缘进针，勿向两侧偏斜；针刺精明穴要避开眼球，轻捻缓进。⑦假延髓性麻痹所致吞咽和构音障碍取风池为主穴，深刺风池，朝向结喉，约 2.5～3.5 寸。⑧嗜睡之心脾两虚型，即现代医学的发作性睡病（下丘脑综合征），辨证取穴选取中脘、风池（双）等穴位，以芒针刺中脘、风池，余穴则用普通针刺。⑨上、中、下三焦疾患主要选取任脉的穴位深平刺。⑩瘈疭选取风池、风府熄风止痉，配合颈臂、极泉等濡养肌筋，风池、风府一定要注意针刺角度及深度，同时，应掌握适当之刺激量。⑪马凡氏综合征根据治痿独取阳明的治法，远部取穴，选取手阳明大肠经穴位，采用平补平泻手法治疗。⑫中风责之于肝肾阴虚，气血不足，辨证选取上星、百会、风池、完骨、上廉泉、肩髃、曲池、手三里、外关、阳陵泉、血海、足三里、耳穴神门；每天一次，留针 30min，14 次为 1 个疗程。⑬半侧面部萎缩症以近部取穴配合远部取穴来选穴，患侧取颈臂、风池、百会、四神聪、下关、颊车、曲池，双侧取合谷、足三里、耳神门。

参考文献

[1] 廖威，孔欣，樊旭，等 . 风池穴芒针透刺治疗睡眠障碍 [J]. 中国民间疗法，2015，23（6）：17-18.

[2] 苟娟平，白小军，郑卫锋，等 . 芒针透刺督脉组穴配合隔姜灸治疗脑卒中后睡眠障碍疗效及机制研究 [J]. 山东中医药大学学报，2020，44（2）：151-155.

[3] 陈幸生 . 芒针透刺治疗失眠症 52 例对照观察 [J]. 中国针灸，2002（3）：157-158.

[4] 吴宏东，孙自学 . 芒针针刺代秩边穴治疗功能性阳痿 35 例 [J]. 中国中医药信息杂志，2003（2）：69-72.

[5] 单永华 . 芒针中药并用治疗阳痿疗效分析 [J]. 上海针灸杂志，2001（2）：14-15.

[6] 高潇，董施秋，王志婕，等 . 电芒针透刺治疗中风病（缺血性）后下肢运动功能障碍的临床观察 [J]. 针灸临床杂志，2016，32（8）：48-50.

[7] 王傲，程红.芒针合谷透后溪穴联合康复训练治疗中风偏瘫 [J].中医学报，2019，34（4）：877-880.

[8] 苏阿文，李佩芳，孙培养.芒针透刺躯干肌治疗脑卒中后平衡障碍的临床观察 [J].中医外治杂志，2014，23（1）：34-35.

[9] 王再岭，马金娜，宁丽娜.芒针弯刺天突穴治疗脑梗死后吞咽障碍临床疗效观察 [J].中国针灸，2016，36（10）：1019-1022.

[10] 王信海，黄学言，范然梅，等.转舌膏结合芒针治疗脑中风后言语障碍的临床观察 [J].中国医药指南，2018，16（17）：19-20.

[11] 刘晓娟.芒针透刺配合温针灸治疗中风后尿潴留临床研究 [J].中医学报，2011，26（7）：893-894.

[12] 崔怡萍，金泽，陈静.芒针治疗中风后呃逆的临床疗效观察 [J].临床医药文献电子杂志，2020，7（14）：44.

[13] 慕容志苗，牛红月.芒针透刺为主治疗中风后肩手综合征35例 [J].中国针灸，2018，38（5）：527-528.

[14] 薛平.芒针与耳穴贴压减肥的疗效观察 [J].上海针灸杂志，2008（1）：3.

[15] 吕美珍.芒针透刺配合中药治疗胃下垂疗效观察 [J].四川中医，2009，27（9）：111-112.

[16] 沈长青.芒针治疗慢性胃炎 [J].内蒙古中医药，2000（1）：32.

[17] 沈长青.芒针治疗慢性胃炎52例 [J].中国针灸，2001（12）：54.

[18] 姜小英.芒针加温针疗法治疗卵巢囊肿15例 [J].新中医，2000（7）：32.

[19] 何曾莉，余才锋.芒针围刺结合温针治疗卵巢囊肿的效果观察 [J].中国妇幼保健，2019，34（4）：940-942.

[20] 董彩英，姜学霞，李秀梅，等.芒针针刺配合西药克龄蒙治疗卵巢早衰的临床观察 [J].中国煤炭工业医学杂志，2015，18（8）：1380-1383.

[21] 粟漱，刘素涵，巫祖强.芒针为主治疗外阴瘙痒症34例 [J].中国针灸，2004（11）：17.

[22] 张江层，刘帅，吕俊玲，等.芒针深刺配合锋钩针、火罐治疗肩周炎：多中心随机对照研究 [J].中国针灸，2011，31（10）：869-873.

[23] 张忠霞.芒针深刺配合火罐治疗肩周炎的临床研究 [J].时珍国医国药，2012，23（11）：2909-2910.

[24] 王飞宇, 刘刚.芒针条口穴直刺深透承山穴治疗肩周炎的疗效观察 [J].中医临床研究, 2014, 6（33）: 119-120.

[25] 陈丽华, 齐晓静, 李雪冰.芒针透刺配合走罐治疗肩周炎疗效分析 [J].临床军医杂志, 2005（4）: 511-512.

[26] 黄伟琪, 薛明新, 邵铭熙.邵铭熙运用四指推法联合芒针透刺阳陵泉治疗肩关节周围炎经验探析 [J].江苏中医药, 2018, 50（4）: 19-21.

[27] 刘文国.芒针和回旋灸治疗背肌筋膜炎 200 例 [J].中国民间疗法, 2008, 16（5）: 8.

[28] 刘宝国, 张国芳, 王丽.芒针结合隔药灸治疗背肌筋膜炎临床研究 [J].实用中西医结合临床, 2014, 14（4）: 18-19.

[29] 钮铭, 薛明新, 张仕年, 等.芒针与走罐治疗急性腰扭伤 30 例临床观察 [J].中国针灸, 2013, 33（8）: 737-738.

[30] 张志松, 孙谊.定点旋转复位配合芒针治疗腰椎间盘突出症疗效观察 [J].上海针灸杂志, 2008, 27（10）: 24-25.

[31] 王子臣, 杨晓锋, 刘冰, 等.芒针结合 CT 定位深刺腰夹脊穴治疗腰椎间盘突出症临床观察 [J].河北医药, 2016, 38（19）: 2983-2985.

[32] 姚文平, 李明, 杨正明, 等.芒针速刺法配合中药离子导入治疗腰椎间盘突出症临床疗效观察 [J].针灸临床杂志, 2015, 31（11）: 4-7.

[33] 龙海鹏, 陈有国, 罗雅萍, 等.芒针温灸配穴位注射治疗腰椎间盘突出症 80 例 [J].上海针灸杂志, 2003, 22（8）: 38.

[34] 任国强, 陆鹤, 周志杰.周志杰主任芒针分经辨证治疗坐骨神经痛经验 [J].湖北中医药大学学报, 2015, 17（2）: 114-116.

[35] 周帅, 薛明新.薛明新运用芒针透刺结合后扳拔伸法治疗骶髂关节紊乱症经验 [J].河北中医, 2019, 41（8）: 1132-1134+1140.

[36] 刘建民, 田文海, 田建刚, 等.新九针圆利针与芒针齐刺治疗梨状肌综合征疗效对照观察 [J].中国针灸, 2013, 33（5）: 422-425.

[37] 耿涛, 丁育忠.芒针透刺配合推拿治疗梨状肌综合征 312 例 [J].河南中医, 2004, 24（8）: 65-66.

[38] 唐春林, 戴德纯, 石长根, 等.芒针恢刺激痛点治疗臀中肌综合征 55 例 [J].中国针灸, 2016, 36（12）: 1311-1312.

[39] 宋阳春，孙奎，吴三兵，等.芒针透刺治疗膝骨性关节炎的临床研究 [J].针灸临床杂志，2015，31（11）：54-56.

[40] 赵莉，谢新才.芒针治疗膝关节骨性关节炎 30 例 [J].中医杂志，2011，52（11）：963-964.

[41] 龙海鹏，陈有国，冯德勇，等.芒针透刺加通痹药熨包热敷治疗面神经炎 62 例临床观察 [J].中医药导报，2011，17（4）：78-79.

[42] 刘丹，谢宜南，王舒.芒针深刺配合耳针治疗三叉神经痛 [J].上海针灸杂志，2012，31（3）：184-185.

[43] 彭丽辉，陈剑明，黄贵英.芒针深刺下关穴治疗三叉神经痛 46 例 [J].中国针灸，2007，27（6）：433-434.

[44] 郗海铭，李伟凡.芒针电刺激治疗老年躯干部带状疱疹后遗神经痛 32 例 [J].中国中医药信息杂志，2005，12（3）：67.

[45] 王小丽，张芙蓉，许爱秀.芒针合刺络拔罐治疗带状疱疹后遗神经痛疗效观察 [J].实用中医药杂志，2015，31（10）：943-944.

[46] 田翠翠，夏艳茹，樊小农.芒针透刺为主治疗带状疱疹后遗神经痛 [J].中华针灸电子杂志，2020，9（1）：42-44.

[47] 李伟凡，郗海铭.中药加芒针电刺激治疗带状疱疹后遗神经痛 35 例临床观察 [J].中国中西医结合皮肤性病学杂志，2009，8（5）：317.

[48] 庞素芳.芒针为主治疗功能性遗尿症的疗效观察 [J].四川中医，2008，26（12）：115-116.

[49] 穆宏志.芒针温灸治疗遗尿症 98 例疗效观察 [J].中国乡村医药，2008，15（4）：45-46.

[50] 王子臣，杨晓锋，左晓玲，等.沈氏芒针治疗女性压力性尿失禁的临床研究 [J].河北中医药学报，2019，34（1）：34-36.

[51] 杨玉霞，伊占华.芒针针刺治疗产后小便不通的临床观察 [J].河北中医，2013，35（3）：402-403.

[52] 高宏.芒针深刺加穴位注射治疗慢性前列腺炎 52 例 [J].针灸临床杂志，2004，24（3）：42.

[53] 刘鸿.芒针为主治疗前列腺增生症临床观察 [J].针灸临床杂志，2005，21（7）：19.

[54] 王琳晶，安微，王春英，等.电芒针透刺治疗心神失养型焦虑症的临床观察 [J].中医药导报，2020，26（2）：68-70.

[55] 李珍，牛红月.芒针疏理三焦法治疗中风后抑郁36例 [J].内蒙古中医药，2018，37（3）：60.

[56] 江小荣.芒针治疗抑郁症47例临床观察 [J].中医药学刊，2003，21（9）：1567-1568.

[57] 李丹茂，杨铭，南文泽.神经性贪食症案 [J].中国针灸，2019，39（2）：201-202.

[58] 张世卿，高清顺.芒针循经透刺对颈源性眩晕镇眩作用及即时效应观察 [J].辽宁中医杂志，2012，39（7）：1385-1387.

[59] 刘军.芒针透刺配合电热针治疗淋巴腺结核47例 [J].中国社区医师（医学专业），2010，12（10）：85.

[60] 张爱香，杜艳华.芒针配合温灸治疗慢性盆腔炎疗效观察 [J].内蒙古中医药，2011，30（20）：33.

[61] 郭文海，李兆贤，金泽，等.背俞穴芒针透刺治疗慢性疲劳综合征的临床研究 [J].针灸临床杂志，2019，35（1）：41-44.

[62] 冯建伟.芒针透刺督脉留针法治疗慢性荨麻疹30例 [J].大家健康（学术版），2013，7（13）：11.

[63] 刘文秀，谢妮娜，牛红月.芒针治疗中风后消化不良疗效观察 [J].中国针灸，2017，37（11）：1147-1152.

[64] 王鸿.杨兆钢教授芒针治疗经验浅谈 [J].福建中医药，2002，33（3）：25-26.

[65] 杨铭.杨兆钢老中医临床经验录 [J].天津中医药，2011，28（4）：307-308.

[66] 王瑛，陈荣华.杨兆钢芒针疗法临床运用心得 [J].中国针灸，2009，29（9）：730-732.

[67] 张华梅，沈洁，杨兆钢.杨兆钢针灸临床验案浅析 [J].针灸临床杂志，2000，16（9）：39-42.

第三章　操作方法

　　芒针与一般针法不同，尤其在刺法、治疗、选穴上有其独特性，在通调腑气、疏理气机、治疗某些顽疴沉疾方面优于别的针种。芒针具有特定的进针和行针手法，且具有以下优点：①痛苦小，芒针细长而富有弹性，特别适应治疗病位较深的顽疾。患者无痛苦，也比较安全。②有奇效，芒针操作重视针刺方向、角度和深度。特别重视气至病所，因而可获得奇效。③一针多透，穴少而精。临床治疗中常应用透穴，取穴少而精。④定向深透。芒针针体长刺深，可以定向深透，弥补短针之不足。对深部病位有特殊治疗作用，在现代临床治疗中也起着不可替代的作用。

　　芒针治疗疾病时，需重视配穴原则：如三脘配穴、前后配穴、左右配穴、表里配穴、远近配穴。①三脘配穴是指：芒针在治疗全身性疾病时，首先应确定属上、中、下三焦之哪一部分病变为主，如病在上焦，证见头昏、耳鸣、惊悸、怔忡、咳嗽、喘息等，应刺上脘及其上部穴位，巨阙、鸠尾等均可选用。如病变以中焦为主，证见脘腹胀满、呕吐、饮食不下，或胃脘作痛，应刺中脘穴及左右穴位，梁门亦可选用。病在下焦，证见二便不利或失禁，男子遗精、滑泄，女子崩漏、带下，则应刺下脘以下穴位，水分、阴交、关元、中极均可选用。以三焦病位所属选取穴位，配以有关肢体穴位，奏效甚为满意。如病人病情较复杂，亦可上脘、中脘、水分同时选用，或协调使用，分别调理上、中、下三焦，在此基础上，再随证加用肢体穴位。②前后配穴亦称胸腹背配穴，例如，胃及十二指肠溃疡，除了针刺上、中脘之外，还可配以督脉或膀胱经有关腧穴，如悬枢、胃俞、脾俞等背部穴位。再如咳喘，除了针上腹之穴位外，进可配以大椎及其左右之大椎七点穴或肺俞、风门等背俞穴。治疗泌尿系疾患及妇科有关疾患，可针刺小腹部有关穴位，及腰部一些腧穴，如八髎、秩边等。③左右配穴是指左右双侧取穴，临床上治疗脏腑病证，如腹胀取双侧之天枢穴，心悸则用双侧内关穴，月经不调针双侧归来穴。此外，左侧有病，也可选用右侧穴位，此法也称交叉取穴，一边施手法，一边引导患部轻微活动，直到活动自如，疼痛消失。④远近配穴是指远离病变部位的穴位，配以病所或病所附近的穴位，以遥相呼应，相互配合。例如，遗尿症局部取关元、归来，远部取百会、风池、三阴交等。又如肩关节周围点，局部取肩髃、极泉、下肢配以条口透承山。又如，腰疼取大肠俞、下肢配委中、太溪等。⑤表里配穴是指芒针刺深穴位时，刺向阴经时透向阳经，刺向阳经时透向阴经。如太溪透向昆仑，外关透向内关，丘墟透向照海，极泉透向肩髃等，此为一针贯穿阴阳二经，加强针感及治疗效果。

一、针具选择

芒针针身长度规格★不同。①有规格长度单位"寸"大致同市寸的，1市寸=33.33mm。具体规格有5寸（170mm）、6寸（200mm）、7寸（230mm）、8寸（260mm）、10寸（330mm）、15寸（500mm）、20寸（660mm）等7种，一般20寸较少使用。②按照《针灸技术操作规范 第13部分：芒针》（GB/T 21709.13—2013），所选择的芒针针体应光滑、无锈蚀，针尖宜端正不偏，光洁度高，尖中带圆，长度在100mm～200mm之间。

芒针粗细规格与毫针相同，常用的规格有26号（直径0.45mm）、28号（直径0.40mm）及30号（直径0.30mm）三种。此外，芒针的粗细也有按29号（直径0.34mm）、30号（直径0.32mm）、31号（直径0.30mm）、32号（直径0.28mm）等4种规格分类的。

★ 说明：在本书编写过程中，发现已发表相关临床研究文献，针具规格长度在75mm～100mm之间有按芒针范畴发表。本书根据已发表临床文献的临床适用性，在下篇治疗篇中，暂定规格长度不小于100mm均视为芒针。

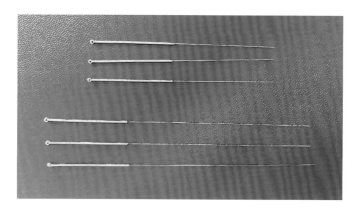

图 3-1 芒针示意图

二、操作手法

（一）进针

选好施术穴位，局部皮肤常规消毒，右手（刺手）拇、食、中指捏住针柄及上端，无名指抵住针身，左手拇、食、中三指扶持针体的近下端，右手捻动针柄，同时左手的拇、食二指稍加用力，压捻结合，迅速刺入皮下，根据病情需要选择针身刺入深度，在芒针的进针过程中一定要重视押手（左手）的作用，押手在进针速度、角度、深度方面辅助作用明确。

（二）运针

当进针达到一定深度后可以施行捻转手法。在捻转时务必左右交替，不可单方向捻转，防止针身缠绕肌肉纤维，增加患者疼痛。此外，采用补泻手法时要轻，避免大幅度的提插动作，若进针时遇到阻力，应退针或改变针刺方向。

（三）出针

针刺完毕后，把针退出皮肤表面或者押手拇指把消毒棉球紧压于透穴上，其余四指扣于"透穴"与"达穴"之间的皮肤上，并将其固定，刺手缓慢将针退出。出针后，押手在透刺的针体通道口，稍做按揉扪循，以防止经气壅滞。如出针后发生血液从针孔溢出或喷射而出者，为针尖刺破小血管所致，此时应立即以干棉球按压出血处片刻即可。

三、基本刺法

（一）透刺法

芒针因其针身较长，可以实现直刺深透穴位或局部，甚至可以一针多透。例如秩边透水道穴，取秩边穴，芒针由秩边穴向水道穴方向透刺，即在髂后上棘内侧与股骨大转子内侧连线的上 2/5 与下 3/5 交界处进针，与患者躯体矢状面呈 20° 夹角，缓慢进针，刺至 5～6 寸许。有研究证实：芒针透刺可以起到更好的通络止痛、活血祛瘀、缓解病痛的作用。芒针透刺对于疼痛性疾病、肢体功能障碍性疾病及失眠等确有疗效。

（二）弯刺法

又称变向刺法。人体的某些穴位解剖位置比较特殊，不能直刺达到合适的深度，故而采用弯刺法。例如天突穴，进针后可先直刺约 0.5 寸，然后使针尖向下，沿胸骨后缘深刺，可达 4～5 寸。这种刺法要根据腧穴的不同解剖特点，相应改变押手所掌握的进针角度，以使针尖沿着变换的方向顺利刺入。除天突穴外，头面部的一些腧穴透刺也可采用这种刺法。如此操作宜选用针身较细较软的长针。

（三）平刺法

平刺法是以中医皮部理论为基础的一种治疗方法。操作手法是以押手轻提穴处的皮肤，刺手执针身下端，使针身与皮肤呈 15°角，快速刺入皮下，然后放平针身。皮部居于人体的最外层，病邪可以由营卫入，也可以通过营卫出，故而皮部可以起到卫外的作用。平刺法通过刺激皮部调节营卫，平衡阴阳，进而达到治疗疾病的目的。

四、注意事项

1. 取穴宜少，手法要轻，体位要舒适，不可随便移动。

2. 初次接受芒针治疗者，要首先说明本法特点，以消除其恐惧心理。

3. 诊断不明的急性病证，切勿用本法以免贻误病情。

4. 孕妇、老人、小儿、体弱者忌用之，有重要脏器处忌用本法，风府、风池处切忌向上斜刺，以免损伤延髓。透穴刺法的手法幅度和用力不宜过大，一般在针刺达到一定深度后，仅用小幅度提插捻转手法，以免因手法过重而造成疼痛、滞针和组织损伤。一般留针时间较短（有的人则不留针），留针时要让其处于舒适平正的体位，不要随便变换体位，以免因此而引起折针、弯针等意外发生。在进针时要注意避开邻近血管。行针推进时（尤其在胸背部）要缓慢，并注意针刺方向和深度，以免引起不必要的脏器损伤（如气胸）。

5. 因病制宜，如里证、寒证、久病、重病可用深透法；表证、热证、新病、轻病则用浅透法。一般而言，阳证、实证可取阳经穴透刺；阴证、虚证则取阴经穴透刺。

6. 因人制宜，如年轻力壮、气血旺盛、针刺耐受性强或感觉迟钝者可用深透法，老人、体弱、气血虚弱、针刺敏感者则不宜用透穴刺法，或用浅透刺法；孕妇、婴幼儿、精神分裂症和小儿舞蹈病患者一般不用透穴刺法。

7. 一般来说，透穴刺法以取得新的较强针感为目的，不一定要透达另一穴的表皮下，也不必透出另一穴的皮肤，以免引起不必要的恐惧。

8. 芒针医师施术时，应站在诊察床的右边。针刺穴位顺序一般自上而下。若一个患者需采用三种体位取穴针刺时，先针背部，再针侧部，最后针脘腹部。

9. 对初诊惧针的患者，可先针其不易看到的穴位，如腰部或臀部，后针易见的穴位。针刺前根据具体情况，周密考虑治疗计划，再决定如何操作。总之，以减轻患者痛苦、免除其紧张而又便于施术操作为目的。

五、异常情况处理及预防

针刺治病，虽然比较安全，但如操作不慎，疏忽大意，或犯刺禁，或针刺手法不当，或对人体解剖部位缺乏全面的了解，在临床上有时也会出现一些不应有的异常情况，常见者有以下几种：

（一）晕针

晕针是在针刺过程中患者发生的晕厥现象。这是可以避免的，医者应该注意防止。

1.原因： 患者体质虚弱，精神紧张或疲劳、饥饿、大汗、大泻、大出血之后，或体位不当，或医者在针刺时手法过重，而致针刺时或留针过程中出现此症。

2.症状： 患者突然出现精神疲倦，头晕目眩，面色苍白，恶心欲吐，多汗，心慌，四肢发冷，血压下降，脉象沉细，或神志昏迷，扑倒在地，唇甲青紫，二便失禁，脉微细欲绝。

3.处理： 立即停止针刺，将针全部起出。使患者平卧，注意保暖，轻者仰卧片刻，给饮温开水或糖水后，即可恢复正常。重者在上述处理基础上，可刺人中、素髎、内关、足三里，灸百会、关元、气海等穴，即可恢复。若仍不省人事，呼吸细微，脉细弱者，可考虑配合其他治疗或采取急救措施。

4. 预防：对于晕针应注重于预防。如初次接受针刺治疗或精神过度紧张，身体虚弱者，应先做好解释，消除对针刺的顾虑，同时选择舒适持久的体位，最好采用卧位，选穴宜少，手法要轻。若饥饿、疲劳、大渴时，应令进食、休息、饮水后再予针刺，医者在针刺治疗过程中，要精神专一，随时注意观察患者的神色，询问患者的感觉，一旦有不适等晕针先兆，可及早采取处理措施，防患于未然。

（二）滞针

滞针是指在行针时或留针后医者感觉针下涩滞，捻转、提插、出针均感困难，患者感到剧痛。

1. 原因：患者精神紧张，当针刺入腧穴后，患者局部肌肉强烈收缩或行针手法不当，向单一方向捻针太过，以致肌肉组织缠绕针体而成滞针。若留针时间过长，有时也可出现滞针。

2. 现象：针在体内，捻转不动，提插、出针均困难，若勉强捻转、提插时，则患者痛不可忍。

3. 处理：若患者精神紧张，局部肌肉过度收缩，可稍延长留针时间，或于滞针腧穴附近，进行循按或用叩弹针柄，或在附近再刺一针，以宣散气血，而缓解肌肉的紧张。若行针不当或单向捻针而致者，可向相反方向将针捻回，并用刮柄、弹柄法，使缠绕的肌纤维回释，即可消除滞针。

4. 预防：对精神紧张患者，应先做好解释工作，消除患者不必要的顾虑。注意行针的操作手法和避免单向捻转，若搓法时，应注意与提插法的配合，则可避免肌纤维缠绕针身而防止滞针的发生。

（三）弯针

弯针是指进针或将针刺入腧穴后，针身在体内形成弯曲。

1. 原因：医生进针手法不熟练，用力过猛、过速，以致针尖碰到坚硬组织器官，或患者在针刺或留针时移动体位，或因针柄受到某种外力压迫、碰击等，均可造成弯针。

2. 现象：针柄改变了进针或刺入留针时的方向和角度，提插、捻转及出针均感困难，患者感到疼痛。

3.处理：出现弯针后，即不得再行提插、捻转等手法。如针系轻微弯曲，应慢慢将针起出。若弯曲角度过大时，应顺着弯曲方向将针起出。若由患者移动体位所致，应使患者慢慢恢复原来体位，局部肌肉放松后，再将针缓缓起出，切忌强行拔针，以免将针断入体内。

4.预防：医者进针手法要熟练，指力要均匀，并要避免进针过速、过猛。选择适当体位，在留针过程中，嘱患者不要随意更动体位，注意保护针刺部位，针柄不得受外物碰撞和压迫。

（四）断针

断针或折针，是指针体折断在人体内。若能术前做好针具的检修和施术时加以应有的注意，是可以避免的。

1.原因：针具质量欠佳，针身或针根有损伤剥蚀。进针前失于检查。针刺时将针身全部刺入腧穴。行针时强力处理等，均可造成断针。

2.现象：行针时或出针后发现针身折断，其断端部分针身尚露于皮肤外，或断端全部没入皮肤之下。

3.处理：医者态度必须从容镇静，嘱患者切勿更动原有的体位，以防断针向肌肉深部陷入。若残端部分针身显露于体外时，可用手指或镊子将针起出。若断端与皮肤相平或稍凹陷于体内者，可用左手拇、示二指垂直向下挤压针两旁，使断针暴露体外，右手持镊子将针取出。若断针完全深入皮下或肌肉深层时，应在X线下定位，手术取出。

4.预防：为了防止折针，应认真仔细地检查针具，对不符合质量要求的针具，应剔出不用。避免过猛、过强的行针。在行针或留针时，应嘱患者不要随意更换体位。针刺时更不宜将针身全部刺入腧穴，应留部分针身在体外，以便于针根断折时取针。在进针过程中，如发现弯针时，应立即出针，切不可强行刺入、行针。对于滞针等亦应及时正确的处理，不可强行硬拔。

（五）血肿

血肿是指针刺部位出现的皮下出血而引起的肿痛。

1.原因：针尖弯曲带钩，使皮肉受损，或刺伤血管所致。

2.现象：出针后，针刺部位肿胀疼痛，继则皮肤呈现青紫。

3.处理：若微量的皮下出血而局部小块青紫时，一般不必处理，可以自行消退。若局部肿胀疼痛较剧，青紫面积大而影响到活动功能时，可先做冷敷止血后再做热敷或在局部轻轻揉按，以促使局部瘀血消散吸收。

4.预防：仔细检查针具，熟悉人体解剖部位，避开血管针刺，出针时立即用消毒干棉球揉按压迫针孔。

由于芒针体长刺深，如果医者稍有疏忽或技巧不娴熟，易刺伤内脏及深部神经或造成气胸。一旦发生意外应及时对症处理。深刺胸背部穴位一般得气后即出针，不宜留针。

参考文献

[1] 朱现民，侯静玥.芒针刺法及现代临证应用 [J].河北中医，2011，33（12）：1834-1835.

[2] 王伟明.芒针临床应用特点探讨 [J].针灸临床杂志，2014，30（6）：61-63.

[3] 林诗智.田从豁教授针灸临床经验总结 [D].北京中医药大学，2010.

[4] 张阳.芒钊为主治疗慢性腰肌劳损 20 例 [J].中国针灸，2004，24（S1）：74-75.

[5] 尚祎程，谢辉.芒针透刺结合被动功能锻炼治疗肩峰下撞击综合征 30 例 [J].中医外治杂志，2018，27（4）：42-43.

[6] 周英.芒针结合穴位注射治疗痛经 30 例 [J].上海针灸杂志，2003，22（2）：9.

[7] 廖威，孔欣，樊旭，等.风池穴芒针透刺治疗睡眠障碍 [J].中国民间疗法，2015，23（6）：17-18.

[8] 宋晓莉，杨兆钢.芒针弯刺法临床应用举隅 [J].针灸临床杂志，2013，29（10）：43-44.

[9] 姜慧娜，潘丽萍.用平刺法结合芒针刺法对臀上皮神经炎患者进行针刺治疗的效果观察 [J].当代医药论丛，2019，17（15）：198-199.

[10] 陆寿康.针刺手法百家集成 [M].北京：中国中医药出版社，1995.

[11] 杨兆钢.中国实用芒针治疗 [M].天津：天津科技翻译出版公司，1994：143-144.

[12] 杨兆钢.芒针疗法 [M].上海：上海科学技术出版社，2004：48-54.

第四章 联合诊疗技术

　　研究结果显示，由于芒针自身特点及疾病的复杂性，其在临床当中适宜联合其他中医诊疗技术，具有相辅相成，协同增效之功。本章详述了常用的芒针联合诊疗技术在临床应用当中需要具备的基础知识。涵盖的联合诊疗技术包括毫针疗法、火针疗法、电针疗法、温针灸、醒脑开窍针法、穴位埋线法、耳穴疗法、艾灸疗法、天灸疗法、推拿疗法、火罐疗法、穴位注射、牵引疗法、中药疗法、头针疗法等，旨在拓展临床疗效的边界。

第一节　毫针疗法

　　毫针疗法是以毫针为针刺工具，通过在人体经络上的腧穴，施行一定的操作手法，以通调营卫气血、调整经络、调整脏腑功能而治疗相关疾病的方法。毫针疗法是我国传统针刺医术中最主要也是最常用的方法，是刺疗法的主题，一切针灸疗法所能治疗的病证都可采用毫针疗法治疗。

一、针具及术前准备

（一）毫针的选择

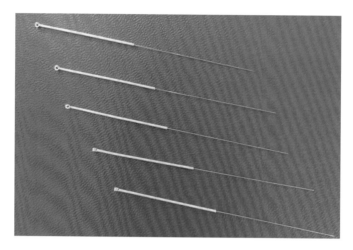

图4-1 毫针示意图

临床上，现在多选用不锈钢针具。毫针的规格长度单位"寸"为古制，大致同英寸，1英寸=25.4mm。具体毫针的规格：按针身长度分为13mm（0.5寸）、25mm（1寸）、40mm（1.5寸）、50mm（2寸）、60mm（2.5寸）、75mm（3寸）、100mm（4寸）7种；按针身粗细分为0.45mm（26号）、0.40mm（28号）、0.35mm（29号）、0.30mm（30号）0.25mm（32号）、0.22mm（34号）、0.20mm（36号）7种。一定要根据病人的性别，年龄的长幼，形体的肥瘦，体质的强弱，病情的虚实，病变部位的表里浅深和所取腧穴所在的具体部位，选择长短、粗细适宜的针具。如初诊者、小儿患者、体质虚弱及惧针者，宜选细针短针；成年人、体壮者多选用粗针长针。刺胸背部穴选取短针，刺眼部穴用细针（一般要求30～32号），刺环跳选用3～4寸长针，刺百会选用1寸短针；同时一定要按所取穴位安全深度选取针具，以防寻找针感时无意中超过安全深度。临床上选针时应注意：选择针具的长度应大于应刺腧穴深度0.5～1.0寸，如针刺曲池，应刺深度1.0寸，可选用1.5～2.0寸的针。

针刺前对毫针的质量应仔细检验，包括针尖、针身、针根、针柄四个部分。

1.针尖：用前须检查针尖是否有卷毛或倒钩，要求圆而不钝，不可太尖利，以类似松针状为佳。方法是：以消毒棉球裹住针身，将针边转边退出，如觉有涩滞感或退出后针尖带有棉絮，即表明针有卷毛、倒钩，应弃之不用。

2. 针身： 用前要注意针身是否有弯曲、折痕、锈蚀、斑剥等情况，以挺直、光洁、润滑而又富有弹性者为佳，一般来说，弯曲不明显者可修复平直后使用，有其他情况者应弃之不用。

3. 针根： 针根指针身与针柄连接处。临床实践发现，断针事故多发生于针根部，因此，仔细检查针根是否松动，或是否出现剥蚀，如有这种情况，应弃之不用。

4. 针柄： 指金属丝缠绕部分，如松动等亦可引起针灸意外事故，尤其是温针灸时，易引起艾火脱落烧伤。可用右手执针柄，左手拇食指紧捏针身，并行拉拔晃动，以检查针柄是否松动。

（二）消毒

针刺前应对针刺工具、操作者的手指、需要针刺的部位、治疗室内等范围进行消毒。

1. 针刺工具消毒

目前在临床中毫针多选用一次性无菌针灸针。针具、器械的消毒方法以高压蒸汽灭菌法为佳。

（1）高压蒸汽灭菌法　将用布包好的针具、器械等，放入密闭的高压蒸汽锅内，温度一般在115℃～123℃，压强一般在98～147kPa，持续消毒时间大于30min，消毒灭菌的要求即可达到。

（2）药液浸泡消毒法　将针具放入专用的器械消毒液内浸泡，如"84"消毒液，需要按照规定浓度和时间进行浸泡消毒。也可置于75%乙醇内浸泡30～60min，取出用无菌巾或消毒棉球擦干后使用。直接和毫针接触的针盘、针管、针盒、镊子等，可用戊二醛溶液浸泡10～20min，达到消毒目的时才能使用。消毒后的毫针，必须放在消毒过的针盘内，并用无菌巾或消毒纱布遮盖好。

（3）煮沸消毒法　消毒煮锅内加入清水及碳酸氢钠，使成2%溶液，将用纱布包扎好的毫针等器具置入锅内进行煮沸。一般在水沸后再煮15～20min，亦可达到消毒目的。

2. 操作者的手指消毒

在针刺前，首先使用肥皂水通过七步洗手法清洁双手，待双手干燥后，再用

75% 乙醇棉球擦拭消毒，才可持针操作。应尽量避免手指直接接触针体，如必须要接触针体，可用消毒干棉球作间隔物，以保持针身无菌。

3. 针刺部位消毒

针刺前，首先使用 2% 碘酊在患者需要针刺的腧穴皮肤表面涂擦，待皮肤表面稍干燥后，再用 75% 乙醇棉球擦拭脱碘，也可以直接使用 75% 乙醇棉球擦拭消毒。擦拭时应从穴位的中心向外画圈消毒。当腧穴皮肤消毒后，必须保持清洁，避免接触污染物，防止再次污染。

4. 治疗室内的消毒

针灸治疗室内的物品，如治疗床上的床单、枕头等，皆以一次性物品为佳，若循环使用，则要按时换洗晾晒。治疗室也应经常开窗通风，按时消毒。

（三）体位的选择

为使腧穴定位准确、医者操作方便、留针持久、患者舒适、避免针刺异常情况等，针刺时患者应当选择合适的体位。如老年人、情绪紧张的病人，最容易发生晕针，应当采用卧位。如果选择体位不当，患者难以保持而移动体位，常可造成弯针、滞针甚至发生折针等不良事件。临床上针刺的常用体位主要有以下几种：

1. 仰卧位

常用于取头部、颜面部、胸部、腹部的腧穴和上下肢的部分腧穴。

2. 侧卧位

常用于取身体侧面的少阳经腧穴和上、下肢的部分腧穴。

3. 俯卧位

常用于取头部、项部、脊背部、腰骶部的腧穴和下肢背侧及上肢部分腧穴。

4. 仰靠坐位

常用于取前头部、颈前部和颜面部等部位的腧穴。

5. 俯伏坐位

常用于取后头部和项部、背部的腧穴。

6. 侧伏坐位

常用于取颜面部、头部的一侧及耳前后部位的腧穴。

二、操作方法

（一）毫针刺法

进针法

我们将毫针刺入皮下时，一般多双手协同操作。右手作为"刺手"，用于针具的掌握，使得手法实施，以右手拇、食、中指夹持针柄，其状如持笔，进针时，以指力作用于针尖，使得针刺入皮肤，便于行针时捻转提插、弹震刮搓和出针等手法操作。左手为"押手"，主要作用是将腧穴位置固定，夹持针身，使得针身保持垂直，辅助刺手进针，力达针尖，协助调控便于进针，减少刺痛，控制针感。

临床常用的进针方法有以下几种：

1. 单手进针法

只使用刺手将针刺入腧穴的方法，常用于较短的毫针。用拇、食指夹持针体，中指尖抵触穴位，拇、食指所夹持的针沿中指尖端迅速刺入，不施捻转。此外，还有用右手拇、食指持针，中指端紧靠穴位，指腹抵住针体中部，当拇、食指向下用力时，中指也随之屈曲，将针刺入，直至所需的深度。此法三指并用，尤适宜于双穴同时进针。

针入穴位后，中指立即离开针刺之穴，此时三指可随意配合，施以补泻手法。

2. 双手进针法

刺手与押手相互配合将针刺入穴位的方法。临床常用的双手进针法有以下4种：

（1）指切进针法　又称爪切进针法，用左手拇指或食指指端切按在腧穴位之上，右手持针，紧靠左手指甲面将针刺入腧穴。此法多用于短针的进针。

（2）夹持进针法　或称骈指进针法，左手拇、食二指严格消毒后，二指夹持针身下端，将针尖固定于所刺腧穴的皮肤上，右手捻动针柄，将针刺入腧穴。此法多用于长针的进针。

临床上也有采用插刺进针的，即单用右手拇食二指夹持针身下端，使针尖露出2～3分，对准腧穴的位置，将针快速刺入腧穴，然后用左手配合将针捻转刺入所需深度。

（3）舒张进针法　用左手食、中二指或拇、食二指将所刺腧穴部位的皮肤向两侧撑开，使皮肤保持绷紧状态，右手夹持针柄，使针从左手食、中二指或拇、食二指的中间刺入。此法多用于皮肤松弛部位的腧穴。

（4）提捏进针法　用左手拇、食二指将所刺腧穴部位的皮肤提起，右手夹持针柄，从捏起的皮肤上端将针刺入所需深度，此法多用于皮肉较薄部位的腧穴，如印堂穴。

临床应用时，为方便进针和减少病人不必要的疼痛，以上所列的各种进针方法以腧穴所在位置的解剖特点、针刺深浅和手法要求为标准灵活选用。

3. 针管进针法

利用针管将针刺入穴位的方法。首先，准备比针短约 3 分的小针管，这种小针管一般多用玻璃、塑料或金属制成，然后，将针置于小针管内，放在所刺穴位的皮肤表面，左手按紧针管，以右手食指向针柄一击，使针尖快速刺入穴位，最后将针管去除，将针刺入所需深度。此法的优点是进针不痛，一般用于儿童和惧针者。也可以用安装弹簧的特制进针器进针。

4. 针刺的角度和深度

针刺的角度是指针刺入腧穴时针身与皮肤表面所呈的角度。具体的角度是结合腧穴的位置及医者的针刺目的来确定的，一般分为以下 3 种角度：

（1）直刺　此法适用于人体大部分腧穴。是针身与皮肤表面呈 90°垂直刺入。

（2）斜刺　此法适用于肌肉薄弱处或内有重要脏器，或不宜直刺、深刺的腧穴。是针身与皮肤表面呈 45°左右倾斜刺入。

（3）平刺　即横刺、沿皮刺。此法适用于皮薄肉少部位的腧穴，如头部的腧穴等。是针身与皮肤表面呈 15°左右或沿皮以更小的角度刺入。

针刺的深度是指针身刺入人体内的深浅度，此处只从患者的体质强弱、年龄老幼、病情情况、针刺部位等方面进行一些介绍。

（1）年龄　青年、中年等身体强健者，可适当采用深刺；气血虚弱、年老身弱，小儿娇嫩、稚阴稚阳，均不宜采用深刺。

（2）体质　外形偏胖、身体强壮者，宜采用深刺；外形偏瘦、身体虚弱者，宜相应采用浅刺。

（3）病情　证型属阴、病久者宜深刺；证型属阳、病新者宜浅刺。

（4）部位　四肢、臀部、腹部及肌肉丰厚处的腧穴宜深刺；头部、颜面、胸背部及皮薄肉少处的腧穴宜浅刺。

针刺的角度和深度关系极其密切，一般来说，深刺多采用直刺，浅刺多采用平刺、斜刺。针刺天突、风府、哑门等穴以及眼区、胸背部和重要脏器部位的腧穴时，要更加仔细掌握好针刺时的角度和深度。当然我们也要重视不同季节对针刺深浅的影响。

（二）行针手法

毫针刺入穴位后，为了使患者产生针刺感应，或进一步调整针感的强弱，以及使针感向某一方向扩散、传导而采取的操作方法，称为"行针"，亦称"运针"。行针手法包括基本手法和辅助手法两类。

基本手法

1. 提插法

提插法是将针刺入腧穴一定深度后，施以上提下插的操作手法。由穴位深处向上退针至浅处的操作谓之提，使针由穴位浅处向下刺入深处的操作谓之插，如此反复地做一提一插的上下纵向运动就构成了提插法。

我们应根据患者的体质强弱、病情情况、腧穴所在部位和针刺目的等灵活掌握提插幅度大小、层次变化、频率快慢和操作时间长短。应用提插法要求提插幅度不可过大，保持指力均匀一致，频率保持每分钟60次左右，不可过快，一般以3～5min为宜，保持针身垂直，不改变针刺角度、方向。通常认为行针时提插的幅度小，频率慢，刺激量就小；反之，提插的幅度大，频率快，刺激量就大。

2. 捻转法

捻转法即将针刺入腧穴一定深度后，施向前向后捻转动作使针在腧穴内反复前后来回旋转的行针手法。捻转频率的快慢、角度的大小、时间的长短等，需根据患者的病情、体质、腧穴的部位、针刺目的等具体情况而定。使用捻转法时，指力要均匀，角度要适当，一般应掌握在180°左右，不能单向捻针，否则针身易被肌纤维等缠绕，引起局部疼痛和导致滞针而使出针困难。一般认为捻转角度大，频率快，其刺激量就大；捻转角度小，频率慢，其刺激量则小。

辅助手法

行针的辅助手法，是行针基本手法的补充，是以促使得气和加强针刺感应为目的的操作手法。临床常用的行针辅助手法有以下6种：

1. 循法

循法是医者用手指顺着经脉的循行径路，在穴位的上下部轻柔地循按的方法。针刺不得气时，可以用循法催气。《针灸大成》指出："凡下针，若气不至，用指于所属部分经络之路，上下左右循之，使气血往来，上下均匀，针下自然气至沉紧。"说明此法能推动气血，激发经气，促使针后易于得气。

2. 弹法

针刺后在留针过程中，以手指轻弹针尾或针柄，使针体微微振动的方法称为弹法，以加强针感，助气运行。《针灸问对》："如气不行，将针轻弹之，使气速行。"本法有催气、行气的作用。

3. 刮法

毫针刺入一定深度后，经气未至，以拇指或食指的指腹抵住针尾，用拇指、食指或中指指甲，由下而上或由上而下频频刮动针柄的方法称为刮法。本法在针刺不得气时用之可激发经气，如已得气者可以加强针刺感应的传导和扩散。

4. 摇法

毫针刺入一定深度后，手持针柄，将针轻轻摇动的方法称摇法。《针灸问对》有"摇以行气"的记载。其法有二：一是直立针身而摇，以加强得气的感应；二是卧倒针身而摇，使经气向一定方向传导。

5. 飞法

针后不得气者，用右手拇、食指执持针柄，细细捻搓数次，然后张开两指，一搓一放、反复数次，状如飞鸟展翅，故称飞法。《医学入门》载："以大指次指捻针，连搓三下，如手颤之状，谓之飞。"本法的作用在于催气、行气，并使针刺感应增强。

6. 震颤法

针刺入一定深度后，右手持针柄，用小幅度、快频率的提插、捻转手法，使针身轻微震颤的方法称震颤法。本法可促使针下得气，增强针刺感应。

毫针行针手法以提插、捻转为基本操作方法，并根据临证情况，选用相应的辅助手法。刮法、弹法，可应用于一些不宜施行大角度捻转的腧穴；飞法可应用于某些肌肉丰厚部位的腧穴；摇法、震颤法可用于较为浅表部位的腧穴。通过行针基本手法和辅助手法的施用，主要促使针后气至或加强针刺感应。

（三）补泻手法

单式补泻手法

1. 基本补泻

（1）捻转补泻　针下得气后，捻转角度小，用力轻，频率慢，操作时间短，结合拇指向前、食指向后（左转用力为主）者为补法；捻转角度大，用力重，频率快，操作时间长，结合拇指向后、食指向前（右转用力为主）者为泻法。

（2）提插补泻　针下得气后，先浅后深，重插轻提，提插幅度小，频率慢，操作时间短，以下插用力为主者为补法；先深后浅，轻插重提，提插幅度大，频率快，操作时间长，以上提用力为主者为泻法。

2. 其他补泻

（1）疾徐补泻　又称徐疾补泻。进针时疾速刺入，多捻转，徐徐出针者为泻法；进针时徐徐刺入，少捻转，疾速出针者为补法。

（2）呼吸补泻　病人吸气时进针，呼气时出针为泻法；呼气时进针，吸气时出针为补法。

（3）迎随补泻　针尖迎着经脉循行来的方向刺入为泻法；进针时针尖随着经脉循行去的方向刺入为补法。

（4）平补平泻　进针得气后均匀地提插、捻转后即可出针。

（5）开阖补泻　出针时摇大针孔而不按为泻法；出针后迅速按针孔为补法。

复式补泻手法

1. 透天凉

方法是针刺入后直插深层，按深（地部）、中（人部）、浅（天部）的顺序，在每一层中紧提慢按（或捻转泻法）六数，然后插针至深层，称为一度。如此反复操作数度，将针紧提至天部留针。在操作过程中，可配合呼吸补泻法中的泻法。多用于治疗热痹、急性痈肿等实热性疾病。

2. 烧山火

视穴位的可刺深度分为浅、中、深三层（天、地、人三部），先浅后深，每层依次各做紧按慢提（或用捻转补法）九数，然后退至浅层，称为一度。如此反复操作数度，即将针按至深层留针。在操作过程中，可配合呼吸补泻法中的补法。多用于治疗冷痹顽麻、虚寒性疾病等。

三、疗程及间隔

在临床实践中留针与否及留针时间长短，应根据患者具体病情而定，不可一概而论。毫针刺入腧穴并施行手法后，将针留置于腧穴内，称为留针。留针的目的是加强针刺的作用和便于继续行针施术。留针期间若不再施行任何手法，称为静留针；若施行一定的守气、行气和补泻手法，称为动留针。一般留针时间为15～30min。

四、适用范围

由于毫针刺法用途广泛，如用法得当则立竿见影，所以临床最为常用。其适用范围最广，凡能够针刺的腧穴，皆可使用毫针进行针刺。

五、注意事项

由于人的生理功能状态和生活环境条件等因素，在针刺治病时，还应注意以下几个方面：

1. 对身体瘦弱、气虚血亏的患者，进行针刺时手法不宜过强，并尽量选用卧位。患者在过于饥饿、疲劳，精神过度紧张时，不宜立即进行针刺。

2. 若怀孕3个月以上者，腹部、腰骶部腧穴皆不宜针刺。妇女怀孕3个月以内者，不宜针刺小腹部的腧穴。在怀孕期，三阴交、合谷、昆仑、至阴等一些通经活血的腧穴亦应予禁刺。再如妇女行经时，若非为了调经，亦慎用针刺。

3. 小儿囟门未合时，头顶部的腧穴不宜钊刺。

4. 患有凝血障碍的患者，不宜针刺。

5. 皮肤局部有感染、溃疡、瘢痕或肿瘤的患者，不宜针刺。

6. 对胸、胁、腰、背脏腑所居之处的腧穴，不宜直刺、深刺，肝脾肿大、肺气肿患者更应注意。如刺胸、背、腋、胁、缺盆等部位的腧穴，若直刺过深，都有伤及肺脏的可能，使空气进入胸腔，导致创伤性气胸，轻者出现胸痛、胸闷、心慌、呼吸不畅，重者出现呼吸困难、唇甲发绀、出汗、血压下降等症。体检时，听诊呼吸音明显减弱或消失，可见患侧胸部肋间隙变宽，叩诊呈过清音，气管向健侧移位。X线胸透，可视气体多少、肺组织压迫情况等而确诊，对此应及时采取治疗措施。

7. 针刺眼区穴和项部的风府、哑门等穴以及脊椎部的腧穴，不宜大幅度地提插、捻转和长时间留针，要注意掌握一定的角度，以免伤及重要组织器官，产生严重的不良后果。

8. 对尿潴留等患者在针刺小腹部的腧穴时，应嘱患者提前排空膀胱，也应掌握适当的针刺方向、角度、深度等以免误伤膀胱等器官，出现意外事故。

第二节 火针疗法

火针疗法，古称"焠刺""烧针"等，是将针在火上烧红后，快速刺入人体，以治疗疾病的方法，是传统针灸疗法当中的一个类型。用于火针治疗的针具通常以含有钨的合金制成，比较耐高热，具有一定的弹性和延展性。临床常用火针可分为点刺火针、散刺火针、烙刺火针、割烙火针、电火针等5种类型。其中点刺火针针体长1～1.5寸，临床应用以刺穴点为主，常用的点刺火针分为粗火针（针体直径约1.1mm）、中粗火针（针体直径0.8mm）、细火针（针体直径约0.5mm）三种；散刺火针针体直径为0.75mm，长度为9mm，临床常用于烙刺、祛除体表的赘生物等，常用三头火针；烙刺火针临床应用以灼烙浅表部位病变为主，包括平头火针和火鍉针（针体长1寸）；割烙火针临床应用以割、切、灼、烙为主，常用的有火铍针（针体长4cm）等。火针疗法主要用来治疗沉疴痼冷、关节痹痛、带状疱疹等疾病，具有疏通经络、祛除寒邪、止痛的作用。

一、针具及术前准备

（一）针具选择

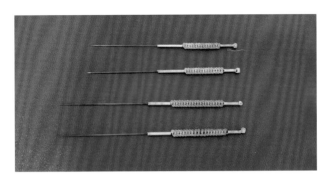

图4-2　火针示意图

1. 火针针具选择：针体应光滑、无锈蚀，针尖应圆利，无倒钩；针柄与针体缠绕应牢固，无松动。

2. 烧针工具选择：以安全方式加热针体，如点燃酒精灯，用于针体加热。

（二）部位选择

根据适应证病情可选取腧穴、血络、体表病灶或病灶周围等部位，并在选定的针刺部位上加以标记，以确保针刺的准确性。

（三）体位选择

根据病情及针刺部位，可选择医者便于操作，且患者舒适安全的体位。

（四）环境要求

治疗环境应干净卫生，并注意避风，远离易燃物。

（五）消毒

1. 医者消毒：医者双手应先用肥皂水清洗干净，再用 75% 乙醇擦拭。

2. 针刺部位消毒：可用 0.5% ～ 1% 碘伏棉球或 75% 乙醇消毒。

3. 火针针体消毒：点燃酒精灯，从针根沿针体到针尖连续移动烧红，对施术前针体消毒。

二、操作方法

1. 烧针：一手持点燃的酒精灯或乙醇棉球，另一手持针烧灼。烧针时应靠近施治部位，一般先烧针身，后烧针尖。火针烧灼的程度，可根据针刺深浅来把握：若仅使针身在表皮部位轻而稍慢地烙熨，则烧至微红；若针刺较浅，可烧至通红；若针刺较深，需烧至白亮。

2. 针刺方法：烧针完毕后，应立即垂直点刺已消毒的腧穴，疾进疾退，也可刺入后留针 5 ～ 15min 再出针。出针后用无菌干棉球按压针孔，以防止出血并减少疼痛。根据治疗需要，又可分为以下 5 种刺法：

（1）点刺法　在腧穴上施以单针点刺。

（2）密刺法　每针间隔不超过 1cm，在体表病灶上施以多针密集刺激。

（3）散刺法　每针间隔 2cm 左右，在体表病灶上施以多针疏散刺激。

（4）围刺法　针刺点在病灶与正常组织的交界处，围绕体表病灶周围施以多针刺激。

（5）刺络法　用火针刺入体表血液瘀滞的血络，放出适量的血液。

3. 针刺深度：一般而言，腰腹、四肢针刺稍深，可刺 5 ～ 12mm 深；胸背部针刺宜浅，可刺 1.5 ～ 5mm 深；痣、疣的针刺深度应以其基底的深度为宜。总之，针刺深度应根据病情、体质和针刺部位等情况而定。

三、疗程及间隔

火针治疗大都以 3～5 次为 1 个疗程，疗程间隔 1 周左右。每 2～3 天针刺 1 次。但疗程与针刺时间都要视病情与身体状况而定。

四、适用范围

本法具有软坚散结、祛腐生肌、温经散寒、活血化瘀等作用。主要用于痹证、网球肘、颈椎病、漏肩风、肉刺、腱鞘囊肿、慢性结肠炎、癫痫、阳痿、淋证、痛经、痈疽、痔疮、瘰疬、蛇串疮、浸淫疮、腋臭、丹毒、牛皮癣、象皮腿、静脉曲张、历节风、疳积和疣、痣等。

五、注意事项

除遵循针灸施术的注意事项外，运用火针法还应注意：

1.施术时应注意安全，防止烧伤或火灾等事故的发生。

2.医者应向患者说明术后针刺部位的护理事项，如针孔局部若出现微红、灼热、轻度疼痛、瘙痒等症状属正常现象，可不作处理；应注意针孔局部清洁，忌用手搔抓，不宜用油、膏类药物涂抹；针孔当天避免着水。

3.糖尿病患者、瘢痕体质或过敏体质者慎用。大失血、凝血机制障碍的患者，以及不明原因的肿块部位禁用。

第三节　电针疗法

在丰富多彩的中国文化中，中医学因其独特的理论体系及多样的治疗方法，一直被认为是中国文化中的瑰宝。时至如今，随着时代及科技的进步，促使针灸学理论体系发展愈加成熟，随之产生了电针疗法、微波针疗法等新兴疗法。国家标准《针灸技术操作规范 第 11 部分：电针》将电针定义为"在毫针针刺得气的基础上，应用电针仪输出脉冲电流，通过毫针作用于人体部位以达到治疗疾病的一种针刺方法"。

一、电针仪的选择

电针仪是指可输出脉冲电流并能满足针刺治疗要求的电子仪器。电针仪由电极线、电源适配器、主机等部分组成。电针仪的种类很多，主要有直流、交流可调电针仪，脉动感应电针仪，晶体管电针仪，音频振荡电针仪等。应选择省电、安全、耐震、便携带、体积小、无噪声、易调节、性能稳定、刺激量大的电针仪。

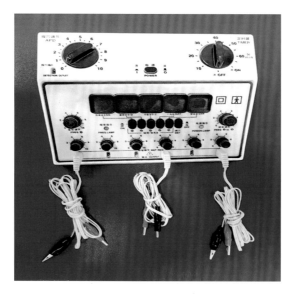

图 4-3 电针仪示意图

二、操作方法

（一）选穴处方

电针法的处方配穴同毫针刺法。按电流回路要求，一般选用同侧肢体的 1～3 对穴位为宜，选穴宜成对。当选择单个腧穴进行治疗时，应使用无关电极。

（二）电针方法

毫针刺入穴位得气后，首先将输出电位器调至"0"位，再将导线与针柄连接，连接时，正极连接配穴，负极连接主穴，对不分正负极者，可将两根导线任意接在两个针柄上。打开电源开关，选好波型，慢慢调高至所需输出电流量。根据患者病情决定电针治疗时间，一般多为 5 ～ 20min，用于镇痛则一般在 15 ～ 45min 之间。如患者感觉电流刺激量较弱时，应当暂断电 1 ～ 2min 后再行通电，或适当加大输出电流量。当达到治疗时间后，先将输出电位器退回"0"位，然后关闭电源开关，取下导线，最后按毫针起针常规将针取出。

三、电流强度、波形及频率的选择

当电流达到某一强度时，患者产生麻、刺感觉，这时的电流强度称为"感觉阈"；如果此时电流强度再稍增加，患者会突然有刺痛感，这时的电流强度称为"痛阈"。感觉阈和痛阈因人而异，在不同病理状态下差异也较大。一般情况下，最适宜的刺激强度是在感觉阈和痛阈之间的电流强度，但此范围较小，需仔细调节。电流强度超过痛阈时，患者不易接受，要以患者能耐受的强度为宜。当患者对电流刺激量产生耐受时，需及时调整电流刺激量。

临床常用的电针输出波型为连续波、疏密波和断续波。

（一）连续波

连续波由基本脉冲波简单重复，中间没有停顿，频率连续可调，每分钟几十次至每秒钟几百次不等。一般频率大于 30Hz 的叫密波，频率小于 30Hz 的叫疏波，用频率旋钮可以选择疏波或密波。密波易抑制感觉神经和运动神经，常用于止痛、镇静、缓解肌肉和血管痉挛等，尤其是体表疼痛区的即时镇痛。疏波可兴奋肌肉，提高肌肉韧带的张力，调节血管的舒缩功能，改善血液循环，促进神经肌肉功能的恢复，长时间使用则抑制感觉神经和运动神经，常用于治疗瘫痪和各种肌肉关节、韧带、肌腱损伤及慢性疼痛等。

（二）疏密波

疏密波是疏波与密波交替出现的一种波型，疏、密波交替持续的时间各约 1.5s。该波型较单一波型来说不易产生耐受现象，具有增强代谢、促进血液和淋巴循环、改善组织营养、消除炎性水肿的作用，常用于软组织损伤、出血、关节周围炎、坐骨神经痛、腰背筋膜劳损、面瘫、肌无力、局部冻伤、针刺麻醉等。

（三）断续波

断续波是节律性时断时续的一种波型。续时，密波连续工作 1.5s；断时，在 1.5s 时间内无脉冲电输出。该波型对神经肌肉的兴奋作用较疏密波和连续波更强，对横纹肌有良好的刺激收缩作用，不易使机体产生耐受，常用于治疗痿证、瘫痪等。

四、疗程及间隔

一般 5 ～ 7 次为 1 个疗程，每天或隔天 1 次；慢性病的疗程可稍长，每 10 天或 10 次为 1 个疗程；急症、新发病疗程可缩短，以治愈为准，每天可电针治疗 2 次。两疗程之间可休息 3 ～ 5 天。

五、适用范围

电针法有镇静、止痛、调整肌张力、改善血液循环等作用。电针法的适用范围基本和毫针刺法相同。临床常用于治疗各种痹证、痛证和癫狂，肌肉、韧带、关节的损伤性疾病，以及心、胃、肠、胆、膀胱、子宫等器官的功能失调等，并可用于针刺麻醉。

六、注意事项

除遵循针灸施术的注意事项外，运用电针法还应注意：

1. 电针仪在首次使用前应仔细阅读产品使用说明书，掌握电针仪的性能、参数、使用方法、注意事项及禁忌等内容。

2. 使用电针仪前，需检查其性能是否正常。如果电流输出时断时续，需检查导线接触是否良好。干电池使用一段时间后输出电流微弱，应及时更换。

第四节　温　针　灸

温针灸是针刺与艾灸相结合的一种方法，又称针柄灸。即在留针过程中，将艾绒搓团捻裹于针柄上点燃，通过针体将热力传入穴位。每次燃烧枣核大艾团 1 ～ 3 团。本法具有温通经脉、行气活血的作用，适用于寒盛湿重，经络壅滞之证，如关节痹痛、肌肤不仁等。

一、用具及术前准备

治疗盘、毫针、艾绒或艾条（2cm）、2% 碘酒、75% 乙醇、棉签、点火器、厚纸片、剪刀。

二、操作方法

将毫针刺入穴位得气后，使针根与皮肤表面距离 2 ～ 4cm 左右，留针不动。于针柄上裹以枣核大小粗艾绒制成的艾团，或取 1 ～ 2cm 左右长度的艾条套在针柄上。一般从艾团（条）下面点燃施灸。待其自灭，再换艾团（条）。如用艾绒每次可灸 3 ～ 4 壮，艾条则可用 1 ～ 2 壮。在燃烧过程中，为防止落灰或温度过高灼伤皮肤，可在该穴区置一带孔硬纸片以作防护。

其操作的关键环节主要有以下两点：

1. 放置艾团：取粗艾绒，用右手拇指、食指、中指，搓成枣核大小，中间捏一痕，贴于针柄上，围绕一搓，即紧缠于针柄之上。艾团要求光滑紧实，切忌松散，以防脱落。

2. 放置艾条：可在艾条中间先用针柄钻孔，然后安装在针柄上。

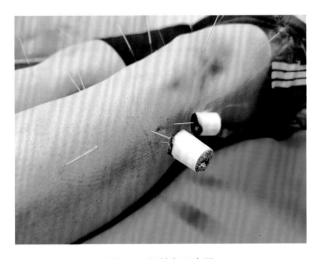

图 4-4 温针灸示意图

三、疗程及间隔

按照上述温针灸操作，每根针每次 3 ～ 4 壮（放置艾团时）或 1 ～ 2 壮（放置艾条段时）。一般每次可选取 2 ～ 6 个穴位，每天 1 ～ 2 次，10 次为 1 个疗程，疗程间休息 2 ～ 5 天。

四、适用范围

温针灸技术具有温通经脉、行气活血的作用，适应证较广，常用于寒盛湿重、经络壅滞之证，如风湿疾患，肌肉关节疼痛、冷麻不仁，便溏腹胀等。

五、注意事项

1. 无论艾团、艾条段，均应距皮肤 2 ～ 3cm，再从其下端点燃施灸。

2. 温针灸要严防艾火脱落灼伤皮肤。可预先用硬纸剪成圆形纸片，并剪一至中心的小缺口，置于针下穴区上。

3. 温针灸时，要嘱咐患者不要任意移动肢体，以防灼伤。

第五节　醒脑开窍针法

"醒脑开窍"法是针对中风病的基本病机——瘀血、肝风、痰浊等病理因素蒙蔽脑窍致"窍闭神匿，神不导气"，而提出的治疗法则和针刺方法。"醒脑开窍"针刺法治疗为主，此外还要根据病情需要，辅以降颅压、抗感染、降低血压之西药及支持疗法等。有手术指征的脑出血患者，应采用手术和针刺结合治疗。"醒脑开窍"针刺法在选穴上以阴经和督脉穴为主，并强调针刺手法量学规范，有别于传统的取穴和针刺方法。对于各种并发症，配用相应的穴位。

一、针具及术前准备

治疗盘，毫针盒（内备各种毫针）或一次性使用的毫针，0.5% 碘伏，棉签，棉球，镊子，弯盘，必要时备毛毯和屏风等。

二、操作方法

主方 I：

主穴：双侧内关、人中、患侧三阴交。（大醒脑）

操作：先刺双侧内关，位于腕横纹中点直上 2 寸，两筋间，直刺 0.5 ～ 1.0 寸，采用提插捻转结合的泻法。内关穴捻转法，采用作用力方向的捻转泻法，即左侧逆时针捻转用力，自然退回；右侧顺时针捻转用力自然退回。配合提插，双侧同时操作，施手法 1min。继刺人中，位于鼻唇沟上 1/3 处，向鼻中隔方向斜刺 0.3 ～ 0.5 寸，采用雀啄手法（泻法）。针体刺入穴位后，将针体向一个方向捻转 360°，使肌纤维缠绕在针体上，再施雀啄手法，以流泪或眼球湿润为度。再刺三阴交，位于内踝直上 3 寸，沿胫骨内侧缘与皮肤呈 45°角斜刺，进针 0.5 ～ 1.0 寸，针尖深部刺到原三阴交穴的位置上，采用提插补法，即快进慢退，或者可以形容为重按轻提。针感到足趾，下肢出现不能自控的运动，以患肢抽动 3 次为度。三阴交仅刺患侧，不刺健侧。

主方 II：

主穴：印堂、上星、百会、双侧内关、患侧三阴交。（小醒脑）

操作：先刺印堂：刺入皮下后使针直立，采用轻雀啄手法（泻法），以流泪或眼球湿润为度；继刺上星：选 3 寸毫针沿皮刺透向百会，施用小幅度，高频率，捻转补法，即捻转幅度小于 90°，捻转频率为 120 ～ 160 转 /min，行手法 1min。内关穴、三阴交穴操作手法同主穴之方 I。

主方 I、II 辅穴相同，如下：

辅穴：患肢极泉、患肢尺泽、患肢委中。

操作：极泉，根据极泉穴的解剖特点，醒脑开窍针刺法将其延经下移 2 寸，于心经上取穴，避开腋毛，在肌肉丰厚的位置取穴。直刺 0.5 ～ 0.8 寸，施用提插泻法，以上肢抽动 3 次为度。尺泽，取法应屈肘为内角 120°，术者用手托住患肢腕关节，直刺进针 0.5 ～ 0.8 寸，用提插泻法，针感从肘关节传到手指或手动外旋，以手外旋抽动 3 次为度。委中，取仰卧位抬起患肢取穴，术者用左手握住患肢踝关节，以术者肘部顶住患肢膝关节，刺入穴位后，针尖向外 15°，进针 1 ～ 1.5 寸，用提插泻法，以下肢抽动 3 次为度。

配穴：

1. 改善椎 – 基底动脉供血

腧穴组成：双侧风池、双侧完骨、双侧天柱。

操作：双侧风池，向对侧眼角直刺 1 ～ 1.5 寸，施用小幅度、高频率捻转补法，即捻转幅度小于 90°，捻转频率为 120 ～ 160 转 /min，行手法 1min。要求双手操作同时捻转，留针 20 ～ 30min。双侧完骨、双侧天柱，直刺 1 ～ 1.5 寸，手法同风池。

2. 吞咽障碍

腧穴组成：双侧风池、双侧完骨、双侧翳风、咽后壁。

操作：风池、完骨、翳风，均向喉结方向斜刺，震颤徐入 2 ～ 2.5 寸。施用小幅度、高频率捻转补法，即捻转幅度小于 90°，捻转频率为 120 ～ 160 转 /min，行手法 1min。要求双手操作同时捻转，留针 20 ～ 30min。令患者张口，用压舌板将舌体压下，使咽后壁充分暴露，以 3 寸粗针或圆利针在患者咽后壁两侧点刺 8 ～ 10 点。

3. 手指握固或手指功能障碍

腧穴组成：患侧合谷、患侧上八邪。

操作：合谷，针向三间穴方向（即第二指掌关节基底部）透刺，进针 1 ～ 1.5 寸，施用提插泻法，以握固的手指自然伸展或食指不自主抽动 3 次为度；再取 1.5 寸毫针 1 支，仍在合谷穴位置针刺向第一指掌关节基底部透刺，进针 1 ～ 1.5 寸，施用提插泻法，以拇指不自主抽动 3 次为度，合谷穴两针均留针 30min 以上。上八邪，位于手背部，每两个相邻掌指关节后 1 寸处，每手 4 个穴，左右共计 8 个穴。向指掌关节基底部斜刺，进针 1 ～ 1.5 寸，施用提插泻法，以各手指分别不自主抽动 3 次为度，留针 30min 以上。

4. 语言謇涩或舌强不语

腧穴组成：上廉泉、金津、玉液。

操作：上廉泉，位于任脉走行线上，舌骨上缘至下颌之间 1/2 处，向舌根部斜刺，进针 2 寸，施用提插泻法，以舌根部麻胀感为度。金津玉液，用舌钳或无菌巾将患者舌体拉起，在舌下可见两支静脉，用三棱针点刺舌下静脉，以出血 1 ～ 3mL 为度。

5. 足内翻

腧穴组成：患侧丘墟透照海。

操作：在患足处于生理位状态下自丘墟穴进针向照海部位透刺，透刺过程应该缓慢前进，从踝关节的诸骨骨缝隙间逐渐透过，进针深度为 2～2.5 寸，以照海穴部位看到针尖蠕动即可，施用作用力方向的捻转泻法，即左侧逆时针，右侧顺时针捻转用力，针体自然退回，行手法 30s，手法结束后，将针体提出 1～1.5 寸，留针 30min。

三、疗程及间隔

每天 1～2 次，10 次为 1 个疗程，一般需 3～4 疗程。

四、适用范围

在长期大量的中风病临床工作中，如果每天针刺内关、人中穴时间过久，随着病情的好转，病人意识、运动及感觉功能的恢复，有些患者因为疼痛而拒绝再继续针刺内关、人中穴。同时如果针刺次数过多，上述两穴的局部皮肤、肌肉组织增生，局部变红变硬，更加重针刺时的疼痛，也影响施针。于是石学敏教授提出了醒脑开窍的主方 II，主要作为主方 I 的替换穴位使用。比较而言，主方 II 更多用于中风的恢复期、后遗症期及非器质性的心悸、疼痛、遗尿、阳痿及遗精等证。

五、注意事项

1. 用醒脑开窍法治疗脑出血患者应慎重，尤其是强刺激人中穴和内关穴，有时会明显增加病人之烦躁不安，甚至出现肢体抽搐现象，急性脑出血证属脱证者应禁止此法。

2. 中风后遗症的治疗是一个长期的过程，远非一两个疗程即可。为避免患者出现疲劳或穴位疲劳的现象，务必慎用本法。

3. 临床上对一些畏惧针刺法或对针刺特别敏感的患者在使用本法时必须掌握好刺激量。对这类患者针刺人中穴时手法则应慎重。

4. "大醒脑"与"小醒脑"的临床应用："小醒脑"适用于病情稳定，神志清醒的中风患者。一般在调神之初首选"大醒脑"，而后与"小醒脑"交替使用。

在中风急性期，一般要求严格按照"大醒脑"针刺法操作。对于后遗症状的治疗，可按照并发症取穴操作。

5.刺激量应视病情灵活掌握：针刺三阴交、极泉、尺泽、委中时，使患肢抽动次数可根据病情严重程度灵活掌握，肢体肌力在 0～3 级者可使之抽动 3 次；肢体肌力在 3 级以上时，可适当减少抽动次数。

第六节　穴位埋线法

穴位埋线，指的是根据针灸学理论，通过针具和药线在穴位内产生刺激经络、平衡阴阳、调和气血、调整脏腑的作用，达到治疗疾病的目的。穴位埋线疗法是几千年中医针灸经验和三十多年埋线疗法经验的精华融汇而成的一门新型学科。

一、用具

常见的埋线针型号可有 7 号、8 号、9 号、11 号、12 号、16 号，而 7 号针的规格为 0.7mm×25mm，即外径为 0.7mm，以此类推。不同型号的埋线针所搭配的埋线也有所不同，如 12 号埋线针常配 1 号线，9 号埋线针可配 2 或 0 号线，8 号埋线针可配 0、2、3 号线，7 号针常配 0 或 4 号线。

二、术前准备

埋线用品包括皮肤消毒用品、洞巾、注射器、镊子、止血钳、套管针或埋线针、皮肤缝合针、各种可吸收性外科缝线（羊肠线）、2% 利多卡因、无菌纱布及敷料、手术剪刀等。套管针是内有针芯的管型埋线针具，由针芯、针管、针座、针芯座、保护套组成，斜面刃口好，针尖锋利。

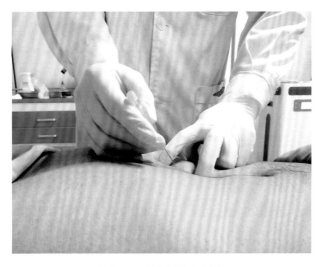

图 4-5　穴位埋线示意图

三、操作方法

1. 套管针埋线法：局部皮肤消毒后，取一段适当长度已消毒的可吸收性外科缝线，放入套管针的前端，后接针芯，用一手拇指和食指固定穴位，另一手持针刺入穴位，达到所需的深度，施以适当的提插捻转手法，当出现针感后，边推针芯边退针管，将线埋置在穴位的肌层或皮下组织内。拔针后用无菌干棉球按压针孔片刻。

2. 埋线针埋线法：局部皮肤消毒后，以利多卡因做局部浸润麻醉，一手镊取 1cm 左右已消毒的可吸收性外科缝线，将线中央置于麻醉点上，另一手持埋线针，缺口向下压线，以 15°～ 45°角刺入皮下，将线推入。也可将线套在埋线针尖后的缺口上，两端用止血钳夹住，一手持针，另一手持钳，切口向下，以 15°～ 45°角将针刺入皮下。缝线完全被置入皮下后，再适当进针 0.5cm，然后退针，用无菌干棉球按压针孔片刻，再用无菌敷料包扎，保护创口 3 ～ 5 天。

3. 医用缝合针埋线法：在穴位两侧 1 ～ 2cm 处，用碘伏作进针点标记。皮肤消毒并做局部麻醉后，用持针器夹住带有可吸收性外科缝线的皮肤缝合针，从一侧局麻点刺入，穿过穴位皮下组织或肌层，从对侧局麻点穿出，捏起两针孔之间的皮肤并紧贴皮肤剪断两端线头，放松皮肤，轻揉局部，使线头完全进入皮下。用无菌干棉球按压针孔片刻，再用无菌敷料包扎，保护创口 3 ～ 5 天。

四、疗程及间隔

一般根据针灸治疗的处方原则辨证选穴，取穴宜少而精，每次埋线 1～3 穴为宜，多取背、腰及腹等肌肉比较丰厚部位的穴位。在同一穴位做多次治疗时应偏离前次治疗部位。每 2～4 周埋线 1 次，3～5 次为 1 个疗程。

五、适用范围

穴位埋线法主要用于慢性病证，如腹泻、便秘、哮喘、萎缩性胃炎、面神经麻痹、腰腿痛、颈椎病、癫痫、单纯性肥胖症、眩晕、阳痿、月经不调、神经性皮炎、小儿遗尿、视神经萎缩等。

六、注意事项

除遵循针灸施术的注意事项外，运用穴位埋线法还应注意：

1. 操作过程中应保持无菌操作，埋线后创面应保持清洁、干燥，防止感染。

2. 埋线不能埋在脂肪层或过浅，宜埋在皮下组织与肌肉之间；为防不易吸收、溢出或感染，避免伤及内脏、大血管和神经干，肌肉丰满的部位可埋入肌层；不应埋入关节腔内。埋线后线头不可暴露在皮肤外面。

3. 骨结核、肺结核活动期、妊娠期或严重心脏病等均不宜使用本法。

4. 外科缝线用剩后，可用苯扎溴铵处理，或浸泡在 75% 乙醇中，临用时再用生理盐水浸泡。

5. 埋线后应注意术后反应，定期随访，有异常现象时应及时处理。

第七节　耳穴疗法

耳穴疗法是指用一定的刺激方式刺激耳穴，以达到调理身体和治疗疾病的作用的方法。耳穴是耳郭表面与人体脏腑经络、组织器官、四肢躯干相互沟通的部位。古代医著中就有"耳脉"、耳与脏腑经络的生理病理关系，以及借耳诊治疾病的理论和方法等记载。近年来，通过大量的临床实践和实验研究，耳穴诊治方法迅速发展，已初步形成了耳穴诊治体系。

本节主要介绍耳针、耳穴压丸法。

一、针具及术前准备

认真检查和询问病人，以确定是否是适应证，有无禁忌证，根据病情拟定治疗方案；检查所需药品、器材、罐具是否齐全，同时进行消毒，做好施术前的一切准备；对病人讲明施术过程中注意事项，争取病人理解和配合，消除其恐惧心理，增强其治疗信心。

所需物品：治疗盘、75% 乙醇、无菌棉签、胶布、镊子、无菌针盒（内盛无菌毫针、揿针或王不留行药籽）。

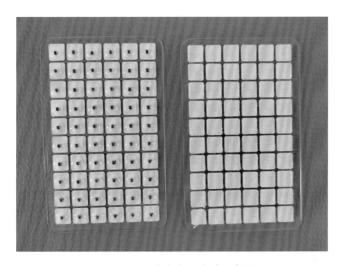

图 4-6 王不留行籽耳穴贴示意图

二、操作方法

1. 毫针法：针具多用 28 ～ 32 号之半寸长的不锈钢毫针。首先对耳穴进行消毒，由于耳穴感染可引起严重后果，故一般先用 2% 碘酒涂抹，再用蘸有 75% 乙醇的棉球脱碘消毒。进针时，用左手拇、食指固定耳郭，中指托着针刺部耳背，这样既可掌握针刺深度，又可减轻针刺疼痛。然后用右手拇、食、中三指持针，在反应点进针。针刺深度视耳郭不同部位厚薄而定，以刺入耳软骨（但不可穿透）且有针感力度。针感多表现为疼痛，少数亦有酸、胀、凉、麻的感觉。留针时间 20 ～ 30min。起针时左手托住耳背，右手起针，并用消毒干棉球压迫针眼，以防出血。每次一侧或双侧针刺，每天或隔天 1 次。

2. 埋针法：即将皮内针埋入耳穴。多用揿针型皮内针。先将穴区皮肤按上法严格消毒，左手固定耳郭，绷紧埋针处的皮肤，右手持镊子夹住消毒皮内针的针环，轻轻刺入所选穴区内，再用胶布固定。一般每次埋单侧耳，必要时可埋双侧。每天自行按压 3 ～ 4 次。留针时间 2 ～ 4 天。夏天宜短，冬季可长些。埋针处不要淋湿浸泡，局部胀痛不适要及时检查。

3. 压丸法：又称耳穴压豆、耳穴贴压法。是一种简便安全的耳穴刺激法。压丸的材料用得较多的是王不留行籽、绿豆以及磁珠（磁性强度在 180 ～ 380 高斯）。选定穴位后，先以 75% 乙醇拭净耳郭皮肤，用消毒干棉球擦净。用镊子将中间粘有压物的小方胶布（面积约为 $7 \times 7mm^2$）置于穴区，并粘牢贴紧。待各穴贴压完毕，即予按压，直至耳郭发热潮红。按压时宜采用拇食指分置耳郭内外侧，夹持压物，行一压一松式按压，反复对压每穴持续 0.5min 左右。每天按压 3 ～ 4 次，每周换贴 1 ～ 2 次。

三、疗程及间隔

耳穴压丸 3 ～ 7 天，耳穴埋针 3 ～ 5 天。

四、适用范围

1. 各种疼痛性疾病：如外伤、手术、炎症、等引起的疼痛。

2. 各种炎症性疾病：如急性结膜炎、电光性眼炎、牙周炎、中耳炎、咽喉炎、扁桃体炎、气管炎、胃炎、肠炎、阑尾炎、附件炎、盆腔炎、宫颈炎、睾丸炎、风湿性关节炎、末梢神经炎等。

3. 变态反应性疾病及胶原组织性疾病：过敏性鼻炎、过敏性哮喘、过敏性紫癜、过敏性肠炎、结节性红斑、风湿热、药物疹、红斑狼疮等。

4. 内分泌代谢及泌尿生殖系统等疾病：单纯性甲状腺肿、急性甲状腺炎、甲状腺功能亢进、糖尿病、肥胖病、尿崩症、垂体瘤等，耳穴疗法可调节改善症状，减少用药量等。

5. 功能性疾病：内耳眩晕症（美尼尔氏综合征）、心律不齐、高血压、多汗症、性功能障碍、面肌痉挛、神经衰弱、自主神经功能紊乱、月经不调、痛经、内分泌紊乱、功能性子宫出血等。

6.各种慢性疾病：腰腿痛、颈椎病、肩背部肌纤维炎、肩周炎、迁延性肝炎、脑震荡及脑外伤后遗症、慢性胆囊炎、慢性胃炎、十二指肠溃疡等。

7.传染性疾病：流感、百日咳、猩红热、疟疾、肺结核、菌痢、传染性肝炎、扁平疣、腮腺炎等。

8.其他：耳穴治疗尚可催产、催乳、戒烟、解毒、解酒，治疗食物中毒、竞技综合征，预防输液反应，预防治疗晕车、晕船，预防感冒，并有保健、美容、减肥、排石等作用。耳穴治疗适应证广泛。许多疾病可单独用耳穴治疗，有的疾病耳穴治疗为辅助手段。

五、注意事项

1.需要由医生操作：在家运用非无菌的相应针具进行耳针操作，容易造成感染。

2.凝血功能障碍者不适宜进行：如果患有血液系统疾病，或者其他导致不容易凝血的疾病，可以选择其他治疗方法。

3.耳部有原发性伤口：如患有中耳炎、外耳道感染等一系列相关疾病，建议近期不要选择耳针治疗。

4.耳针不宜过多：为刺激性较强的外治方法，通常选择 1 ～ 2 个穴位即可，穴位多容易诱发巨大疼痛感，引起被操作者不舒适。

第八节　艾灸疗法

艾灸是以艾绒制成的各种灸材为治疗工具，通过点燃后的热量，靠近或接触病变部位或穴位，刺激局部以达到一定的治疗目的的特殊中医外治方法。艾灸可分为艾炷灸、艾条灸、温针灸和温灸器灸四种类型。艾灸治疗范围广泛，对于关节炎、肩周炎、颈椎病、腰椎病、哮喘、胃痛、痛经、闭经、腹泻、崩漏、带下、遗尿等常见疾病均能起到一定的治疗效果。

本节主要介绍艾炷灸、艾条灸和温灸器灸。

一、灸材及术前准备

（一）艾灸材料

灸法所应用的材料有很多，最常用的是艾草，所以又叫艾灸，还可以应用灯心草、细辛、蒜汁、斑蝥等等。

（二）术前准备

1. 必须端正态度

在艾灸前医者要端正态度、认真操作，嘱患者积极地配合医生治疗，消除不必要的顾虑和恐惧。另外要选择合适的体位，掌握正确的穴位。艾灸主要是利用温热刺激来达到养生功效，在操作的过程中应该先艾灸上部穴位、肺部穴位以及阳性穴位等，刚开始先选择小艾炷，然后慢慢地递增。若是经络不通而且病情严重的话，应该先艾灸下半部分的穴位，然后再艾灸上半部分的穴位。

2. 综合考虑身体状况

对于身体虚弱的人群来说艾灸的时间稍长一些，艾灸时间及次数要根据季节、年龄以及病情程度来选择。小孩子和老年人减少艾灸的次数，腰部腹部背部艾灸的时间稍长一些。喝醉酒后、过度疲劳、过饱过饥、严重口渴，受到惊吓以及大怒之后不能施灸，在月经期和怀孕期间尽量不要艾灸腹部和腰部。肢体麻木或者感觉障碍的人群不能过量地艾灸，不然会灼伤皮肤。头部、脸部、胸部等有毛发的地方也不能艾灸。

3. 做好保暖防暑工作

夏季高温艾灸的时候要做好防暑工作，调节好室内的温度，每隔 3h 要开窗通风一次，这样能把艾炷燃烧所产生的烟雾及时排出去。失眠的人群睡觉前可以艾灸。因为每个人的体质和病情不一样，刚开始艾灸的时候可能会出现发高烧口干以及全身不适感，不必过于担心，当身体适应之后此情况就会消失。

4. 妥善处理艾灸后起泡问题

艾灸后皮肤有小水疱，不要过于惊慌。水疱小的话应该保护好水疱，防止发生破裂，一般一个星期左右就能够吸收自愈。水疱大的话应该先对局部进行消毒，然后把水疱穿破，吸出渗液之后再涂抹药物，切不可用手抓挠。若是发生了感染，应该及时到医院治疗。

二、操作方法

（一）艾炷灸

艾炷灸是将纯净的艾绒放在平板上，用手搓捏成大小不等的圆锥形艾炷，置于施灸部位点燃而治病的方法。常用的艾炷或如麦粒，或如苍耳子，或如莲子，或如半截橄榄等。艾炷灸又分直接灸与间接灸两类。

1. 直接灸：是将大小适宜的艾炷，直接放在皮肤上施灸的方法。古代常以阳燧映日所点燃的火来点燃艾炷，此火称为明火，以此火点艾炷施灸称为明灸。因把艾炷直接放在腧穴所在的皮肤表面点燃施灸，故又称为着肤灸、着肉灸。若施灸时需将皮肤烧伤化脓，愈后留有瘢痕者，称为瘢痕灸；若不使皮肤烧伤化脓，不留瘢痕者，称为无瘢痕灸。

（1）瘢痕灸　又名化脓灸。施灸时先将所灸腧穴部位涂以少量的大蒜汁，以增强黏附和刺激作用，然后将大小适宜的艾炷置于腧穴上，用火点燃艾炷施灸。每壮艾炷必须燃尽，除去灰烬后，方可继续易炷再灸，待规定壮数灸完为止。施灸时由于艾火烧灼皮肤，会产生剧痛，此时可用手在施灸腧穴周围轻轻拍打，借以缓解疼痛。在正常情况下，灸后 1 周左右，施灸部位化脓形成灸疮，5～6 周左右，灸疮自行痊愈，结痂脱落后留下瘢痕。因此，施灸前必须征求患者同意方可使用本法。临床上常用于治疗哮喘、肺痨、瘰疬等慢性顽疾。

（2）无瘢痕灸

又称非化脓灸。施灸时先在所灸腧穴部位涂以少量的凡士林，以使艾炷便于黏附，然后将大小适宜的（约如苍耳子大）艾炷，置于腧穴上点燃施灸，当艾炷燃剩 2/5 或 1/4 而患者感到微有灼痛时，即可易炷再灸，待将规定壮数灸完为止。一般应灸至局部皮肤出现红晕而不起泡为度。因其皮肤无灼伤，故灸后不化脓，不留瘢痕。一般虚寒性疾患均可采用此法。

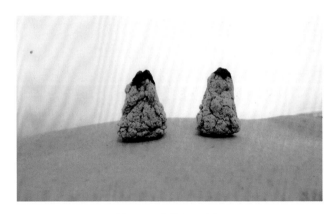

图 4-7　直接灸示意图

2. 间接灸：是指用药物或其他材料将艾炷与施灸腧穴部位的皮肤隔开进行施灸的方法，故又称隔物灸。间接灸所用间隔药物或材料很多，如以生姜间隔者，称隔姜灸；用食盐间隔者，称隔盐灸；以附子饼间隔者，称隔附子饼灸。

（1）隔姜灸　将鲜姜切成直径 2 ～ 3cm，厚度约 0.3cm 的薄片，中间以针刺数孔，置于腧穴或患处，再将艾炷放在姜片上点燃施灸。若患者有灼痛感可将姜片提起，使之离开皮肤片刻，再行灸治。艾炷燃尽，易炷再灸，直至灸完应灸壮数。一般应以局部皮肤出现红晕而不起泡为度。

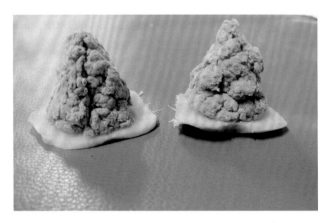

图 4-8　隔姜灸示意图

（2）隔附子饼灸　将附子研成粉末，用酒调和做成直径约 3cm，厚约 0.8cm 的药饼中间以针刺数孔，放在应灸腧穴或患处，上置艾炷，点燃施灸，直至灸完应灸壮数为止。

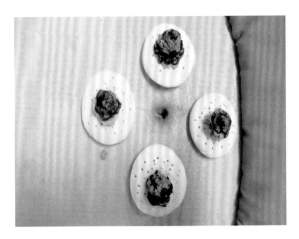

图 4-9　隔附子饼灸示意图

（二）艾条灸

即将艾绒制作成艾条进行施灸。艾条的制作方法是：取纯净细软的艾绒 24g，平铺在 26cm 长，20cm 宽的细草纸上，将其卷成直径约 1.5cm 的圆柱形的艾卷，要求卷紧，外裹以质地柔软疏松而又坚韧的桑皮纸，用胶水或糨糊封口而成。也有在艾绒中掺入肉桂、干姜、丁香、独活、细辛、白芷、雄黄、苍术、没药、乳香、川椒各等分的细末 6g，则成为药艾条。

艾条灸可分为悬起灸和实按灸两种方式。

1. 悬起灸：施灸时将艾条悬放在距离穴位一定高度上进行熏烤，不使艾条点燃端直接接触皮肤，称为悬起灸。悬起灸根据实际操作方法不同，分为温和灸、雀啄灸和回旋灸。

（1）温和灸　施灸时将艾条的一端点燃，对准应灸的腧穴部位或患处，约距皮肤 2～3cm 左右，进行熏烤，使患者局部有温热感而无灼痛为宜，一般每处灸 10～15min，至皮肤出现红晕为度。对于昏厥、局部知觉迟钝的患者，医者可将中、食二指分张，置于施灸部位的两侧，这样可以通过医者手指的感觉来测知患者局部的受热程度，以便随时调节施灸的距离和防止烫伤。

（2）雀啄灸　施灸时，将艾条点燃的一端与施灸部位的皮肤并不固定在一定距离，而是像鸟雀啄食一样，一上一下活动地施灸。

（3）回旋灸　施灸时，艾条点燃的一端与施灸部位的皮肤虽然保持一定的距离，但不固定，而是向左右方向移动或反复旋转地施灸。

以上诸法对一般应灸的病证均可采用，但温和灸多用于灸治慢性病，雀啄灸、回旋灸多用于灸治急性病。

2.实按灸：将点燃的艾条隔布或隔绵纸数层实按在穴位上，使热气透入皮肉深部，火灭热减后重新点火按灸，称为实按灸。《寿域神方》卷三曰："用纸实卷艾，以纸隔之，点穴于隔纸上，用力实按之，待腹内觉热，汗出，即差。"常用的实按灸有太乙针灸和雷火针灸。

（1）太乙针灸 用纯净细软的艾绒150g平铺在40cm²的桑皮纸上。将人参125g，穿山甲250g，山羊血90g，千年健500g，钻地风300g，肉桂500g，小茴香500g，苍术500g，甘草1000g，防风2000g，麝香少许，共为细末，取药末24g掺入艾绒内，紧卷成爆竹状，外用鸡蛋清封固，阴干后备用。

施灸时，将太乙针的一端点燃，用布7层包裹其烧着的一端，立即紧按于应灸的腧穴或患处，进行灸熨，针冷则再燃再熨。如此反复灸熨7～10次为度。此法治疗风寒湿痹、肢体顽麻、痿弱无力、半身不遂等均有效。

（2）雷火针灸 其制作方法与"太乙针灸"相同，唯药物处方有异，方用纯净细软的艾绒125g，沉香、乳香、羌活、干姜、穿山甲各9g，麝香少许，共为细末。

施灸方法与"太乙针灸"相同。《针灸大成·雷火针法》载："治闪挫诸骨间痛，及寒湿气痛而畏刺者。"临床上除治上证外，大体与"太乙针灸"主治相同。

（三）温灸器灸

温灸器又名灸疗器，是一种专门用于施灸的器具，用温灸器施灸的方法称温灸器灸。临床常用的有温灸盒和温灸筒。施灸时，将艾绒或加掺药物，装入温灸器的小筒，点燃后，将温灸器之盖扣好，即可置于腧穴或应灸部位，进行熨灸，直到所灸部位的皮肤红润为度。有调和气血、温中散寒的作用，一般需要灸治者均可采用，对小儿、妇女及畏惧灸治者最为适宜。

三、疗程及间隔

艾灸一般10～15天为1个疗程，每天艾灸1次，每次艾灸时间控制在20～30min左右。

四、适用范围

艾灸有温经散寒、升阳举陷、通络止痛、美容、预防保健的作用。艾灸的适应证有以下几种：

1.外感风寒表证及中焦虚寒呕吐、腹痛、泄泻等。

2.气虚下陷、脏器下垂之证。

3.寒凝血滞、经络痹阻引起的病证。

五、注意事项

1.艾灸时，注意力要集中，以避免烫伤。

2.对于皮肤暴露部位，如面部、手等，不建议用瘢痕灸。尤其是面部危险三角。

3.特殊部位不要施灸，如男女的乳头、会阴部、睾丸等。皮肤浅薄、肌肉少的部位也不建议灸。妊娠期妇女的下腹部、腰骶部，安全起见，不能施灸，以免导致流产。

4.过度疲劳时，大饿、醉酒、过饱、大汗时，或者妇女经期时忌灸。

5.有一些疾病需要做化脓灸时，要注意有感染的可能，要做好消毒，避免出现感染。

6.艾灸时要注意保暖和防暑，因为做艾灸时需要暴露部分体表的部位，在冬季要做好保暖工作，同时艾灸后局部皮肤会比较温暖，也要注意避免受凉，在夏天高温时要谨防中暑。

第九节　天灸疗法

天灸是将一些具有刺激性的药物涂敷于穴位或患处，使局部充血、起泡，犹如灸疮，故名天灸，又称药物灸、发泡灸。常用中药有白芥子、细辛、大蒜、斑蝥等。

73

一、灸材及术前准备

1. 患者到来之后先做好登记和备案工作。

2. 对患者的阴、阳、寒、热、虚、实体质进行辨证，以便正确施术。

3. 医师用姜汁调和药物，与医用胶布共同制成贴敷药膏。

4. 在患者需要操作的部位进行清洁和消毒。

5. 让患者采取坐位或俯卧位的姿势，使所要操作部位充分显露出来以便于医师的操作。

二、操作方法

1. 白芥子灸：将白芥子适量，研为细末，用水调成糊状，贴敷于穴位或患处，以活血止痛膏固定。贴敷 1 ～ 3h，以局部皮肤灼热疼痛为度。

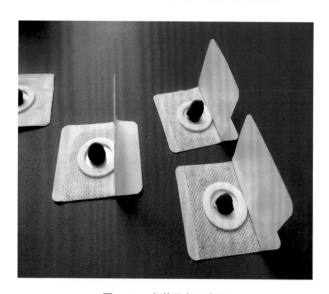

图 4-10　白芥子灸示意图

2. 细辛灸：取细辛适量，研为细末，加醋少许，调成糊状，敷于穴位或患处，以活血止痛膏固定。贴敷 1 ～ 3h，以局部皮肤灼热疼痛为度。

3. 蒜泥灸：将大蒜捣烂如泥，取 3 ～ 5g 贴敷于穴位或患处，以活血止痛膏固定。贴敷 1 ～ 3h，以局部皮肤灼热疼痛为度。

4. 斑蝥灸：将芫青科昆虫南方大斑蝥或黄黑小斑蝥的干燥全虫研末，用醋或甘油、乙醇等调和。使用时先取胶布一块，中间剪一小孔（如黄豆大），对准应灸部位粘贴，将斑蝥粉少许置于孔中，上面再贴一层胶布固定，以局部起泡为度。

三、疗程及间隔

一般在每年夏季，农历三伏天的初、中、末伏的第一天进行贴敷治疗（如果中伏为 20 天，间隔 10 天可加贴 1 次）。成人每次贴药时间为 2～6h，儿科患者贴药时间为 0.5～2h。具体贴敷时间，根据患者皮肤反应而定。同时考虑患者的个人体质和耐受能力，一般以患者能够耐受为度，病人如自觉贴药处有明显不适感，可自行取下。连续贴敷 3 年为 1 个疗程。疗程结束后，患者可以继续进行贴敷，以巩固或提高疗效。

四、适用范围

可以治疗多种反复发作及过敏性病证，如慢性支气管炎、支气管哮喘、过敏性鼻炎、体虚感冒咳嗽；风湿与类风湿性关节炎、强直性脊柱炎；慢性胃肠炎、溃疡病、慢性腹泻；小儿厌食、遗尿；虚寒头痛、颈肩腰腿痛、胸腹痛、痛经等。

五、注意事项

1. 久病、体弱、消瘦以及有严重心肝肾功能障碍者慎用。

2. 孕妇、幼儿慎用。

3. 颜面部慎用。

4. 糖尿病患者慎用。

5. 对于所贴敷之药，应将其固定牢稳，以免移位或脱落。

6. 凡用溶剂调敷药物时，需随调配随敷用，以防挥发。

7. 若用膏剂贴敷，膏剂温度不应超过 45℃，以免烫伤。

8. 对胶布过敏者，可选用低过敏胶布或用绷带固定贴敷药物。

9. 对于残留在皮肤上的药膏，不宜用刺激性物质擦洗。

10. 贴敷药物后注意局部防水。

11. 贴敷后若出现范围较大、程度较重的皮肤红斑、水疱、瘙痒现象，应立即停药，进行对症处理。出现全身性皮肤过敏症状者，应及时到医院就诊。

第十节 推拿疗法

推拿又称按摩，是人类最古老的一种外治疗法。推拿疗法是在其理论指导下，结合现代医学理论，运用推拿手法作用于人体特定的部位和穴位，以达到防病治病目的的一种治疗方法。推拿手法，是操作者用手或肢体其他部分刺激治疗部位和活动患者肢体的规范化技巧动作。由于刺激方式、强度、时间和活动肢体方式的不同，形成了许多动作和操作方法均不同的基本手法，并在此基础上由两个以上基本手法组合成复合手法（如按揉法、推摩法等），或由一连串动作组合而成有其操作常规（或程序）的复式操作法等等。推拿治疗是以手法操作为主的一种特殊疗法，作为其特色标志之一的学术流派，更以其师承及临证体验的不同而造就各自手法上鲜明的个性。因此，推拿手法之多竟达百种以上。其中既不乏可单独应用而成为有其适应证治范围的单一推拿疗法，也有融合变通后形成一套常规操作流程的复式推拿疗法；有些手法经一定的训练后即可掌握，而有的则需有相当程度的功法基础（如内功推拿等）和临证体验之后才能得心应手。推拿的常用基本手法大致可分为按压类、摆动类、摩擦类、捏拿类、捶振类和活动关节类等六大类。推拿具有舒经通络、促进气血运行、调整脏腑功能、润滑关节、增强人体抗病能力等作用。

本节主要介绍后扳拨伸法治疗、手法整复法、定点旋转复位法。

一、术前准备

推拿作为一种治疗手段，在治疗之前要做一些准备，当然这些准备不是病人来做，而是由医生操作者做，主要是进行评估，包括以下两方面：

1. 全身评估：包括基础疾病，有无高血压、高血脂、糖尿病，这类疾病往往会对血管产生影响。血管或多或少存在着一定堵塞的情况，特别是颈部的动静脉，在做颈部推拿的时候要特别注意。如果手法不当、力量过大，会导致血管损伤以及血管内血栓掉落，从而发生意外情况。部分情况下适当地检查，比如颈动脉 B 超。

2.局部评估：如颈椎、腰椎不好，最基本的是要进行 X 线片检查，以排除推拿禁忌证。因为在临床中经常会发现部分脊椎肿瘤、炎症、结核也会引起腰痛、颈痛，与普通颈痛、腰痛并无明显区别。所以这个时候要进行必要的检查，即排除推拿禁忌证，也是为了推拿的安全。这是推拿作为治疗的手段之前必须要考虑、要进行的事情。

二、操作方法

1.后扳拨伸法治疗：医者立于患者患侧，以一手大拇指指腹为附着点，按压棘旁压痛点或其小关节错位的棘突旁，并用力向健侧顶推。另一手的前臂环抱健侧下肢，使膝部附着于施术者之肘内侧，并向后上方徐徐牵引，同时缓缓用力向后上方扳动，至患者耐受为限，再向后上方稍用力突然扳动。此时术者大拇指下和患者腰部同时感到"咯吱"一声，以示达到目的。

2.手法整复法：

（1）普通按法　以掌着力于一定部位，垂直向下按压。本法多与其他手法结合应用，如与揉法结合应用称为按揉，与摩法结合应用称为按摩。

（2）背部按法　以两掌重叠置于背部正中，先嘱患者用力吸气，再嘱患者用力呼气，医生双手也随之向下按压，至呼气末，瞬间用力，听到弹响即表明复位。

（3）交叉分压法　（以棘突向右偏为例）患者取俯卧位。医生站于患者的右侧，右手掌根置于脊柱的右侧（靠近脊柱），左手掌根置于脊柱的左侧（略远离脊柱），两手交叉，待患者呼气末，分别向外下方瞬间用力（左手之力大于右手），听到弹响即表明复位。

（4）按动脉法　以拇指或掌按于人体大动脉干上并持续一段时间，至肢体远端有凉感，或麻木感，或蚁走感，或有邪气下行感时，将拇指或掌轻轻抬起，使热气传至肢体远端。

3.定点旋转复位法：用拇指触按患者脊椎棘突，观察其是否偏歪。在正常情况下，棘突侧缘连线应与脊柱中心线平行，各脊椎棘突上下角的连线和各棘突上下角尖的连线应与脊柱中心线重叠。棘突偏歪时，患椎棘突上下角连线偏离脊柱中心线，患椎棘突上下角尖与其上下棘突的角尖连线同中心线呈相交斜线，棘突侧缘向外成角；患椎棘旁有明显的压痛。操作手法：在触按过程中，可一手触按脊椎，另一手扶持其躯体，使患者身体前屈后仰，左右旋转，以反复比较。当手下感觉到棘突复位时即可停止操作，帮助患者脊柱回到中立位，如有需要再进行相反方向的复位操作。

三、疗程及间隔

推拿间隔时间一般以隔天 1 次为宜，1 周 3 次即可，间隔时间太久会影响推拿效果。

四、适用范围

推拿的治疗范围广泛，适用于骨伤、内、儿、五官、神经科等各科疾病，亦用于减肥、美容及保健等。其中骨伤科疾病应用最为广泛，如颈椎病、落枕、颈肩综合征等等；内科疾病如感冒、胃脘痛、呃逆、便秘、冠心病、尿潴留等等；妇科疾病如月经不调、痛经、产后缺乳等等；儿科疾病如脑性瘫痪、咳嗽、泄泻、遗尿等等；五官科疾病如近视、慢性鼻炎、慢性咽炎等等。

五、注意事项

1. 环境方面，室温要合适，对于施术者手部的温度要适宜，并且指甲要定期修护。

2. 对于受试者，不建议在饱食后或者是酒后，甚至于在剧烈的运动过后，做推拿治疗。

3. 患严重的心脏、心脑系统疾病的患者，以及血液病、肿瘤，尤其是恶性肿瘤的患者，不适合做推拿治疗。

4. 创伤性或外伤性的损伤，有局部的皮肤破损或者是内部的出血，不适合做推拿治疗。

5. 不明原因的局部包块或者是疼痛，在没有明确诊断的情况下，不建议做推拿治疗。

第十一节　火罐疗法

　　火罐疗法是利用燃烧时消耗罐中部分氧气，并借火焰的热力使罐内的气体膨胀而排除罐内部分空气，使罐内气压低于外面大气压（统称负压），借以将罐吸着于施术部位的皮肤上。火罐吸拔力的大小与罐具的大小和深度、罐内燃火的温度和方式、扣罐的时机与速度及空气在扣罐时再进入罐内的多少等因素有关。如罐具深而且大，在火力旺时扣罐，罐内热度高、扣罐动作快，下扣时空气再进入罐内少，则罐的吸拔力大；反之则小。可根据临床治疗需要灵活掌握。

　　本节主要介绍闪罐疗法、刺络疗法、火罐疗法。其中火罐分为竹筒火罐、陶瓷火罐、玻璃火罐。

一、用具

　　玻璃火罐规格型号：1 号（40mL）、2 号（80mL）、3 号（140mL）、4 号（260mL）、5 号（400mL）。

二、术前准备

　　1.检查仪器：包括治疗盘、火罐、乙醇、点火棒、棉球、止血钳、点火器、润滑油等，检查火罐口是否有缺损，还要检查火罐的密闭性。

　　2.备好体位：拔罐前不宜空腹进行，也不要在过劳、过饥、过渴的状态下进行，如果拔罐前进行过运动，建议休息半个小时。此外，应将准备拔罐的部位暴露出来，并检查皮肤有无破损，皮肤有破损时不宜进行拔罐。

　　3.排除禁忌证：皮肤有过敏、溃疡、水肿者，以及大血管分布部位，均不宜拔罐。高热抽搐、皮肤病、出血性疾病的人以及孕妇等，亦不宜进行拔罐。如果患者存在慢性疾病，比如高血压、冠心病等，血压不稳或疾病急性期时，均不宜进行拔罐。

三、操作方法

　　1.闪火法：用止血钳或镊子夹住 95% 乙醇棉球。点燃后在火罐内旋绕数圈后抽出，迅速将罐扣于应拔部位。此法较安全，不受体位限制，是最常用的拔罐方法。注意操作时不要烧灼罐口，以免烫伤皮肤。

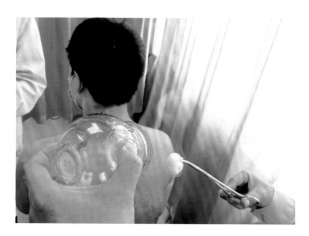

图 4-11　闪火法示意图

2. 刺络拔罐：是指在局部消毒，并用三棱针、粗毫针等点刺或皮肤针叩刺出血后，再在出血部位拔罐、留罐，以加强刺血治疗效果的方法。留罐时间一般在 10 ～ 15min。此法多用于治疗各种急慢性软组织损伤、神经性皮炎、痤疮、皮肤瘙痒、丹毒、坐骨神经痛等。

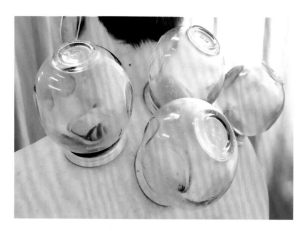

图 4-12　刺络拔罐示意图

四、疗程及间隔

留罐时间不超过 15min，1 周 2 ～ 3 次左右。

五、适用范围

拔罐法具有通经活络、行气活血、消肿止痛、祛风散寒等作用。其适应范围较为广泛，一般多用于风寒湿痹、腰背肩臂腿痛、关节痛、软组织闪挫扭伤、伤风感冒、头痛、咳嗽、哮喘、胃脘痛、呕吐、腹痛、痛经、中风偏枯、瘀血痹阻等，此外可用于防病保健、清除疲劳。

六、注意事项

皮肤过敏、溃疡、水肿及心脏大血管分布部位，不宜拔罐；孕妇的腹部、腰骶部位，不宜拔罐；有自发性出血倾向疾患、高热、抽搐等禁止拔罐。

第十二节　穴位注射

穴位注射法又称"水针"，是以中西医理论为指导，依据穴位作用和药物性能，在穴位内注入药物以防治疾病的方法。该方法将针刺和药物的双重刺激作用有机结合起来，具有操作简便、用药量小、适应证广、作用迅速等特点。

一、用具及常用药物

消毒的注射器和针头，可根据需要选用不同型号。常用于制作注射液的中药有：当归、丹参、红花、板蓝根、徐长卿、灯盏花、补骨脂、柴胡、鱼腥草、川芎等；西药有：25% 硫酸镁、维生素 B_1、维生素 B_{12}、维生素 C、维生素 K、0.25% ～ 2% 盐酸普鲁卡因、阿托品、利血平、安络血、麻黄素、抗生素、生理盐水、风湿宁、骨宁等。

二、剂量与疗程

注射药物应根据药物说明书规定的剂量，不能过量。做小剂量注射时，可用原药物剂量的 1/5 ～ 1/2。一般以穴位部位来分，耳部可注射 0.1mL，头面部可注射 0.3 ～ 0.5mL，四肢可注射 1 ～ 2mL，胸背部可注射 0.5 ～ 1mL，腰臀部可注射 2 ～ 5mL 或 5% ～ 10% 葡萄糖注射液 10 ～ 20mL。急症患者每天 1 ～ 2 次，慢性病一般每天或隔天 1 次，6 ～ 10 次为 1 个疗程。反应强烈者，可隔 2 ～ 3 天一次，穴位可左右交替使用。每个疗程间可休息 3 ～ 5 天。

三、操作方法

首先使患者取舒适体位，选择适宜的消毒注射器和针头，抽取适量的药液，在穴位局部消毒后，右手持注射器对准穴位或阳性反应点，快速刺入皮下，然后将针缓慢推进，达一定深度后产生得气感应，如无回血，便可将药液注入。凡急性病、体强者可用较强刺激，推液可快；慢性病、体弱者，宜用较轻刺激，推液可慢；一般疾病，则用中等刺激，推液也宜中等速度。如所用药液较多时，可由深至浅，边推药液边退针，或将注射针向几个方向注射药液。

四、适用范围

穴位注射的适用范围比较广泛，凡是针灸治疗的适应病证，大部分均可以采用本法。如，痹证、腰腿痛等，均可以采用穴位注射的方法。

五、注意事项

1.治疗时应对患者说明治疗特点和注射后的正常反应。如注射后局部可能有酸胀感、48h 内局部有轻度不适，有时持续时间较长，但一般不超过 1 天。

2.严格消毒，防止感染，如注射后局部红肿、发热等，应及时处理。

3.注意药物的性能、药理作用、剂量、配伍禁忌、副作用、过敏反应、药物的有效期及药液有无沉淀变质等情况。凡能引起过敏反应的药物，如青霉素、链霉素、普鲁卡因等，必须先做皮试，阳性反应者不可应用。副作用较强的药物，使用亦当谨慎。

4.一般药液不宜注入关节腔、脊髓腔和血管内，否则会导致不良后果。此外，应注意避开神经干，以免损伤神经。

5.孕妇的下腹部、腰骶部和三阴交、合谷穴等，不宜用穴位注射法，以免引起流产。年老、体弱者，选穴宜少，药液剂量应酌减。

第十三节 牵引疗法

牵引既是整复的方法，也是固定的重要方法。牵引疗法是通过牵引装置，利用悬垂重量为牵引力，身体重量为反牵引力，持续作用于肢体，以缓解肌肉紧张，整复骨折、脱位，预防和解除软组织挛缩，或用于某些疾病术前组织松解和术后制动的治疗方法。多用于四肢和脊柱损伤。牵引疗法有皮牵引、骨牵引与布托牵引等。

一、用具及术前准备

1.皮牵引：准备胶布或皮套、扩张板、重锤、绷带、棉垫、牵引绳、支架等工具。局部皮肤剃毛、清洁。

2.骨牵引：牵引装置，骨圆针，牵引钳。

3.布托牵引：枕颌带套，牵引绳，滑轮。

二、操作方法

1.皮牵引：适当长度的胶布贴于伤肢皮肤上，远侧放置扩张板。胶布外缠绷带，或用牵引皮套套在肢体上。牵引绳通过扩张板，连接滑轮装置并加上适当的牵引重量。

2.骨牵引：在患肢远端的特定部位，在无菌条件下，利用骨圆针或牵引钳穿过骨质，系上牵引装置进行牵引，达到复位、固定作用的方法。骨牵引为直接牵引，牵引力直接作用于骨骼，能承受较大的牵引重量。

3.布托牵引：

（1）枕颌带牵引　是用枕颌带套在颌下和枕后，在重锤的牵引下，间接牵引颈椎的方法。牵引重量为 3～5kg。

（2）骨盆悬吊兜牵引　是利用骨盆悬吊兜将臀部抬离床面，靠自身体重使吊兜侧壁拉近向中间挤压，对分离的骨盆骨折和耻骨联合分离进行整复、固定的方法。牵引重量以能使臀部稍离开床面即可，一侧牵引重量为 3～5kg。

（3）骨盆带牵引　是用两条牵引带，一条固定胸部，一条固定骨盆，根据患者体重和耐受程度施加一定力量的牵引。牵引重量一般一侧为 5～15kg。

三、疗程及间隔

牵引治疗一般需要根据牵引位置的不同，有不同的疗程。牵引治疗相对比较长的疗程一般在 2 周左右。主要针对颈椎病病人，以及腰椎间盘突出的病人进行的牵引治疗，相对疗程会长一些，颈椎间盘突出的疗程大概在 1 周左右。

四、适用范围

1. 皮牵引：小儿下肢骨折；老年人肌肉萎缩的不稳定下肢骨折；要求牵引力不大的短期牵引；防止或矫正髋、膝关节屈曲，挛缩畸形。

2. 骨牵引：各类型骨折。

3. 布托牵引：枕颌带牵引用于颈椎病、颈椎间盘突出症和颈椎骨折与脱位等。骨盆悬吊兜牵引适用于耻骨联合分离、骨盆环骨折分离、髂骨翼骨折向外移位以及严重的骶髂关节分离等。骨盆带牵引适用于腰椎间盘突出症、腰椎小关节紊乱以及腰肌劳损等。

五、注意事项

应充分注意个体差异，牵引时患者体位应舒适，并密切观察牵引时患者的感受及反应，根据实际情况做必要的调整。一般身体整体状况好、年轻者，剂量可大些，体弱、老年人，牵引的时间要短些，重量也要轻些。牵引过程要了解患者反应，如有不适或症状加重应及时停止治疗，寻找原因或更改治疗方法。

第十四节　中药疗法

中药疗法的发明和应用，在我国有着悠久的历史，其独特的理论体系和应用形式，充分反映了我国历史文化、自然资源方面的若干特点，因此人们习惯把凡是以中国传统医药理论指导采集、炮制、制剂、说明作用机理、指导临床应用的药物，统称为中药。中药是中医的核心治疗方法之一。中药以天然草药为主要材料，通过煎煮、炮制等工艺制成药物。中药按加工工艺分为中成药、中药材。中药的使用需要根据患者的具体病情和体质来配方。通过望闻问切四诊合参以了解病情，然后对症下药内服或者贴敷、药浴及熏蒸。由于中药的质地、性质往往有显著差异，因此，煎煮方法或煎煮时间常不相同，有先煎、后下、包煎等。另外煎药要注重火候，火候的控制要根据药物的性质和质地来决定，如解表药，适宜用武火急煎，滋补药文火煎。中药疗法可以通过调理气血、平衡阴阳、清热解毒等作用来治疗疾病。简而言之，中药疗法就是指在中医理论指导下，用于治疗疾病并具有康复与保健作用的药物疗法。它为维护我国人民健康、促进中华民族的繁衍昌盛作出了重要贡献。

一、常用治法

具体治法的丰富内容，而又归属不同治法体系，经过历代医家多次分类归纳逐渐形成体系。我们现在常引用的"八法"，就是清代医家程钟龄从高层次治疗大法的角度根据历代医家对治法的归类总结而来的。程氏《医学心悟·医门八法》记载："论病之源，以内伤、外感四字括之。论病之情，则以寒、热、虚、实、表、里、阴、阳八字统之。而论治病之方，则又以汗、和、下、消、吐、清、温、补八法尽之。"现将常用的八法内容，简要介绍如下：

1. 下法：下法是通过泻下、荡涤、攻逐等作用，使停留于胃肠的宿食、燥屎、冷积、瘀血、结痰、停水等从下窍而出，以祛邪除病的一类治法。凡邪在肠胃而致大便不通、燥屎内结，或热结旁流，以及停痰留饮、瘀血积水等形症俱实之证，均可使用。由于病情有寒热，正气有虚实，病邪有兼夹，所以下法又有寒下、温下、润下、逐水、攻补兼施之别，并与其他治法结合运用。

2. 汗法：汗法是通过开泄腠理、调畅营卫、宣发肺气等作用，使在表的外感六淫之邪随汗而解的一类治法。汗法不以汗出为目的，主要是通过出汗，使腠理开、营卫和、肺气畅、血脉通，从而能祛邪外出，正气调和。所以，汗法除了主要治疗外感六淫之邪所致的表证外，凡是腠理闭塞，营卫郁滞的寒热无汗，或腠理疏松，虽有汗但寒热不解的病证，皆可用汗法治疗。例如：麻疹初起，疹点隐而不透；水肿腰以上肿甚；疮疡初起而有恶寒发热；疟疾、痢疾而有寒热表证等均可应用汗法治疗。然而，由于病情有寒热，邪气有兼夹，体质有强弱，故汗法又有辛温、辛凉的区别，以及汗法与补法、下法、消法等其他治疗方法的结合运用。

3. 和法：和法是通过和解或调和的方法，使半表半里之邪，或脏腑、阴阳、表里失和之证得以解除的一类治法。《伤寒明理论》曰："伤寒邪在表者，必渍形以为汗；邪在里者，必荡涤以为利；其于不内不外，半表半里，既非发汗之所宜，又非吐下之所对，是当和解则可矣。"所以和解是专治邪在半表半里的一种方法。至于调和之法，戴天章说："寒热并用之谓和，补泻合剂之谓和，表里双解之谓和，平其亢厉之谓和。"（《广温疫论》）可见，和法是一种既能祛除病邪，又能调整脏腑功能的治法，无明显寒热补泻之偏，性质平和，全面兼顾，适用于邪犯少阳、肝脾不和、肠寒胃热、气血营卫失和等证。和法的应用范围较广，分类也多，其中主要有和解少阳、透达膜原、调和肝脾、疏肝和胃、分消上下、调和肠胃等。至于《伤寒论》中对某些经过汗、吐、下，或自行吐利而余邪未解的病证，宜用缓剂或峻剂小量分服，使余邪尽除而不重伤其正的，亦称为和法，是属广义和法的范围，它与和解、调和治法所指含义不同，不属治法讨论范围。

4. 吐法：吐法是通过涌吐的方法，使停留在咽喉、胸膈、胃脘的痰涎、宿食或毒物从口中吐出的一类治法。适用于中风痰壅，宿食壅阻胃脘，毒物尚在胃中，痰涎壅盛之癫狂喉痹，以及干霍乱吐泻不得等，属于病位居上、病势急暴、内蓄实邪、体质壮实之证。因吐法易伤胃气，故体虚气弱、妇人新产、孕妇等均应慎用。

5. 消法：消法是通过消食导滞、行气活血、化痰利水、驱虫等方法，使气、血、痰食、水、虫等渐积形成的有形之邪渐消缓散的一类治法。适用于饮食停滞、气滞血瘀、癥瘕、积聚、水湿内停、痰饮不化、疳积虫积以及疮疡痈肿等病证。消法与下法虽同是治疗内蓄有形实邪的方法，但在适应病证上有所不同。下法所治病证，大抵病势急迫，形症俱实，邪在肠胃，必须速除，而且是可以从下窍而出者。消法所治，主要是病在脏腑、经络、肌肉之间，邪坚病固而来势较缓，属渐积形成，且多虚实夹杂，尤其是气血积聚而成之癥瘕痞块、痰核瘰疬等，不可能迅即消除，必须渐消缓散。消法也常与补法、下法、温法、清法等其他治法配合运用，但仍然是以消为主要目的。

6. 温法：温法是通过温里祛寒的作用，以治疗里寒证的一类治法。里寒证的形成，有外感内伤的不同，或由寒邪直中于里，或因失治误治而损伤人体阳气，

86

或因素体阳气虚弱，以致寒从中生。同时，里寒证又有部位浅深、程度轻重的差别，故温法又有温中祛寒、回阳救逆和温经散寒的区别。由于里寒证形成和发展过程中，往往阳虚与寒邪并存，所以温法又常与补法配合运用。至于寒邪伤人肌表的表寒证，当用辛温解表法治疗，已在汗法中讨论不在此列。

7. 补法：补法是通过补益人体气血阴阳，以主治各种虚弱证候的一类治法。补法的目的，在于通过药物的补益，使人体气血阴阳虚弱或脏腑之间的失调状态得到纠正，复归于平衡。此外，在正虚不能祛邪外出时，也可以补法扶助正气，并配合其他治法，达到助正祛邪的目的。虽然补法有时可收到间接祛邪的效果，但一般是在无外邪时使用，以避免"闭门留寇"之弊。补法的具体内容甚多，既有补益气、血、阴、阳的不同，又有分补五脏之侧重，但较常用的治法分类仍以补气、补血、补阴、补阳为主。在这些治法中，已包括了分补五脏之法。

8. 清法：清法是通过清热、泻火、解毒、凉血等作用，以清除里热之邪的一类治法。适用于里热证、火证、热毒证以及虚热证等里热病证。由于里热证有热在气分、营分、血分、热壅成毒以及热在某一脏腑之分，因而在清法之中，又有清气分热、清营凉血、清热解毒、清脏腑热等不同。热证最易伤阴，大热又易耗气，所以清热剂中常配伍生津、益气之品。若温病后期，热灼阴伤，或久病阴虚而热伏于里的，又当清法与滋阴并用，更不可纯用苦寒直折之法，热必不除。至于外感六淫之邪所致的表热证，当用辛凉解表法治疗，已在汗法中讨论，不在此列。

上述八种治法，适用于表里、寒热、虚实等不同的证候。对于多数疾病而言，病情往往是复杂的，不是单一治法能够符合治疗需要的，常需数种治法配合运用，才能治无遗邪，照顾全面，所以虽为八法，配合运用之后则变化多端。正如程钟龄《医学心悟》中说："一法之中，八法备焉，八法之中，百法备焉。"因此，临证处方，必须针对具体病证，灵活运用八法，使之切合病情，方能收到满意的疗效。

二、中药剂型及服法

1. 膏剂：将药物用水或植物油煎熬浓缩而成的剂型，内服膏剂有流浸膏、浸膏、煎膏三种，宜用开水冲服，避免直接倒入口中吞咽，以免粘喉引起呕吐。外用膏剂又分软膏剂和硬膏剂两种。

2. 汤剂：把药物配齐后，用水或黄酒，或水酒各半浸透后，再煎煮一定时间，然后去渣取汁，称为汤剂。一般宜温服。但解表药要偏热服，服后还须温覆盖好衣被，或进热粥，以助汗出；寒证用热药宜热服，热证用寒药宜冷服。如出现真热假寒者当寒药温服，真寒假热者则当热药冷服，以防格拒药势。此即《内经》所谓"治热以寒，温以行之；治寒以热，凉以行之"的服药方法。汤剂的特点是吸收快，能迅速发挥疗效，而且便于加减使用。

3. 散剂、粉剂：将药物研碎，成为均匀混合的干燥粉末，可用蜂蜜加以调和送服，或装入胶囊中吞服，避免直接吞服而刺激咽喉。有内服与外用两种。内服散剂末细量少者，可直接冲服，亦有研成粗末，临用时加水煮沸取汁的。外用散剂一般作为外敷、掺散疮面或患病部位，亦有作点眼、吹喉等外用的，散剂有制作简便，便于服用携带，吸收较快，节省药材，不易变质等优点。

4. 丸剂：将药物研成细末，以蜜、水或米糊、面糊、酒、醋、药汁等作为赋形剂制成的圆形固体剂型。丸剂吸收缓慢，药力持久，而且体积小，服用、携带、贮存都比较方便，也是一种常用的剂型。临床常用的丸剂有蜜丸、水丸、糊丸、浓缩丸等几种。颗粒较小者，可直接用温开水送服；大蜜丸者，可以分成小粒吞服；若水丸质硬者，可用开水溶化后服。

5. 糖浆剂：指含有药物或不含药物的蔗糖饱和水溶液。不含药物的蔗糖饱和水溶液称为单糖浆或糖浆，一般作赋形剂或调味剂；含药物的糖浆，是将药物煎煮去渣取汁煎熬成浓缩液，加入适量蔗糖溶解而成。糖浆剂可以直接吞服。

6. 冲剂：将中药提炼成稠膏，加入适量糖粉及其他辅料（淀粉、山药粉、糊精等）充分拌匀，揉搓成团状，通过 10～12 目筛，制成颗粒，然后将颗粒经 4℃～66℃温度，干燥后过 8～14 目筛，使所制颗粒均匀一致。冲服剂易于吸潮，应置封闭容器中保存，一般用塑料袋分剂量包装备用。冲服剂较丸剂、片剂作用迅速，较汤剂、糖浆剂体积小、重量轻、易于运输携带，且服用简便。冲剂宜用开水冲服。

此外，危重病人宜少量频服；呕吐患者可以浓煎药汁，少量频服；对于神志不清或因其他原因不能口服时，可采用鼻饲给药法。在应用发汗、泻下、清热药时，若药力较强，要注意患者个体差异，一般得汗、泻下、热降即可停药，适可而止，不必尽剂，以免汗、下、清热太过，损伤人体的正气。

三、汤剂煎煮法

汤液自商代伊尹创制以来沿用至今，经久不衰。汤剂的制作对煎具、用水、火候、煮法都有一定的要求。

1. 煎药用具：以砂锅、瓦罐为好，搪瓷罐次之，忌用铜铁锅，以免发生化学变化，影响疗效。

2. 煎药用水：古时曾用长流水、井水、雨水、泉水、米泔水等煎煮。现在多用自来水、井水、蒸馏水等，但总以水质洁净新鲜为好。

3. 煎药火候：有文火、武火之分。文火，是指使温度上升及水液蒸发缓慢的火候；而武火，又称急火，是指使温度上升及水液蒸发迅速的火候。

4. 煎煮方法：先将药材浸泡 30～60min，用水量以高出药面为度。一般中药煎煮两次，第二煎加水量为第一煎的 1/3～1/2。两次煎液去渣滤净混合后分 2 次服用。煎煮的火候和时间，要根据药物性能而定。一般来讲，解表药、清热药宜武火煎煮，时间宜短，煮沸后煎 3～5min 即可；补养药需用文火慢煎，时间宜长，煮沸后再续煎 30～60min。某些药物因其质地不同，煎法比较特殊，处方上需加以注明，归纳起来包括有先煎、后下、包煎、另煎、溶化、泡服、冲服、煎汤代水等不同煎煮法。

（1）先煎　主要指有效成分难溶于水的一些金石、矿物、介壳类药物，应打碎先煎，煮沸 20～30min，再下其他药物同煎，以使有效成分充分析出。如磁石、代赭石、生铁落、生石膏、寒水石、紫石英、龙骨、牡蛎、海蛤壳、瓦楞子、珍珠母、石决明、紫贝齿、龟甲、鳖甲等。此外，附子、乌头等毒副作用较强的药物，宜先煎 45～60min 后再下他药，久煎可以降低毒性，安全用药。

（2）后下　主要指一些气味芳香的药物，久煎其有效成分易于挥发而降低药效，须在其他药物煎沸 5～10min 后放入，如薄荷、青蒿、香薷、木香、砂仁、沉香、白豆蔻、草豆蔻等。此外，有些药物虽不属芳香药，但久煎也能破坏其有效成分，如钩藤、大黄、番泻叶等亦属后下之列。

（3）包煎　主要指那些黏性强、粉末状及带有绒毛的药物，宜先用纱布袋装好，再与其他药物同煎，以防止药液混浊或刺激咽喉引起咳嗽及沉于锅底，加热时引起焦化或糊化。如蛤粉、滑石、青黛、旋覆花、车前子、蒲黄及灶心土等。

（4）另煎　又称另炖，主要是指某些贵重药材，为了更好地煎出有效成分，还应单独另煎，即另炖 2～3h。煎液可以另服，也可与其他煎液混合服用。如人参、西洋参、羚羊角、麝香、鹿茸等。

（5）溶化　又称烊化，主要是指某些胶类药物及黏性大而易溶的药物，为避免入煎粘锅或粘附其他药物影响煎煮，可单用水或黄酒将此类药加热溶化即烊化后，用煎好的药液冲服，也可将此类药放入其他药物煎好的药液中加热烊化后服用。如阿胶、鹿角胶、龟甲胶、鳖甲胶及蜂蜜、饴糖等。

（6）泡服　又叫焗服，主要是指某些有效成分易溶于水或久煎容易破坏药效的药物，可以用少量开水或复方中其他药物滚烫的煎出液趁热浸泡，加盖闷润，减少挥发，半小时后去渣即可服用。如藏红花、番泻叶、胖大海等。

（7）冲服　主要指某些贵重药，用量较轻，为防止散失，常需要研成细末制成散剂，用温开水或复方其他药物煎液冲服，如麝香、牛黄、珍珠、羚羊角、猴枣、马宝、西洋参、鹿茸、人参、蛤蚧等。某些药物，根据病情需要，为提高药效，也常研成散剂冲服，如用于止血的三七、花蕊石、白及、紫珠草、血余炭、棕榈炭及用于息风止痉的蜈蚣、全蝎、僵蚕、地龙和用于制酸止痛的乌贼骨、瓦楞子、海蛤壳、延胡索等。某些药物高温容易破坏药效或有效成分难溶于水，也只能做散剂冲服，如雷丸、鹤草芽、朱砂等。此外，还有一些液体药物如竹沥汁、姜汁、藕汁、荸荠汁、鲜地黄汁等也须冲服。

（8）煎汤代水　主要指某些药物为了防止与其他药物同煎使煎液混浊，难于服用，宜先煎后取其上清液代水再煎煮其他药物，如灶心土等。此外，某些药物质轻用量多，体积大吸水量大，如玉米须、丝瓜络、金钱草等，也须煎汤代水用。

四、服药时间

汤剂一般每天 1 剂，煎 2 次分服，两次间隔时间为 4～6h 左右。临床用药时可根据病情增减，如急性病、热性病可每天 2 剂。至于饭前还是饭后服则主要取决于病变部位和性质。一般来讲，病在胸膈以上者如眩晕、头痛、目疾、咽痛等宜饭后服；如病在胸腹以下，如胃、肝、肾等脏疾患，则宜饭前服；某些对胃肠有刺激性的药物宜饭后服；补益药多滋腻碍胃，宜空腹服；治疟药宜在疟疾发作前的两小时服用；安神药宜睡前服；慢性病定时服；急性病、呕吐、惊厥及石淋、咽喉病须煎汤代茶饮者，均可不定时服。

第十五节　头针疗法

头针又称"头皮针""颅针""头穴透刺疗法"，是针刺头部特定的刺激区来防治全身疾病的方法，属于微针疗法之一。头针疗法的适应证不断扩大，已在神经科、内科、眼科、妇科及传染病等方面取得了良好疗效。有关头针的作用原理，在头针疗法出现之初，曾用大脑皮层功能定位来解释，后来在此基础上又有了新的发展，采用经络及脏腑学说来阐述。头针疗法具有操作简便、易于掌握、疗效高、副作用少等优点，临床应用广泛。

一、用具及术前准备

（一）针具的选择

临床上一般选用 26～28 号长 1～1.5 寸的针具。此外，临床上应根据患者的年龄、体位、病情及个体差异的不同，而选择不同长短、粗细的针具。如有些患者痛觉敏感，可选用 30～32 号毫针。一般而言，婴幼儿用 0.5 寸的毫针，成人用 1.5～2 寸的毫针；体弱者用 1 寸的毫针，体强者用 1.5～2 寸的毫针；额部及颞部用较短的毫针，而顶部可选用较长的毫针；治疗急性病证，多选用较粗的毫针，而治疗慢性病证则多选用较细的毫针。

在针具的质量方面也有一定的要求，最基本的要求是毫针针尖锋利、针柄牢固、针体端直、无锈蚀和折痕。

（二）体位的选择

头针的体位，一般不受限制，可根据患者的症状和体征，采用立位、正坐位和卧位等。临床上一般让患者采取正坐位，以便于头针的操作；体弱者或不能坐位者，可采取卧位；婴幼儿可嘱其家长怀抱正坐；对于一些有特殊要求的，其体位可灵活掌握。

（三）治疗部位的选择

正确选择头针的治疗部位，是取得满意疗效的关键之一。临床上，可根据标定线及经脉循行路线等作为重要标志，并结合骨度分寸、同身寸及解剖标志等来进行定位。

在针刺前，应尽量暴露头皮，分开局部头发，此点至关重要。一则便于正确取穴，二则可防止针尖刺入发囊引起不必要的疼痛。在确定头针治疗部位后，应按常规要求进行消毒。

二、针刺方法

这里介绍以下 6 种头针针刺手法和 4 种多针刺法，头针针刺手法包括快速捻转法、进气法与抽气法、迎随补泻法、徐疾补泻法、震动手法及弹拨针柄手法；多针刺法包括对刺法、齐刺法、接力刺法及交叉刺法。现分述如下。

（一）迎随补泻法

该法是根据《灵枢·终始》篇"泻者迎之，补者随之"的原则制定的。由于标准线不是"点"，而是"线"，更确切地说是有起端和止端的线段，故进针时必须考虑到针尖与经脉循行的关系，选用此法，即进针时针尖顺其经脉循行方向为补法，针尖逆其经脉循行方向为泻法。下面将 14 条标准线的进针方向分述如下。

1. 额中线

补法：从神庭穴进针，向下针 1 寸。

泻法：从前额发际下 0.5 寸处进针，针尖向上达神庭穴，针 1 寸。

2. 额旁 1 线

补法：从发际下 0.5 寸处进针，针尖向上针 1 寸。

泻法：从眉冲穴进针，针尖向下，针 1 寸。

3. 额旁 2 线

补法：从发际下 0.5 寸处进针，针尖向上，针 1 寸。

泻法：从头临泣穴进针，针尖向下针 1 寸。

4. 额旁 3 线

补法：从额角发际下 0.5 寸处进针，针尖向上针 1 寸。

泻法：从头维穴内侧 0.75 寸处进针，针尖向下针 1 寸。

5. 顶中线

补法：从百会穴进针，针尖向前针 1.5 寸。

泻法：从前顶穴进针，针尖向后针 1.5 寸。

6. 顶颞前斜线

补法：从前神聪穴进针，斜穿膀胱经承光穴止于悬厘穴，针尖从上斜向前下方，此线五等分，每等分针 1 寸。

泻法：从悬厘穴进针，斜穿膀胱经承光穴止于前神聪穴，针从下向上后方，此线分五等分，每等分针 1 寸。

7. 顶颞后斜线

补法：从百会穴进针，斜穿膀胱经承光穴，达曲鬓穴，针尖从上斜向下，此线五等分，每等分针 1 寸。

泻法：从曲鬓穴进针，斜穿膀胱经承光穴止于百会穴，针尖从下斜向上，此线五等分，每等分针 1 寸。

8. 顶旁 1 线

补法：从承光穴进针，沿经针尖向后针 1.5 寸。

泻法：从通天穴进针，沿经针尖向前针 1.5 寸达承光穴。

9. 顶旁 2 线

补法：从正营穴进针，沿经针尖向后针 1.5 寸。

泻法：从承灵穴进针，沿经针尖向前针 1.5 寸达正营穴。

10. 颞前线

补法：从颔厌穴进针，针尖斜向下方达悬厘穴，针 1.5 寸。

泻法：从悬厘穴进针，针尖斜向上方达颔厌穴，针 1.5 寸。

11. 颞后线

补法：从曲鬓穴进针，针头向外上方到率谷穴，针 1.5 寸。

泻法：从率谷穴进针，针头向前下方到曲鬓穴，针 1.5 寸。

12. 枕上正中线

补法：从脑户穴进针，针尖向上达强间穴，针 1.5 寸。

泻法：从强间穴进针，针尖向下达脑户穴，针 1.5 寸。

13. 枕上旁线

补法：从脑户穴外 0.5 寸进针，针尖向上达强间穴外 0.5 寸，针 1.5 寸。

泻法：从强间穴外 0.5 寸进针，针尖向下达脑户穴外 0.5 寸，针 1.5 寸。

14. 枕下旁线

补法：从玉枕穴进针，针尖向下，针 1.5 寸。

泻法：从天柱穴进针，针尖向上，针1.5寸。

进针后，由于头皮较薄，故采用徐疾与提插相结合的补泻手法为宜。行针时，补法和泻法均做一次，约10分钟，若无效可再做2次。在操作过程中，不用捻转法。出针的快慢根据补泻而决定，补法则采用"慢入快出"的针法，泻法则采用"快入慢出"的针法。

（二）进气法与抽气法

进气法和抽气法是一种复式提插补泻手法，是根据明代杨继洲《针灸大成》中的"抽添法"演化而来的。

1. 进气法的操作方法

押手（左手）固定刺激区，刺手（右手）持针快速捻转，拇指与食指夹持针柄，针身与头皮呈15°～30°夹角，运用指力使针尖快速刺入皮肤。当针尖进入帽状腱膜下层时，将针体平卧，缓慢刺入1～1.5寸。然后，用拇、食指夹持针柄，中指抵住针身，用指的暴发力向里速插，似提插中的插，但针体最好不动，最多插入1分，如此反复行针多次，至针下有吸针感。

2. 抽气法的操作方法

针身与头皮呈15°～30°夹角，运用指力使针尖快速刺入皮肤，当针尖进入帽状腱膜下层时将针体平卧，缓慢刺入1～1.5寸。然后用拇、食指夹持针柄，中指抵住针身，靠指的暴发力向外速提，似提插的提，而针体不动，至多提出1分。如此反复多次，得气后指下有一种既不过于紧涩，也不过于松弛的吸针感。

该法操作简便，术者手指不易疲劳，患者局部较少有痛感，能在较短的时间内取得即时效应。其有以下两个特点：一是要用全身的暴发力带动持针的手，以便抽提和进插针体；二是每次抽提和进插都要迅速，同时要在1分范围的幅度内进行，因此称之为"小幅度提插"。

（三）快速捻转法

当针刺到达头皮下肌层或腱膜下疏松结缔组织时，要求固定针体不提插。固定针体一般要求做到肩、肘、腕关节及拇指固定，食指第1节和第2节呈半屈曲状，用食指桡侧面与拇指掌侧面捏住针柄。然后以食指掌指关节不断屈伸，使针体旋转，每分钟200次左右，每次针体前后旋转各2周左右，持续捻转1～2min，留针5～10min，用同样方法再捻转两次，即可取针。快速捻转法，由于其捻转速度较快，给病人以较强的刺激，所以一些难以奏效的病例可以采用这种刺激手法。

（四）震动手法

将针体刺入帽状腱膜下层 1 寸左右，得气后留针 1min，将针体提出 1/3 轻轻旋捻提插使针体微微动 9 次，每隔 3～4min 重复行针 1 次，共行针 9 次。本法适用于外伤性截瘫的治疗。

（五）徐疾补泻法

徐疾补泻法是通过进针与退针过程两者的相对速度比较来实施的。

补法：缓慢而用力地将针体向内进针至一定的深度，然后紧压约半分钟，再迅速出针。

泻法：快速将针体向内插至一定的深度，然后缓慢而用力地将针上提，使针孔处的皮肤由于针体的上提而呈丘状，出针亦较补法缓慢。

以上手法可反复多次。

（六）弹拨针柄手法

在头针留针期间，可用手指弹拨针柄，速度不易太快。本法刺激较强，适用于年轻体壮、需要较大刺激量的患者，一般不宜用于年老体弱及小儿等患者。

（七）多针刺法

此外，临床也采用多针刺法，多针刺法是指用 2 根以上的毫针同时针刺某一头穴，以加强刺激量的方法。

1. 齐刺法

同时用 3 根毫针集中针刺同一头穴治疗线及其邻近处，并同时行针的一种方法。以下将举例说明。

（1）额中线 正中 1 针，由神庭穴进针向下透刺；左右两旁各 1 针，由神庭穴旁开 0.5 寸处进针，向下透刺。3 针同时行针，主要治疗头面五官病证。

（2）枕上正中线 正中 1 针，由强间穴透刺至脑户穴；左右两旁各 1 针，即针刺枕上旁线，由上而下透刺。3 针同时行针，主要治疗腰背痛、目疾。

2. 对刺法

用 2 根毫针相向针刺同一头穴治疗线。如额中线可以从神庭穴向下刺 1 寸，另外再用 1 根针由前额发际下 0.5 寸处向上 1 寸；顶中线可从百会穴向前顶穴透刺 1 针，再由前顶穴向百会穴透刺 1 针。但必须注意的是，这两针并不相抵。

3. 交叉刺法

用 2 根毫针刺入，在皮下相互交叉（但不相抵），其针向不同，如：偏头痛、面瘫等可取头维穴，1 针由上而下，另外 1 针由前向后，呈十字交叉状。再如中风偏瘫时，可在上述顶颞前斜线接力刺的基础上，再从第 1 和第 2 等分点再加刺 2 针由前向后，向顶颞后斜线方向透刺。

4. 接力刺法

用 3 根毫针分别从顶颞前（后）斜线的起点、第 1 和第 2 等分点进针，依次从上而下沿皮透刺、3 针刺入该线，犹如接力赛跑，然后分别用快速捻转法。主要用于中风偏瘫。

三、疗程和间隔期

一般根据病情而定，不能一概而论。一般来说，急性期可每天治疗 1 次或数次（病情好转后，可改为隔天或数天 1 次以巩固疗效），3 ～ 5 次为 1 个疗程；慢性病则可隔天 1 次，10 ～ 15 天为 1 个疗程。1 个疗程未愈者，可根据病情休息 3 ～ 5 天，再行下一个疗程。

四、注意事项及禁忌证

（一）注意事项

1. 治疗时，需掌握适当的刺激量，注意防止晕针，尤其取坐位时，应随时观察患者的面色及表情。一旦发生晕针，应立即起针，嘱其平卧休息，饮温开水，必要时对症处理。

2. 选好刺激区后，应将刺激区部位的皮肤做常规消毒，防止感染。

3. 头部血管丰富，容易出血，起针时要缓慢出针，且用消毒干棉球按压针孔片刻，如有出血或皮下血肿出现，可轻揉按，促其消散。

4. 中风患者，急性期如因脑出血引起有发热、昏迷、血压过高时，暂不宜用头针治疗，待病情及血压稳定后再行针刺治疗。如因中风引起偏瘫者，宜及早采用头针及体针结合治疗。有高热、急性炎症及心衰等症时，应慎用头针治疗。

（二）禁忌证

1. 未满周岁的幼儿，由于头部的前囟及后囟未闭合，骨化不完全，故不予针刺。

2. 头颅骨缺损者。

3. 开放性颅脑损伤者。

4. 精神紧张、过劳或过饥者，禁用或慎用针刺，避免晕针。

参考文献

[1] 王华，杜元灏 . 针灸学 [M]. 北京：中国中医药出版社，2012.8（2018.4 重印）：143–144.

[2] 王华，杜元灏 . 针灸学 [M]. 北京：中国中医药出版社，2012.8（2018.4 重印）：151.

[3] 赖新生 . 论传统毫针刺法的五大环节 [J]. 新中医 .2007，39（2）：91–92.

[4] 靳瑞，袁青，余瑾 . 论现代的针刺补泻 [J]. 中国针灸 .2007，27（4）：303–305.

[5] 王华，杜元灏 . 针灸学 [M]. 北京：中国中医药出版社，2012.8（2018.4 重印）：177.

[6] 尚秀葵，何润东，王超 . "烧山火""透天凉"手法源流、操作浅析 [J]. 中上海针灸杂志 .2015.8，34（8）：787–790.

[7] 中华人民共和国国家质量监督检验检疫总局、中国国家标准化管理委员会 . 针灸技术操作规范 第 12 部分：火针：GB/T 21709.12–2009[S].2009.

[8] 张俊鹏 . 电针治疗仪在针灸治疗中的常规操作使用规范及适用范围 [J]. 按摩与康复医学，2013，4（9）：67–68.

[9] 穆妮热·赛买提，吴惠清，马忠 . 温针灸疗法的临床研究进展 [J]. 新疆中医药，2019，37（1）：180–182.

[10] 石学敏 . 中风病与醒脑开窍针法 [M]. 天津：天津科学技术出版社，1998：112–117.

[11] 高光仪 . 醒脑开窍针刺疗法结合运动疗法对脑卒中早期患者肢体功能恢复的临床疗效评价 [J]. 中国医疗器械信息，2021，27（14）：163–165.

[12] 岳宝安 . 管窥"醒脑开窍"针刺法 [C]. // 全国中风病理论与临床学术会议论文汇编 .2005：47–49.

[13] 石学敏 . 针灸学 [M]. 北京：中国中医药出版社，2002.8（2009.8 重印）.

[14] 龚成，谢瑛，郭伟等 . 脊柱定点旋转复位手法治疗对 613 例腰椎间盘突出症患者腰椎活动度及活动度对称性的影响 [J]. 中华中医药杂志，2021，36（1）：599-601.

[15] 高学敏 . 中药学 [M]. 北京：中国中医药出版社，2007.1（2009.5 重印）：43-45.

[16] 邓中甲 . 方剂学 [M]. 北京：中国中医药出版社，2003.1（2009.5 重印）：11-13.

[17] 宋一同，等 . 头针学 [M]. 北京：海洋出版社，2010.11：63-70.

下篇

治疗篇

下篇治疗篇分章节详细介绍了芒针联合诊疗技术在内科、妇科、皮肤科、五官科、外科、骨伤科及其他病证的临床应用，详述了相应病证的诊断要点、病因病机、治疗方法、按语及现代研究撷英，以更加专业而深入的视角来诠释芒针联合诊疗技术的临床应用，并且选择优势病种治疗，注重操作性与临床实用性。

第五章 内科病证

芒针疗法在临床运用中以内科为主，其中又以治疗中风及其后遗症的应用居多，治疗内科疾病有效率在90%以上。芒针疗法多用轻捻缓进法，进针以直刺居多，常用透刺法和泻法，又常配合毫针刺法加强疗效，总疗程一般在1个月以内。本章选取内科疾病中芒针的优势病种进行诠释，如慢性胃炎、尿失禁、中风等，临床实用性强。

第一节 慢性胃炎

慢性胃炎是临床常见的消化系统疾病，主要临床表现为胃部及上腹部疼痛，常伴食欲下降、反酸、嗳气、烧心及恶心呕吐等，部分患者还伴有失眠、焦虑等心理精神症状。随着现代社会与日俱增的压力、过快的生活节奏、不规律的作息及不良的饮食嗜好等因素的影响，慢性胃炎的发病率逐年升高，2003年至2012年中国基于内镜诊断的慢性胃炎患病率从77.91%升至87.84%，很多临床报道显示芒针在治疗慢性胃炎上颇有优势。

【诊断要点】

慢性胃炎诊断要点：①上腹胃脘部疼痛及压痛；②常伴有食欲不振，胃脘痞闷胀满，恶心呕吐，吞酸嘈杂等胃气失和的症状；③发病常由饮食不节，情志不遂，劳累，受寒等因素引起；④上消化道X线钡餐透视、纤维胃镜及病理组织学检查，见胃、十二指肠黏膜炎症、溃疡等病变，有助于诊断。慢性胃炎的诊断主要依靠内镜检查及病理诊断。

【病因病机】

1. 中医：慢性胃炎在中医学属"胃脘痛""痞满""反酸""嘈杂"等范畴。多因外邪犯胃、饮食所伤、情志不畅、脾胃素虚等导致胃气郁滞，和降失衡，导致气机升降逆乱、湿阻胃燥、气滞血瘀、寒热错杂等复杂的病理变化。

2. 西医：目前我国采用新悉尼系统的分类方法将慢性胃炎分为慢性浅表性胃炎、慢性萎缩性胃炎和特殊类型胃炎三大类，其发病与多种因素相关，主要是幽门螺杆菌（Hp）感染，致胃酸分泌失调，胃黏膜受损或退化，诱导炎症反应。

【治疗方法】

一、芒针透刺法

取穴一：

主穴：中脘、天枢、足三里；

配穴：气海、曲池透少海、合谷透后溪。

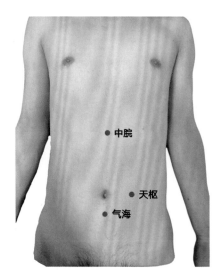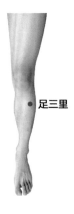

图 5-1　中脘、天枢、足三里、气海穴定位示意图

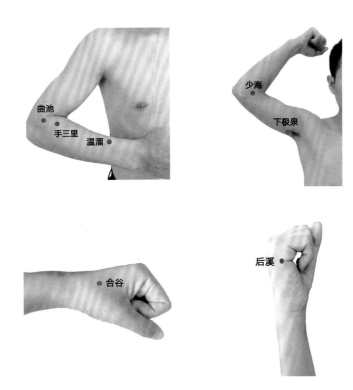

图 5-2 曲池、少海、合谷、后溪穴定位示意图

针刺方法：患者仰卧位，取 0.25mm×125mm 芒针，左手定位取穴，右手快速轻捻针柄，采用平补平泻手法，双手配合将针体徐徐送入，进行穴位深刺透刺，快速得气，得气提针，不留针。中脘：避开腹中线，向中线方向进针稍斜刺3～5寸，针感放射至少腹部；天枢：垂直进针，针入3～5寸，呈放射感；气海：避开腹中线，向中线方向进针稍斜刺3～5寸，针感呈放射状；足三里：直刺深刺2～3寸，感应至足；曲池透少海：针感至指端；合谷透后溪：针感达五指。

疗程：每天1次，5次为1个疗程。

取穴二：膈俞。

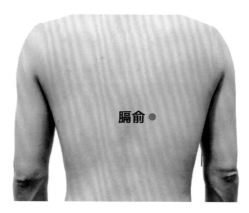

图 5-3　膈俞穴定位示意图

针刺方法：患者取俯卧位，医者立于患者右侧，常规消毒患者皮肤及医生手指，选取 0.40mm×250mm 芒针，左手绷紧膈俞穴周围的皮肤，右手拇、食二指夹住针身前端，露出针尖，对准膈俞穴，迅速将针尖刺透皮肤，向下平刺，使针体与肌纤维方向一致，接着右手拇食二指依次向上移动一点，插入一点，直到针身进入体内约 23cm 左右即可。同样手法针刺另一侧膈俞穴，后接电针，留针30min。

疗程：隔天 1 次，6 次为 1 个疗程。

二、联合火针疗法治疗

1. 实证胃痛

主证：胃脘部近心窝处疼痛，痛急而拒按，甚则牵连胁背，或兼见胸脘痞闷，恶心呕吐，纳差，嘈杂，嗳气或吐酸，大便溏薄或秘结，甚则呕血、便血。苔薄白，脉弦紧。

治则：理气和胃止痛。

取穴：中脘。

针刺方法：细火针快速点刺中脘穴，刺入 2～3 分深，可连刺 2～3 下。

疗程：隔天 1 次，5 次为 1 个疗程。

2. 虚证胃痛

主症：胃脘部疼痛，痛势较缓，或有休止，痛而喜按，缠绵难愈，伴泛吐清水，神疲乏力，甚则手足不温、纳差便溏，舌淡红，苔白，脉虚弱或迟缓。

治则：温中健脾，通络止痛。

取穴：脾俞、胃俞、中脘、足三里。

针刺方法：取中号火针，快速点刺，每次选用 2 ～ 3 穴，交替使用，每穴火针点刺 2 ～ 3 下。

疗程：隔天 1 次，5 次为 1 个疗程。

三、联合艾灸疗法治疗

取穴一：肝俞、胃俞、上脘、建里、不容、梁门、内关、足三里。

取穴二：脾俞、三焦俞、中脘、承满、太乙、上巨虚、公孙。

操作方法：每天或间天两组轮换作中等强度之刺激，加用温针法，收效更速。或取肝俞、脾俞、中脘、足三里，每天灸小炷各 5 壮，亦有良效。

【按语】

慢性胃炎大多具有反复发作的特点，且病程较长，给临床治疗和患者日常生活带来诸多影响，患者多经多种方法辗转治疗。芒针只要辨证准确，大多可取得立竿见影的效果，可以有效减少患者长期服用药物的痛苦。

慢性胃炎运用芒针透刺膈俞穴，沿着膈俞穴向下 23cm 内有胰俞、肝俞、胆俞、脾俞、胃俞、三焦俞、肾俞、气海俞、大肠俞等穴，一透多穴，实现多个穴位的功能，有立竿见影的效果。膈俞穴在背部，背属阳，又属足太阳膀胱经，是八会穴之一，"血"的会穴。针刺膈俞穴有提升阳气、促进气血运行、补气益血的作用。

【现代研究撷英】

薛茸丹等人查找有关针灸治疗慢性胃炎的病例，共入选文献 10 余篇，总计 1000 余例患者。Meta 分析结果显示，针灸治疗慢性胃炎可以降低中医证候、胃黏膜以及病理组织评分，提高 Hp 转阴率和临床疗效，且效果皆比药物治疗更佳。沈长青采用芒针治疗慢性胃炎 52 例，显效 32 例，占 61%；有效 18 例，占 35%；无效 2 例，占 4%，总有效率 96%。谢中灵用芒针治疗慢性胃炎 42 例，观察疗效显示临床显效率 80.9%，临床有效率 16.7%。

第二节　胃痞

胃痞病临床主要表现为上腹部胀满不舒，该病主因脾、胃、小肠等脏腑功能失调，气机升降失常。《灵枢·邪客》八虚"脾有邪，其气留于两髀"；《灵枢·经脉》曰："胃足阳明之脉……其支者，起于胃口，下循腹里，下至气街中而合，以下髀关。"临床利用芒针髀关穴，针尖向腹中线耻骨联合上方横刺募原，祛脾邪，使中焦脾胃壅滞之气下降，可以达到胃和、脾健、腑通的治疗目的。

【诊断要点】

胃痞病的诊断要点：①主症及伴随症：临床以胃脘痞塞、满闷不舒为主症，或伴纳呆、早饱、嗳气，并有按之柔软，压之不痛，望无胀形的特点；②发病及病程：发病缓慢，时轻时重，反复发作，病程漫长；③诱发因素：多由饮食、情志、寒温等因素诱发。

【病因病机】

1. 中医：胃痞病多因过饮过饱、恣食生冷、脾胃失健、情志失和等致使脾、胃、小肠等脏腑功能失调，气机升降失常而发本病。

2. 西医：胃痞病相当于现代医学的功能性消化不良、慢性胃炎、胆汁反流性胃炎、胃下垂、胃肠功能紊乱、肠易激综合征等。

【治疗方法】

一、芒针透刺法

取穴一：主穴取中脘，配穴取内关、足三里。

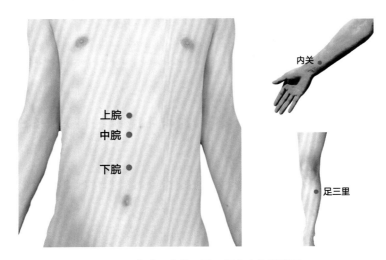

图 5-4　中脘、内关、足三里穴定位示意图

针刺方法：常规消毒患者皮肤及医生手指，中脘穴选用 0.40mm×100mm ～ 0.40mm×150mm 芒针，左手持针柄，右手拇、食二指持针快速进针，垂直缓慢捻转进针，如针下阻力较大或者患者痛苦时不可强行进针，当患者自觉针感向下腹或两胁肋方向走窜时即为得气，得气后不留针，缓慢捻转出针。余穴取 0.25 mm×40 mm 毫针，内关穴直刺 0.5 ～ 1 寸，足三里穴直刺 1 ～ 1.5 寸，两穴均施平补平泻捻转手法，得气后留针 30 min，留针期间不施行任何手法刺激。

疗程：每天 1 次，5 次为 1 个疗程。

取穴二：巨阙、左肓俞、足三里。

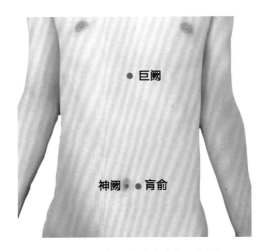

图 5-5　巨阙、左肓俞定位示意图

针刺方法：常规消毒患者皮肤及医生手指，选用 0.40mm×150mm ～ 0.40mm×175mm 芒针自巨阙入针，针沿皮下透刺至左肓俞，稍捻转针柄后与皮肤呈 30°角慢慢上提，提针 20min 后留针 10min。足三里穴常规针刺。

疗程：每天 1 次，10 次为 1 个疗程。

取穴三：上髀关（双）。

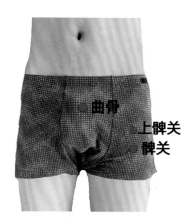

图 5-6　髀关穴定位示意图

穴位定位：按照《世界卫生组织标准针灸经穴定位》标准，髀关穴位于人体大腿前面，当髂前上棘与髌底外侧端的连线上，居缝匠肌外侧凹陷处。即位于股前区，股直肌近端、缝匠肌与阔筋膜张肌 3 条肌肉之间凹陷中。上髀关穴即髀关穴上 2 ～ 3 cm。

针刺方法：针具采用 0.30mm×100mm ～ 0.35mm×200mm 芒针。患者取仰卧位，在双侧膝关节下垫 10 cm 左右的软枕。穴位皮肤常规乙醇消毒，根据患者胖瘦体型，选用不同长度的芒针，采用夹持进针法进针，向腹中线耻骨联合上方横刺 110 ～ 175 mm，施均匀提插捻转手法，有得气感即止。针刺后留针 30min，留针过程中不行针。

疗程：隔天治疗 1 次，每周治疗 3 次，共治疗 4 周 12 次。

二、联合毫针疗法治疗

1. 饮食积滞型

治则：消导和胃。

取穴：阴陵泉、承山。

方解：《杂病穴法歌》云"心胸痞满阴陵泉，针到承山饮食美"。阴陵泉为足太阴脾经合穴，经气隆盛，辅以足太阳膀胱经承山穴共起健脾益胃、消食导滞、调畅气机之功能。

针刺方法：针用泻法，每次留针 20 ～ 30min，每天 1 次，10 次为 1 个疗程。

2. 痰湿内阻型

治则：祛湿化痰，顺气宽胸。

取穴：建里、内关。

方解：《百症赋》云"建里、内关，扫尽胸中之苦闷"。建里在脐上三寸，正当胃脘处，有健运中焦、和胃调理气机、促运水湿的作用，内关具有宽胸顺气之效。二穴合用，远近呼应，消除胸中之苦闷。

针刺方法：泻法，每次留针 20 ～ 30min，每日 1 次，10 次为 1 个疗程。

3. 肝郁气滞型

治则：疏肝解郁，理气消滞。

取穴：章门、不容。

方解：《百症赋》云"胸胁支满何疗，章门不容细寻"。章门是足厥阴肝经经穴，具有疏肝解郁，调理气机，理气散结之效。不容，属于足阳明胃经，具有宽胸止痛的作用。正如《甲乙经》所云："胁下痛，口干，心痛与背相引不可咳，咳则肾痛，不容主之。"故不容与章门二穴相配，消除胸胁支满。

针刺方法：平补平泻，每次留针 20 ～ 30min，每天 1 次，10 次为 1 个疗程。

4. 脾胃虚弱型

治则：补气健脾，升清降浊。

取穴：中府、意舍。

方解：《百症赋》云"胸满更加噎塞，中府、意舍所行"。中府属手太阴肺经，是手足太阴之会，也是肺之募穴，具有利气、散郁之功效。意舍与脾脏有关，故可健脾益气，针对本病之主因脾虚而治。二穴合用发挥健脾补虚，养血利膈，调理气机之作用。

针刺方法：平补平泻，每次留针 20 ～ 30min，每天 1 次，10 次为 1 个疗程。

【按语】

胃痞病，又称痞满，是指以自觉心下痞塞，触之无形，按之柔软，压之无痛为主要症状的病证。《黄帝内经》称为"痞""满""痞满"等，《伤寒杂病论》有"但满而不痛者，此为痞"等观点。叶天士认为"脾宜升则健，胃宜降则和"。芒针巨阙透左肓俞，相当于脾经支脉从胃直上入膈的通路，采用升提手法，配以足三里等穴可调整脾胃功能，起到健脾气、通降胃气的作用。芒针的特点在于"疏弹趋动，技巧术行""刺之要，气至而有效"，利用芒针的独特针法，直达病所，以散结气、破滞气，升举阳气，平阴降气，进而调畅气机，发挥治疗作用，疗效往往立竿见影。

【现代研究撷英】

张绪峰等采用不同刺法针刺中脘穴治疗功能性消化不良，观察疗效显示芒针组有效率95.6%。董苡余选取70例功能性消化不良患者作为研究对象，观察疗效显示芒针组临床显效率97.14%（34/35），明显高于对照组的77.14%（27/35）；差异具有统计学意义（$p < 0.05$）。廖威等采用芒针治疗功能性消化不良40例，总有效率95%。

第三节 胃 下 垂

胃下垂是以消瘦、乏力、纳差、胃痛、坠胀为主要临床表现的一种消化系统疾病。本病在《内经》中已有记载，称之为"胃缓"，其症状相当于胃下垂。芒针治疗是常用的方法之一，其中，长针沿皮透刺提升效果较好，也可以灸百会。

【诊断要点】

胃下垂诊断要点：轻度胃下垂多无明显症状。中度以上胃下垂患者则可表现为不同程度的上腹部饱胀感，食后尤甚，并可见嗳气、厌食、便秘、腹痛等症状。腹胀可于餐后、站立过久和劳累后加重，平卧时减轻。此外患者常有消瘦、乏力、低血压、心悸和眩晕等表现。体征：肋下角（肋骨下方，是由胸骨和胸椎共同组成，呈弧形）常 < 90°；站立时上腹部常可触及较明显的腹主动脉搏动；部分患者可有上腹部轻压痛，压痛点不固定；冲击触诊或快速变换体位时可听到脐下振水声；部分瘦长体型患者可触及下垂的肝、脾、肾等脏器。结合 X 线钡餐造影或超声检查结果可明确胃下垂程度，进而确诊。

【病因病机】

1. 中医：本病病机主要是脾胃虚弱，中气下陷，升降失常；病性以虚证为多，或虚实夹杂；本虚表现为脾胃虚弱，中气下陷，胃体失于固托；标实则表现为脘腹坠胀，脾运失职，水谷津液输布失司，聚而为饮成痰，阻遏气机。本病初病在经，久病入络；病理因素为食滞、饮停、气滞和血瘀；其病位在胃，与脾、肝、肾相关。

2. 西医：胃下垂是由于胃壁张力低下导致的胃大弯和胃小弯均下降至不正常的位置。

【治疗方法】

一、芒针透刺法

取穴一：巨阙透左肓俞。

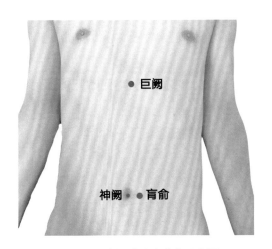

图 5-7　巨阙、肓俞穴定位示意图

针刺方法：患者取仰卧位，常规消毒后，选用 0.40mm×100mm 芒针，自巨阙穴快速刺入皮下，针体沿皮下缓缓向左肓俞穴横刺，待针尖刺至左肓俞穴下方时，医者手持针柄与皮肤呈 30°缓慢上提，以医者手下有重力感，患者脐周与下腹部有上提感为宜。如无此针感，宜出针重新进针，或在剑突下 1 寸处进针。提针速度宜慢，每次治疗，提针 15min，再卧床休息留针 10min。提针过程中，医者若感到重力感消失时，须将针退出大半，然后再重复进针。

疗程：隔天 1 次，10 次为 1 个疗程。

取穴二：从中脘右侧 0.5cm 处透左侧天枢下 2～3cm 处。

针刺方法：患者仰卧，消毒患者腹部穴位，取 0.40mm×200mm 芒针，自中脘右侧 0.5cm 处进针，沿皮刺入，向左侧天枢方向缓缓推进，直至针尖到达天枢下 2～3cm 处止。令患者双下肢屈曲，腹部放松，医者用右手在患者胃底部深压并向上推，左手轻捻芒针针柄造成轻度滞针并持针柄轻轻上提。右手上推，左手上提，使胃部产生饱胀感，保持 20min 取针。

疗程：隔天 1 次，10 次为 1 个疗程。

取穴三：胃愈穴（剑突下 1 寸，旁开 5 分）、胃乐穴（水分上 0.2 寸，旁开 4 寸）、提胃穴（中脘旁开 4 寸）。

针刺方法：患者仰卧，消毒患者腹部穴位，取 0.40mm×170mm 芒针。重度下垂：以双侧胃乐穴（水分上 0.2 寸，旁开 4 寸）为针刺的起点，针尖向阴交穴透刺 6～9cm，每日 1 次，每次上移 0.3cm，逐步上移，针刺也逐步加深。当移到提胃穴（中脘旁开 4 寸）时，针尖斜向天枢穴，深度也达到 9～12cm，这时，针刺点再沿肋弓下缘成弧形逐步上移，大约针刺 1 个月（30 次），针刺点即能移到胃愈穴（剑突下 1 寸，旁开 5 分）处，此时应向下平刺 12～15cm，此点即为痊愈的终点，经 X 线检查，胃底部在髂嵴连线以下 2cm 以内者，即可停止治疗。中度下垂：针刺以提胃穴（中脘旁开 4 寸）为起点，依上法上移到痊愈的终点胃愈穴，经 X 线检查，胃底部与髂嵴连线相平时，即可停针。轻度下垂：从胃愈穴（剑突下 1 寸，旁开 5 分）沿皮向下平刺 12～15cm，经 X 线检查，胃底部与髂嵴连线相平时，即可停针。可留针 30min，其间提插行针 2～4 次。

疗程：每天 1 次，14 次为 1 个疗程，疗程中间休息 3 天。

二、联合毫针疗法治疗

取穴：主穴取气海，配穴取关元、中脘、天枢、足三里。

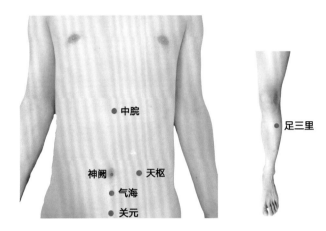

图 5-8　气海、关元、中脘、天枢、足三里穴定位示意图

针刺方法：患者仰卧位，双上肢放于身体两侧，全身放松。局部皮肤常规消毒，用刺手拇、食、中指第一节挟持针柄的稍下方，用无名指抵住针身，以使针体和皮肤表面保持垂直，避免刺手加压时造成弧度较大的弯曲。先针气海穴，轻捻缓进 3～4 寸深，施以补法，令针感缓缓上行至脐上为度，后急出针尖，急扪针孔；后针关元以轻捻缓进，进针 3～4 寸，二穴针后可加灸法，使阳气缓缓上行，以温补中气；中脘为胃募、腑之会穴，针 3～4 寸，以轻捻缓进之泻法，令感应缓缓下行；天枢刺 3～4 寸，捻转泻法；足三里施复式烧山火法，令气至病所。以上各穴除气海外，其余各穴有得气感后缓慢将针退至皮下，留针 20min。

疗程：隔天 1 次，14 天为 1 个疗程。

三、联合中药疗法治疗

采用古代著名医家张锡纯《医学衷中参西录》中升陷汤治疗。该方组成为生黄芪 18g，知母 9g，柴胡 4.5g，桔梗 4.5g，升麻 3g。方中生黄芪既善补气，又善升气，唯其性稍热，故以知母之凉润者济之；柴胡为少阳之药，能引大气之陷者自左上升；升麻为阳明之药，能引大气之陷者自右上升；桔梗、升麻为药中之舟楫，能载诸药之力上达胸中。临床需随证加减用药。

【按语】

《黄帝内经》中首次提出"胃缓"一词。《灵枢·本藏》"脾应肉，肉䐃坚大者，胃厚；肉䐃么者，胃薄。肉䐃小而么者，胃不坚；肉䐃不称身者，胃下，胃下者，下管约不利。肉䐃不坚者，胃缓……"根据《内经》的阐述，可以说明胃下垂的原因在于体弱正虚，中气下陷，胃腹收缩无力所致胃下垂，出现胀、痛、便秘诸疾。芒针沿皮透刺的位置，在胃的体表解剖投影上面，通过向上牵拉针体，深压挤推胃体，使胃体上升，起到治标的作用。体针通过针刺以上的穴位，起到补中益气，行气止痛的作用。脾胃功能强健后，脾升胃降功能正常。升清功能可使下垂的胃体恢复正常位置，起到治本的作用。标本同治，可使胃下垂患者症状消失，胃体上升得以痊愈。芒针治疗时每次针刺角度必须适当，深浅必须适宜，针刺时患者自述胃部有上提感。针刺完毕，医者用手掌从患者脐下向上推移胃底，再将腹带扎好。

【现代研究撷英】

赵霞采用芒针提胃针法治疗胃下垂 80 例，有效率 100%。王山等采用芒针配合体针治疗中重度胃下垂 54 例，有效率 90.7%。葛书翰等采用芒针透穴并用升提手法治疗胃下垂收效明显，芒针组 540 例有效率为 90.7%，其中治愈率为 40.7%。吕美珍采用芒针透刺配合中药治疗胃下垂 60 例，有效率为 96.7%。

第四节　糖尿病胃轻瘫

糖尿病胃轻瘫是糖尿病常见的慢性并发症之一，国外研究显示，40% 的 1 型糖尿病和 30% 的 2 型糖尿病患者罹受着胃轻瘫的病痛折磨。临床主要表现为厌食、恶心、早饱、呕吐、腹胀等症状。《赤水玄珠》记载："消渴……不能食者，必传中满鼓胀。"芒针治疗胃轻瘫，常取中脘穴。中脘为腑之会，正当中焦部位，是三焦气机升降的枢纽，故针刺该穴能通降胃气，升清降浊，又能健脾补中，故能改善糖尿病胃轻瘫。

【诊断要点】

糖尿病胃轻瘫诊断要点：①糖尿病病史；②持续性嗳气、早饱、饱胀、腹痛、厌食、恶心、呕吐等临床症状；③胃镜和 X 线钡餐造影检查排除机械性梗阻、胃下垂；④同位素标记试验、胃排空试验、实时 B 超、胃压测定术、胃电图（EGG）描记技术提示胃排空延迟。部分糖尿病患者可无临床症状，如果检查证实有胃排空延迟，且排除上消化道、肝胆胰等器质性病变和影响胃肠动力药物的因素，糖尿病胃轻瘫诊断便可成立。

【病因病机】

1. 中医：该病属中医学"痞满""胃痛""呕吐""积滞"范畴，其主要病机为消渴日久，耗伤脾胃之气，脾胃虚弱，运化无力，升降失司，胃失和降所致。

2. 西医：该病是由于自主神经功能紊乱、胃肠道激素分泌异常、血糖控制不佳、微血管病变等因素引起的胃动力障碍，排空延迟，但不伴随机械性梗阻的一组临床综合征。

【治疗方法】

一、芒针透刺法

取穴：主穴：中脘；配穴：气血不足者加足三里（双侧）、三阴交（双侧）、气海，肝郁克脾者加太冲（双侧），脾气不通者加天枢（双侧）、关元。

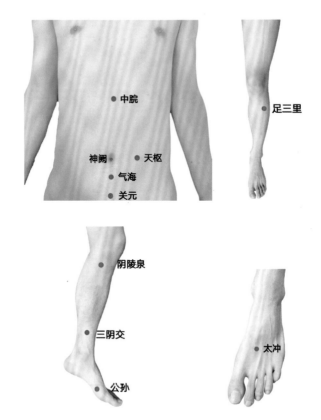

图 5-9 气海、关元、中脘、天枢、足三里、三阴交、太冲穴定位示意图

针刺方法：中脘穴，常规消毒患者皮肤及医生手指，选用 0.40mm×100mm ～ 0.40mm×150mm 芒针，右手持针柄，采用夹持进针法，垂直缓慢进针，当患者自觉针感向小腹或者两胁走窜时为得气，得气后不行针，缓慢捻转出针。余穴常规针刺，足三里（双侧）、三阴交（双侧）、气海用补法；太冲（双侧）用泻法；天枢（双侧）、关元用平补平泻法。留针 30min。

疗程：每天 1 次，15 次为 1 个疗程。

二、联合穴位埋线法治疗

取穴：上脘、中脘、下脘、足三里（双侧）、公孙、胃俞、三阴交、肾俞、脾俞、内关、关元、气海。

操作方法：局部常规消毒，将 0 号羊肠线剪成 2cm 长，用 75% 乙醇浸泡 24 小时，用无菌镊夹取后穿入一次性埋线针，穴位用碘伏消毒后，将一次性埋线针刺入穴位，有明显酸胀感后注入羊肠线，缓慢退出埋线针。

疗程：20 天埋线 1 次，3 次为 1 个疗程。

三、联合艾灸疗法治疗

取穴：三门穴（梁门、关门、滑肉门）。

操作方法：药饼根据补中益气汤加味，药物组成为黄芪 20g，当归 5g，柴胡 10g，升麻 10g，党参 15g，陈皮 10g，甘草 5g，槟榔 10g，乌药 10g。将上述药物碎成粉末，用姜汁调匀，略成糊状，捏压成厚约 5mm、直径约 2.0cm 的药饼。将药饼放在穴位上，用点燃后的艾条进行悬灸。每个穴位灸 10min，共灸 60min。

疗程：每天 1 次，每周 5 次，共治疗 6 周。

【按语】

糖尿病患者因慢性高血糖使平滑肌细胞各种功能酶活性异常，胃壁平滑肌舒缩功能异常，导致胃排空迟缓。西医多以胃肠促动力药和止吐药等进行对症治疗，长期服用难免出现药物不良反应。

此外，配合穴位埋线法治疗时，应注意穴位埋线部位 3 天内不浸水，并嘱患者在埋线穴位部位每天按压，每天 2 次，每次 5～10min。

【现代研究撷英】

薛银萍等将 85 例胃轻瘫患者分为两组，治疗组采用芒针深刺中脘穴，对照组口服吗丁啉，经过统计治疗组总有效率高于对照组（$p < 0.05$），说明芒针治疗胃轻瘫疗效优于吗丁啉。张继红等采用芒针中脘穴为主治疗胃轻瘫 30 例，有效率 96.4%。

第五节　顽固性呃逆

呃逆，是指以喉间频发短促呃呃声响、不能自制为主要表现的病证。发病严重者影响患者的饮食、睡眠、讲话。呃逆的发生多由于邪积中阻、暴怒气逆或大病久病耗伤中气，使胃气上逆动膈所致，因此畅通气血，降逆止呃为该病治疗的关键。中脘为八会穴之腑会，又为胃之募穴，用芒针深刺并配合呼吸补泻之泻法可通调腑气，和胃降逆。

【诊断要点】

呃逆诊断要点：①呃逆以气逆上冲，喉间呃呃连声，声短而频，不能自止为主症，其呃声或高或低，或疏或密，间歇不定；②常伴有胸膈痞闷、胃脘不适，或情绪不定；③多有饮食不当、情志不遂、感受冷凉等诱发因素，或有正虚体衰病史。

【病因病机】

1. 中医：呃逆的发生多由外邪犯胃、饮食不当、情志不遂、正气亏虚等，导致胃失和降、胃气上逆、动膈冲喉而发病。《灵枢·口问》："谷入于胃，胃气上注于肺，今有故寒气与新谷气，俱还入于胃，新故相乱，真邪相攻，气并相逆，复出于胃，故为哕。"《黄帝内经》称本病为"哕"，认为是胃气上逆而发病。

2. 西医：西医学认为出膈肌痉挛所致。顽固性呃逆多因胃部病变或中枢神经、外围神经受到物理、化学刺激引起膈神经、迷走神经纤维兴奋性增强，迷走神经的自稳功能失调，引发膈肌痉挛所致。

【治疗方法】

一、芒针透刺法

取穴一：中脘。

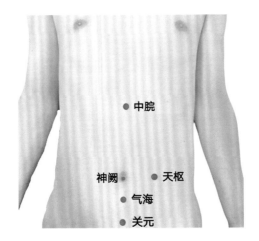

图 5-10　中脘穴定位示意图

针刺方法：选 0.40mm×100mm ～ 0.40mm×150mm 芒针，在中脘穴常规消毒后用夹持进针法垂直缓慢捻转进针，如针下阻力较大或患者较痛苦时，不可强行进针，在手感腹部无阻力时进针 3.5 ～ 5 寸，此时患者若自觉下腹或胃部发胀，即为得气，得气后再旋转 360°，并轻轻上提，然后将针反转 360°，缓慢捻转出针 1 ～ 2 寸后留针。留针 30min，不管得气与否，医者一旦感觉针下有动脉搏动感，应停止进针，以免损伤腹主动脉。

疗程：每天 1 次，5 次为 1 个疗程。

取穴二：膻中、梁门、膈俞。

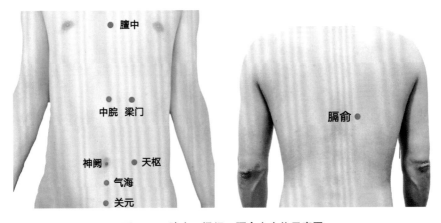

图 5-11　膻中、梁门、膈俞穴定位示意图

针刺方法：待患者体征在平稳状态时，使患者坐位，医生于患者右侧，采用0.40mm×125mm 芒针，用75% 乙醇消毒局部皮肤和针体，然后用双手进针法，在膈俞穴斜刺进针，进入皮肤后，针尖向胃俞穴方向平刺，当患者有酸胀感时再让患者缓慢仰卧位，并同时屈膝，此时再用双手进针法在膻中穴平刺进针，进入皮肤后透刺至腹部的中脘穴，此时采用滞针疗法，捻转针柄，使针体被周围组织缠绕并向上提拉；在梁门穴直刺进针0.3 寸，然后斜刺透向天枢穴，得气后用小幅度捻转、提插泻法 1min。留针 30min。

疗程：每天 1 次，每周 5 次，间隔 2 天，治疗 2 周。

取穴三：背俞穴透刺：肺俞至膈俞，肝俞至胃俞，三焦俞至大肠俞。

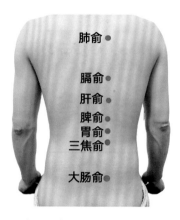

图 5-12　肺俞、膈俞、肝俞、胃俞、三焦俞、大肠俞穴定位示意图

针刺方法：患者取俯卧位，先用 75% 乙醇对背部膀胱经第一侧线局部皮肤消毒，选 0.40mm×125mm 或 0.40mm×175mm 的芒针，医者左手持针身，右手同时配合拇指、食指、中指三指持针尖上部靠近穴位，右手的三指施加向下的压力，两手协同发力，结合捻压手法使针尖快速刺过穴位表皮，调转针头向下，平行于背部皮肤，缓慢进针达预期深度，进针及行针时操作的幅度要恰当，勿单方向捻转，避免滞针。采取平补平泻手法进行补泻。

疗程：每天 1 次，每次 15min，治疗 7 天。取单侧治疗，隔天治疗对侧，交替进行。

二、联合中药疗法治疗

中药用旋覆代赭汤加减治疗，本方由旋覆花 9g，代赭石 6g，半夏 9g，炙甘草 9g，人参 6g，生姜 15g，大枣 6 枚组成。方中旋覆花下气消痰，降逆除噫；代赭石重镇平降冲逆；半夏祛痰散结，降逆和胃；生姜温胃止呃。再根据不同证型随证加减，针药并用，事半功倍。

【按语】

芒针深刺中脘穴，操作时注意手法要熟练、轻柔、缓慢，得气即止，不可伤及脏器。内关穴通于阴维脉，能宽胸利膈，配合气会膻中穴及胃之下合穴足三里，诸穴合用共达理气降逆止呃的目的。芒针透刺法可弥补毫针针对单一穴位的不足，通过疏通机体多个腧穴内在经络、气血的联系，从而调节脏腑功能，调畅气机。正如《内经》所提及"病深者……药不及，短针无取"。

【现代研究撷英】

谭馥梅芒针治疗顽固性呃逆 135 例，有效率 97.03%。凤丽瑶观察芒针透刺背俞穴治疗中风后呃逆患者与西药组（口服巴氯芬）对比观察，发现芒针透刺组有效率 90.00% 和治愈率 56.00%，西药组有效率 73.33% 和治愈率 30.00%，提示芒针对呃逆的改善效果更明显。陈自雅采用芒针配合中药治疗顽固性呃逆 38 例报告，有效率 94.74%。

第六节　便　秘

便秘，是以大便排出困难，排便周期延长，或周期不长，但粪质干结，排出艰难，或粪质不硬，虽频有便意，但排便不畅为主要表现的病证。目前临床上针对便秘的治疗主要有口服泻下药物、灌肠等方法，但均存在疗效维持时间较短，且长期应用会产生耐药性，不良反应较多等问题。芒针穴位深刺对功能性便秘安全性高，疗效好。

【诊断要点】

便秘的诊断要点：①排便次数每周少于 3 次，或周期不长，但粪质干结，排

121

出艰难，或粪质不硬，虽频有便意，但排便不畅；②粪便的望诊及腹部触诊、大便常规、潜血试验、肛门指诊、钡灌肠或气钡造影、纤维结肠镜检查等有助于便秘的诊断。

【病因病机】

1. 中医：该病多因外感寒热之邪，内伤饮食情志，病后体虚，阴阳气血不足等引发，热结、气滞、寒凝、气血阴阳亏虚，致使邪滞胃肠、壅塞不通；肠失温润，推动无力，糟粕内停，大便排出困难，发为便秘。

2. 西医：西医学中因肠动力减弱、肠道刺激不足引起的便秘，肠神经功能紊乱引起的便秘，直肠肛门病变如肛裂、痔疮等引起的便秘，以及药物作用引起的便秘，热病伤阴后的便秘等，可参照本篇治疗。

【治疗方法】

一、芒针透刺法

取穴一：主穴取中脘，配穴取天枢、足三里、上巨虚（双）。

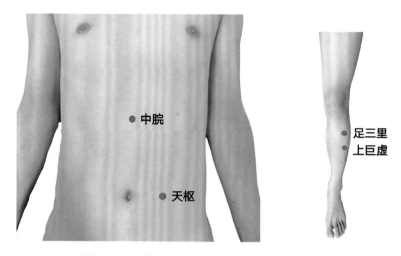

图 5-13 中脘、天枢、足三里、上巨虚穴定位示意图

针刺方法：中脘穴，采用 0.40mm×100mm ～ 0.40mm×150mm 芒针，常规消毒后垂直刺入中脘穴，缓慢进针深度需达 3 ～ 5 寸，视患者胖瘦而定，得

气后行捻转手法，平补平泻。配穴：天枢，足三里，上巨虚（双），采用普通 0.3mm×40mm 毫针，垂直刺入约 1 寸，平补平泻，留针 30min。

疗程：每天 1 次，每周针 5 天，治疗 4 周。

取穴二：大肠俞、气海俞、天枢、足三里、上巨虚。

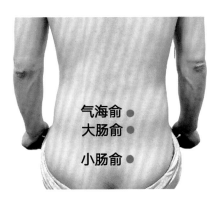

图 5-14　大肠俞、气海俞定位示意图

针刺方法：患者取侧卧位，常规乙醇碘伏消毒后选 0.40mm×125mm ～ 0.40mm×175mm 的芒针，取大肠俞、气海俞，用夹持进针法快速刺入皮肤，提插捻转达到深层约 3 ～ 6 寸，患者得气，出现向腹部两侧或腹部前下方走窜、有酸麻胀重或触电样感觉，进行提插 3 次后出针。若患者体型较瘦者进针深度宜 3 ～ 4 寸，稍胖者可进针 4 ～ 6 寸。然后，患者仰卧位取天枢、足三里、上巨虚，针深约 3 寸许，行提插捻转术，针感以酸胀为主，得气后留针 30min。

疗程：针刺每天 1 次，5 天为 1 个疗程。

二、联合电针疗法治疗

取穴：双侧天枢。

针刺方法：患者仰卧，自然放松。消毒皮肤后用 0.40mm×75mm 的毫针直刺 2.8 寸（70mm）左右，局部有酸胀感。得气后连接电针仪电极于针柄上，采用连续波以患者自觉腹部肌肉轻度颤动为宜。留针 30min。

疗程：每天 1 次，2 周为 1 个疗程。

三、联合毫针疗法治疗

1. 实证便秘

治则：清热保津，理气通肠。

取穴：以阳明、三焦经腧穴为主，如天枢、曲池、内庭、支沟。

针刺方法：针用泻法，每次留针 20 ～ 30min。

疗程：每天 1 次，10 次为 1 个疗程。

2. 虚证便秘

治则：健脾补肾，补益气血，温阳通便。

取穴：取足阳明、三焦、太阴、任脉腧穴及背俞穴为主，如天枢、足三里、支沟、脾俞、关元、肾俞等。

针刺方法：针用平补平泻法或补法，寒者加灸，每次留针 30min。

疗程：每天 1 次，10 次为 1 个疗程。

四、联合耳穴疗法治疗

取穴一：直肠、大肠、便秘点、肝、脾、胃、肾、肺、皮质下、交感等。

操作方法：每次选取 3 ～ 5 穴，针刺用强刺激，留针 20 ～ 30 min 或用王不留行籽贴压。

疗程：针刺每天 1 次，10 次为 1 个疗程；或用王不留行籽贴压，隔天 1 次，双耳交替。

取穴二：脾、大肠、胃、直肠下段。

操作方法：以胶布固定王不留行籽至相应部位，以手压揉 5min，使患者耳穴局部有酸胀或疼痛感，嘱患者每日自行按压王不留行籽 5min。

疗程：每次保留 3 天，3 天后另择穴位更换王不留行籽，15 天为 1 个疗程。

五、联合温针灸治疗

取穴：双侧天枢。

方法：患者仰卧，自然放松。消毒皮肤后用 0.35mm×125mm 的芒针依据患者体型直刺双侧天枢穴 50 ～ 100mm，用艾绒做成橄榄大小艾炷放置于芒针针柄，行温针灸 20min。

疗程：每天 1 次，10 次为 1 个疗程，疗程间休息 2 天，共治疗 3 个疗程。

【按语】

便秘可以作为独立存在的疾病，也可以见于许多疾病病变过程中。临床便秘在人群中发病率高达 9% ～ 20%，这与人们饮食与生活习惯密不可分。所以在针刺和药物治疗同时，一定要嘱患者平时应该坚持体育锻炼，保持心情舒畅，多食蔬菜、水果、适量粗粮，忌吃辛辣燥热之品，养成定时排便习惯。

【现代研究撷英】

刘孔江采用芒针治疗中风后慢性便秘 38 例，有效率 92.1%。林庆学等采用芒针治疗结肠慢转运性便秘 42 例，有效率 73.8%。孙永辉采用芒针温针灸治疗慢传输型便秘 106 例，总有效率 92.45%。

第七节 癃 闭

癃闭是以排尿困难，点滴而下，甚至小便闭塞不通为主症的一种病证。"癃"即小便不利，点滴而下，病势缓；"闭"即小便不通，欲溲不下，病势急。《类证治裁·闭癃遗溺》："闭者小便不通，癃者小便不利。"凡小便排出甚少或无尿者，统称癃闭。治疗多取膀胱的背俞穴、募穴为主。《针灸大成》记述膀胱的背俞穴、募穴能治"小便难"，运用芒针透刺，可使针感直达病所。

【诊断要点】

癃闭的诊断要点：①临床表现为小便量少，排尿困难，甚则小便闭塞不通。以小便不畅，点滴短少为癃；以小便闭塞，点滴不通为闭。②可伴有少腹胀急疼痛，但无尿道疼痛感。③多见于老年男性、产后妇女、脊髓损伤及腹部术后患者。④有外感病史，或既往有水肿、淋证、消渴等病史。

【病因病机】

1. 中医：癃闭主要是由于感受湿热或温热毒邪、饮食不节、情志失调、尿路阻塞及体虚久病，导致肾与膀胱气化功能失调所致。

2. 西医：各种原因如神经性尿闭、膀胱括约肌痉挛、尿道结石、尿路肿瘤、尿道损伤、尿道狭窄、前列腺增生、脊髓病变及慢性肾衰竭等所致的尿潴留及无尿症，均属本病范畴。

【治疗方法】

一、芒针透刺法

取穴一：秩边（双）、水道（双）。

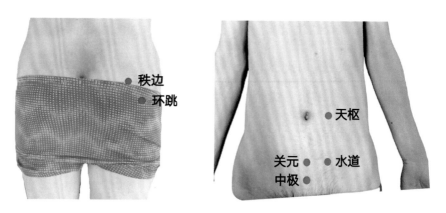

图 5-15　秩边、水道穴定位示意图

针刺方法：局部皮肤常规消毒后，用 0.35mm×200mm 芒针，左手固定穴旁皮肤，右手持针缓慢捻转进针，刺入秩边穴，透向同侧水道，深度约 6 寸，针刺角度呈 20°，行提插法，操作者觉手下有沉紧感，患者觉针刺局部有麻胀感，针刺感放射至会阴部，取得针感后，以小幅度高频率捻转泻法，令针感传至前阴处，感传 3 次为度，不留针。

疗程：每天 1 次，5 次为 1 个疗程。

取穴二：上髎（双）、次髎（双）、中髎（双）、会阳（双）。

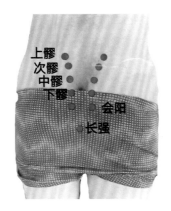

图 5-16　上髎、次髎、中髎、会阳穴定位示意图

针刺方法：嘱患者俯卧位，暴露腰骶部位，各穴位常规消毒后，用 0.4mm×125mm 芒针于上髎穴以 45°沿着骶骨向尾骨方向斜刺，进针约 3.5～4 寸，针下有沉滞感，以患者自觉麻、胀、窜为宜，针感可向少腹、前阴及肛门、直肠等部位扩散。随后，依次选取次髎、中髎、会阳等穴，按照上述针刺方法针刺，留针 30min。

疗程：每天 1 次，针刺 6 次为 1 个疗程。

注：若针刺后有尿意或留置尿管尿道口处有溢尿时，即可拔除尿管。

二、联合艾灸疗法治疗

取穴：中极、关元、三阴交。

温灸方法：将艾条一端点燃，在中极、关元、三阴交穴，距离皮肤 2～3cm，进行回旋温灸，每穴 5min。

疗程：每天 1 次，3 次为 1 个疗程。

三、联合电针疗法治疗

取穴：秩边（双）、水道（双）。

操作方法：患者侧卧位，各穴位常规消毒后，将 0.40mm×125mm 芒针缓慢刺入秩边穴，要求针刺角度与矢状面成 20°角，与水平面成 70°角，当会阴部有得气感时，停止行针。同样使用芒针直刺水道穴，在取得针感后，留针 30min，将同侧穴位连接于电针仪上，用疏密波，调整频率为 3Hz，电流强度以患者出现明显的肛门及会阴肌肉节律性收缩为度。

疗程：每天 1 次，针刺 5 次为 1 个疗程，治疗 2 个疗程。

四、联合推拿疗法治疗

操作方法：患者仰卧位。医生以掌摩法顺时针方向摩腹 5min。一指禅推或按揉中极、气海、关元穴，每穴 1min。摩、揉两大腿内侧 5min。按揉足三里、三阴交，每穴 1min。治疗过程中，医生手法要轻柔、缓和，用劲深沉。患者宜保持镇静，配合医生治疗。部分癃闭患者膀胱胀满膨隆，小腹拘急，腹部手法须注意部位和力度。

疗程：每天 1 次，5 次为 1 个疗程。

五、联合膀胱冲洗与功能训练治疗

留置导尿，每 2 ～ 4h 放尿 1 次。每天 0.9% 氯化钠溶液 250mL 膀胱冲洗，若小便颜色浑浊，每天冲洗 2 次至正常。2 周换 1 次导尿管。平时嘱患者在早、中、晚 行膀胱训练各 1 次，功能训练方法：在患者小腹部行顺时针或逆时针摩腹 300 ～ 500 圈，再让患者反复做提肛动作 15 ～ 20 次，每次提肛动作维持 2 ～ 4s。

疗程：连续治疗 5 大，休息 2 大，共治疗 2 周。

【按语】

芒针对癃闭，尤其是功能性尿潴留，治疗效果较好。"秩边透水道"的行针路径上血管、神经密布，包括阴部神经、盆丛神经，针刺可调节膀胱逼尿肌 - 括约肌紊乱，刺激排尿反射的运行，通过神经反馈到脊髓或大脑皮质，针灸对膀胱的功能有较好的调整作用，促进膀胱逼尿肌收缩，使膀胱张力增加，还可调整膀胱括约肌，从而使小便排出。

同时，治疗过程中应积极配合膀胱功能训练，可有效促进膀胱逼尿肌收缩。

【现代研究撷英】

曹锐剑等采用芒针秩边透水道治疗脊髓损伤后尿潴留 87 例，有效率 88.64%。李运峰芒针配合温灸治疗产后尿潴留 46 例，有效率 97.83%。李璟采用芒针治疗前列腺增生排尿困难 72 例，有效率 83.3%。姜学霞采用芒针加电针治疗尿潴留 20 例，针刺 1 次痊愈 4 例，针刺 2 ～ 3 次痊愈 7 例，针刺 5 次痊愈 8 例，针刺 7

次好转 1 例。周斌等采用芒针配合膀胱功能训练治疗脊髓损伤后排尿功能障碍 25 例，总有效率为 92%。

第八节　尿　失　禁

尿失禁是指尿液经尿道不自主漏出，可以继发于尿急，称为急迫性尿失禁；也可以继发于咳嗽或打喷嚏时，称为压力性尿失禁；有些两种情况均存在，称为混合性尿失禁。尿失禁见于各种年龄，其中年龄越大，发病率越高，且女性较男性多见。《黄帝内经》中就有长针治疗泌尿系统疾病的记载，《灵枢·癫狂》曰："内闭不得溲，刺足少阴、太阳与骶上以长针……"长针即芒针，芒针治疗尿失禁是因芒针定向深透，通过经络感传之力，使气至病所，双向调节膀胱压力与张力，通过芒针深刺可有效地提高膀胱基底部及尿道括约肌收缩功能，从而改善尿失禁。

【诊断要点】

尿动力学检查可确诊。常用的尿动力学检查有两种：逼尿肌过度活动的尿动力学检查；压力性尿失禁的尿动力学检查。

1. 急迫性尿失禁

包括膀胱不稳定、逼尿肌反射亢进、膀胱痉挛和神经源性膀胱（未抑制膀胱）等。

2. 压力性尿失禁

身体运作如咳嗽、喷嚏或提重物时，使腹内压急剧增高所致尿液不自主流出，其膀胱内压增高超过尿道阻力时即可尿失禁，其主要病因在于膀胱括约肌功能不全所致尿道阻力不足以制约尿液漏出。

3. 充溢性尿失禁

膀胱长期充盈状态，其压力超过尿道阻力时则导致充溢性尿失禁，其病因在于无张力膀胱或膀胱流出尿道功能性或机械性梗阻。其中无张力膀胱常由脊髓创伤、糖尿病所致，另老年患者常由粪便嵌顿所致膀胱流出尿道梗阻，其他原因有前列腺增生、前列腺癌及膀胱括约肌失调，个别病例属精神性尿潴留。

4. 功能性尿失禁

患者因身体运动、精神状态及环境等方面的原因不能自控地排尿。

【病因病机】

1. 中医：尿失禁属于中医学"遗尿"及"小便不禁"的范畴，小便之所以能维持正常排泄，依赖于三焦与膀胱的功能健全，若三焦气化无力，以致膀胱不能约藏，故见小便不禁、遗尿。

2. 西医：包括中枢神经系统疾患引起的神经源性膀胱，手术损伤膀胱及括约肌的运动或感觉神经，前列腺增生、膀胱颈挛缩等所致尿潴留，膀胱肿瘤、结石、炎症、异物等所致不稳定性膀胱，妇女绝经期后雌激素降低所致尿道壁和盆底肌肉张力减退，分娩所致子宫脱垂，膀胱膨出等引起的括约肌功能减弱。

【治疗方法】

一、芒针透刺法

取穴一：代秩边穴。

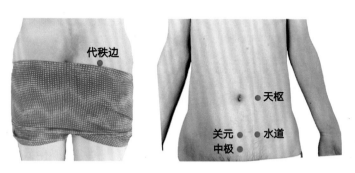

图 5-17　代秩边、中极穴定位示意图

代秩边穴进针点定位：患者取右侧卧位，令其将右下肢伸直，左下肢弯曲，左踝关节放在右腿腘窝上，医者站在患者前面，以右手拇指尖按住股骨大转子最高点不动，此点为 A，食指伸直，找到髂嵴最高点此点为 B；食指指尖向骶椎方向划过去，指尖近骶椎四横指处有　凹窝此点为 C。目测 A、B、C 三点连线成为一个等腰三角形 C 点（代秩边）是进针点。

　　针刺方法：患者局部皮肤常规消毒，医者手指消毒，选用 0.40mm×150mm 芒针，医者刺手捏住针柄，押手以消毒棉花捏住毫针针体，露出针尖 1～3mm，对准穴位快速刺入皮下，针尖向腹中线中极穴方向缓慢进针，若针尖下有触骨感或触及骨神经，下肢触电感时将针稍提起，稍改变角度使针尖呈无骨抵感、但不是落空感时继续进针。较强的针感达到外阴部或小腹部，最好是向外阴部，1～3s 后出针。再令患者翻身调整体位，取左侧卧稍留针，如同上法，针感到达外阴部后留针 20min，边轻捻转边出针。

　　疗程：每天 1 次，连续治疗 3 次为 1 个疗程。

　　取穴二：主穴取次髎穴，配穴取中极、三阴交。

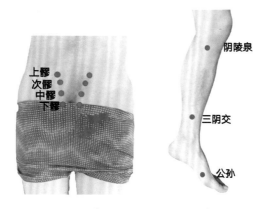

图 5-18　次髎、三阴交穴定位示意图

　　针刺方法：令患者取俯卧位选主穴次髎穴，针前排空膀胱，用碘伏常规消毒后，选 0.30mm×125mm 芒针，按双手夹持进针法，斜向内下刺入第 2 骶后孔中，轻捻慢进，徐徐而入 75～100mm，得气标准为患者自觉有放电样针感传至前阴或小腹部。得气后施逆时针捻转补法 1min 后，缓慢捻转出针并按压针孔 2min。配穴取中极、三阴交（双），用 0.30mm×50mm 针直刺 1.0～2.0 寸，按一般酸麻胀重标准得气后施捻转补法 1min 后，留针 20min。

　　疗程：每天 1 次，5 次为 1 个疗程。

二、联合盆底肌康复训练治疗

　　嘱患者持续提肛运动 3～5s，松弛休息 3～5s，以锻炼收缩盆底肌的收缩功能，如此反复提肛运动 10 次为 1 组。

疗程：每天锻炼 3 组次，连续锻炼 4 周后进行疗效评定。

三、联合温针灸治疗

用 0.30mm×100mm～0.30mm×150mm 芒针针刺关元、中极穴，进针 3～5 寸，针尖稍斜向下方（肥胖者深刺）以出现针感向尿道及会阴部放散为度，行平补平泻法 1～4min，然后再用艾炷（长约 1.5cm）温灸 2～3 壮。

疗程：隔天治疗 1 次，5 次为 1 疗程，每个疗程间隔 2 天。

【按语】

所谓"气速至则速效"，腹部穴位采用芒针深刺，配合施以补泻手法，使之更易激发局部经气，促使膀胱气化有源，三焦通利而遗溺自控。从三焦气化理论论治小便不禁，《内经》有"三焦者，决渎之官，水道出焉"，秩边为下焦要穴，采用芒针深刺可调理三焦气机，通调水道则小便通畅，该针刺疗法简便易行且疗效良好。配合盆底肌康复训练又称 kegel 运动，以康复训练耻骨 – 尾骨肌肉群为主，是通过盆底肌肉收缩力和肌张力的增强，使膀胱尿道的支撑作用得到提高。

【现代研究撷英】

王永亮等芒针深刺秩边穴治疗尿失禁尿频 90 例，有效率 100%。庞素芳芒针为主治疗功能性遗尿症的疗效观察 68 例有效率 94.12%。穆宏志采用芒针温灸治疗遗尿症 98 例，结果：年龄在 5～14 岁的 52 例患者，经 1～2 疗程治疗，治愈 50 例（96.2%），有效 2 例（3.8%），无效 2 例（3.8%）；15～28 岁的 11 例患者，经 2～4 疗程治疗，治愈 10 例（90.9%），有效 1 例（8.9%）；40～77 岁的 35 例患者，经 2～6 疗程治疗，治愈 23 例（65.7%），有效 10 例（28.6%），无效 2 例（5.7%，为严重脑中风后遗尿者）。

第九节　前列腺炎

慢性前列腺炎为国内男性疾病中的主要疾病，也是一种常见疾病，其发病率占男性泌尿系统疾病之首位。典型表现为排尿刺激征（尿频、尿急、尿痛、尿不适或灼热感），会阴部不适和疼痛等，该病应属中医"淋证""白浊"范畴。在临床上，其病机的中心环节是精虚气滞血瘀，因此"行气止痛、培精祛瘀"是治疗本病的基本法则。秩边是膀胱经要穴，膀胱经与肾经相表里，其内行线均与前列腺密切相关，而督脉、冲脉、任脉同起胞中，都与前列腺发生联系，所以用芒针针刺秩边穴，便可激发这些经脉经气，既有助生精、藏精、泻精，也可疏通经络，行气止痛，使脉络通畅。水道为足阳明胃经腧穴，《针灸甲乙经》："三焦约，大小便不通，水道主之。"说明水道可以配合秩边起到疏导气机的作用。《灵枢·九针十二原》："长针者，长七寸……可取深邪远痹。"芒针透刺法能深刺到支配前列腺的盆腔神经丛 S3、S4 神经、腹下丛交感神经，以促进前列腺的正常血液循环，改善腺体的微循环，提高机体免疫功能，从而达到消除炎症的目的。

【诊断要点】

慢性前列腺炎诊断参考国家中医药管理局发表的《中医病证诊断疗效标准》：①尿急，尿灼痛，尿淋沥；②会阴部、骶部、下腹部、腹股沟、尿道或睾丸不适或胀痛；③尿道口可有黏性分泌物，多在尿末或便后出现，量多少不等；④有阳痿、早泄、遗精、性欲减退等；⑤直肠指检前列腺表面不平、硬度不均匀、压痛等；⑥前列腺液检查白细胞 > 10 个 /HP，卵磷脂小体减少。

【病因病机】

1. 中医：根据慢性前列腺炎的临床特征，本病一般属于中医"精浊"的范畴，其病变部位在下焦，属肝肾。可辨证分为 4 种：气滞血瘀、湿热蕴结、阴虚火旺与肾阳虚损。其病因病机主要有：①湿热蕴结：如包皮过长或不洁性交，污浊之物循前阴而入，留滞精窍，日久酿化湿热，下注膀胱；②肾精亏虚：如手淫、房事过度等均可导致肾精亏虚；③瘀血阻滞：根据中医"久病入络"的理论，如忍精不泻或湿热久羁均可导致精血瘀阻、精道不通而发为本病。总之，湿热、瘀血、肾虚为本病的主要病理机制，其中肾虚为本，湿热为标，瘀血阻滞是本病进入慢性过程的病理反映，也是本病迁延难愈的主要原因。

2. 西医：将前列腺炎分为四型：I 型，急性细菌性前列腺炎；II 型，慢性细菌性前列腺炎；III 型，慢性非细菌性前列腺炎，即慢性前列腺炎 / 慢性骨盆疼痛综合征；Ⅳ型，无症状性前列腺炎。绝大多数慢性前列腺炎属Ⅲ型慢性非细菌性前列腺炎，该病可能由某些微生物，如沙眼衣原体、支原体、滴虫、真菌、病毒等所致。在性生活没有规律、勃起但不射精、过度手淫或长时间骑车、一直坐位工作等诱因下可致盆腔与前列腺充血。此外过量饮酒与经常吃辛辣食物可加重前列腺炎的症状。其发病机制目前尚不完全明确。

【治疗方法】

一、芒针透刺法

取穴一：主穴取秩边透水道，配穴取气海、关元、肾俞、气海俞、三阴交、足三里、神门、内关、百会。

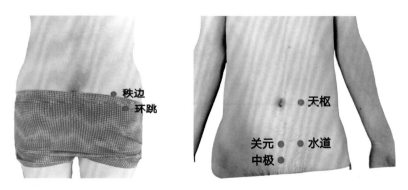

图 5-19　秩边、水道穴定位示意图

针刺方法：取双侧秩边穴，体位为患者俯卧位或侧卧位屈膝，常规消毒后，选用 0.30mm×150mm 芒针由秩边穴向水道穴方向透刺，即在髂后上棘内侧与股骨大转子内侧连线的上 2/5 与下 3/5 交界处进针，与患者躯体矢状面呈 20°角，缓慢进针，刺至 5～6 寸许，针感缓缓放散到尿道，是谓得气。再进行弹搓手法使针感加强，两种手法结合可激发经气，改善前列腺的血运，促进腺体微循环，恢复前列腺功能。气海、关元刺 3～5 寸深，以捻转泻法使气至病处；肾俞、气海俞针刺刺向椎体横突，进针 1.5～2 寸；三阴交向后斜刺呈 45°角，令针感从小腿上升至大腿内侧为度；足三里穴直刺 2 寸；神门、内关刺 0.5～0.9 寸；大椎直刺 0.5 寸；百会斜刺 0.2～0.3 寸，均施以捻转补法。留针 30min。

疗程：每天 1 次，10 次为 1 个疗程，疗程间休息 1～2 天。

取穴二：Ⅰ组：秩边透水道、肾俞。Ⅱ组：关元、气海、三阴交、太冲、太溪穴。

针刺方法：Ⅰ组取双秩边穴，嘱患者排空小便后俯卧位，常规消毒后，选用 0.30mm×150mm 芒针由秩边穴向水道穴方向透刺，使针感向小腹或会阴部放射，再取 1.5 寸（40mm）毫针刺双肾俞穴，感觉到酸胀为度，留针 20min。Ⅱ组在关元、气海深刺，感受强烈针感为最佳，三阴交、太溪、太冲得气为度。另外用 TDP 照射其腹部留针 30min。以上二组穴位交替针刺。

疗程：每天 1 次，30 次为 1 个疗程，疗程间休息 2～3 天。

取穴三：主穴：取中极、曲骨、水道（双）、秩边（双）、次髎（双）；配穴：湿热下注型加阴陵泉、行间、丰隆，气滞血瘀型配血海、太冲，肾阴不足型加太溪、关元、三阴交，肾阳虚衰型加肾俞、命门、气海。

针刺方法：患者排空小便，常规消毒后，取中极、曲骨、水道穴，用 0.30mm×125mm 芒针直刺，轻捻转并缓慢进针；针刺次髎穴时针尖斜着向外，进入第二骶骨孔后再深刺 2～3 寸；秩边穴用 0.30mm×150mm 芒针向会阴部深刺 4～6 寸。均施轻捻转补泻手法后出针，针感直达会阴，以尿道有麻感为最佳。

疗程：每天 1 次，10 天为 1 个疗程，疗程间休息 2 天再继续下 1 个疗程。

二、联合天灸疗法治疗

取穴：主穴取关元、命门，配穴取大椎、中极、双侧肾俞。

操作方法：天灸药物取生白芥子，将其粉碎后过 80 目筛，每一穴位用天平称取 0.05g，加上蒸馏水调成膏状。操作时先常规消毒所选穴位后，将药物放于 3cm×3cm 胶布的中间圆孔上，再紧贴于每个穴位上，时间为 100min。

疗程：每周治疗 1 次，3 次为 1 个疗程。

三、联合穴注注射治疗

取穴：次髎（双）、归来（双）。

操作方法：取次髎（双）、归来（双），交替使用，每次用复方丹参注射液 4mL，每穴注入 2mL。

疗程：每天 1 次，10 天为 1 个疗程，疗程间休息 2 天再继续下 1 个疗程。

【按语】

中医认为慢性前列腺炎的发生与湿、热、瘀等因素有关。所以局部针刺可刺激前列腺的盆丛及腹下丛交感神经，增强神经兴奋性，并促进前列腺的代谢功能，使局部炎症吸收；同时通过神经反射功能，可调整人的神经和免疫系统的应激能力，达到恢复前列腺功能的目的。此外慢性前列腺炎的病变部位在深部，一般的治疗手段很难到病变部位处。而芒针治疗以深刺透穴，使针感直达病所，达到"疏其气血，令其条达，而至平和"的治疗目的。

【现代研究撷英】

杨铭等使用芒针针刺法治疗前列腺炎 61 例，有效率 89.7%。黄春明，宁秀丽等采用芒针透刺法配合毫针治疗前列腺炎 60 例，有效率 83.3%。刘悦，曾红文等采用芒针透刺法配合穴注复方丹参注射液治疗前列腺炎 46 例，有效率 95.6%。鲍毅梅等采用芒针透刺法配合天灸治疗前列腺炎 40 例，有效率 87.5%。

第十节　抑　郁

抑郁症，又称单相情感性障碍，是以情绪抑郁、低落、失眠、疲惫无力等为特征的一种精神病。《证治汇补·郁证》云："郁病虽多，皆因气不周流，法当顺气为先。"故治以疏肝理气、健脾安神、调整阴阳为法。临床采用芒针治疗，可使针感直达病所以疏肝解郁，疏导三焦气机，调节神经功能；四神聪、百会位于巅顶，与足厥阴肝经交会，肝藏血，血养神，故可疏肝解郁安神；而耳穴神门可安神镇静，内分泌则调经活血，调节内分泌功能。体、耳、头针相配，能调畅气机，镇静安神，解郁除烦，达到协调阴阳平衡之功，使"阴平阳秘，精神乃治"。所以芒针针刺治疗，通过经络感传，能反射地调节神经系统及大脑皮层的功能，还有提高病人淋巴细胞增殖反应的作用，从而达到治愈的目的。

【诊断要点】

抑郁症诊断参考《中国精神障碍分类与诊断标准·第三版（精神障碍分类）》：以情绪低落为基本症状；应有下列症状的至少4项：①对日常生活的兴趣下降或缺乏；②精力明显减退，无明显原因的持续疲乏感；③精神运动型迟滞或激越；④自我评价过低或自责或内疚感，甚至出现罪恶妄想；⑤反复出现死亡的念头，或有自杀行为；⑥失眠，或早醒或睡眠过多；⑦食欲不振或体重明显减轻；⑧性欲明显减退。

【病因病机】

1. 中医：本病属中医"郁证"范畴。基本病机是肝气郁结，进而可以发生肝气乘脾、肝损及肾、气滞痰凝、血瘀、因实致虚等病机变化。

2. 西医：本病属情感障碍性精神病的一种，病因不甚明了。研究资料提示本病存在免疫功能异常，遗传因素、神经生长因素和心理社会因素对本病的发生也有明显影响。

【治疗方法】

一、芒针刺法

取穴：主穴取巨阙、中脘、水分、阴交，配穴取百会、四神聪、率谷、风池、耳神门、内分泌。随症配穴：肝气郁结加阳陵泉、三阴交，心脾两虚加足三里、丰隆、内关、通里，肝肾阴虚加太溪、三阴交。

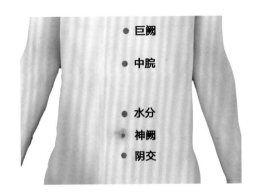

图 5-20　巨阙、中脘、水分、阴交穴定位示意图

137

针刺方法：嘱患者仰卧位，腹部放松，在主穴，用 0.40mm×100mm ～ 0.40mm×150mm 芒针轻捻缓进，深度为 3 ～ 5 寸，患者感受到进针部位局部酸胀感并向胸及两胁或小腹放散的针感时即可出针。针刺巨阙、中脘穴时嘱患者双臂上举，并避开腹白线，在刺入后勿反复上下提插，防止刺入时损伤肝脏或针尖刺伤胃壁将胃内容物引至腹腔引起腹膜炎等。刺百会、四神聪穴时直刺 0.3 ～ 0.5 寸，施小幅度高频率捻转补法，以局部感受酸胀为度，风池穴向对侧眼区进针 1.5 ～ 2 寸，使头部有清凉感。在率谷穴捻转泻法进针至皮下刺入 0.5 寸，耳神门、内分泌进针 0.1 ～ 0.2 寸，并施平补平泻针法，留针 30min。

疗程：每天 1 次，10 次为 1 个疗程，共治疗 1 ～ 3 个疗程。疗程间休息 2 ～ 3 天。

二、电芒针透刺法治疗

取穴：双侧心俞、肝俞。

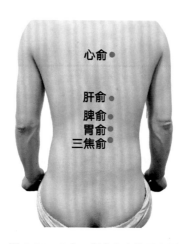

图 5-21　心俞、肝俞穴定位示意图

针刺方法：穴位选取双侧心俞、肝俞，使用 0.4mm×125mm 芒针心俞透肝俞治疗。患者取俯卧位，穴位常规消毒，右手拇、食、中指三指持芒针针柄，左手拇、食、中指三指用乙醇棉球夹持芒针下 1/3 处，芒针针尖与后背皮肤呈 5°～ 10° 夹角，双手齐用力，将针尖迅速刺入心俞穴，双手持续均匀用力，向下透刺到肝俞穴。刺入时精力集中，双手用力均衡，控制好针尖方向及针刺角度。芒针刺入后询问患者疼痛感觉，嘱患者深呼吸，无明显不适表现后双侧心俞穴连接电针治疗仪，不分正负极，连续波刺激 30min，强度以患者耐受为度。

疗程：每天 1 次，每周治疗 6 次，共治疗 4 周。

三、联合毫针疗法治疗

取穴：主穴：膻中、中脘、气海；配穴：失眠加神门、内关，急躁易怒加合谷、太冲，心悸胆怯加通里、心俞，咽部自觉异物梗塞加丰隆、廉泉、天突、照海等。

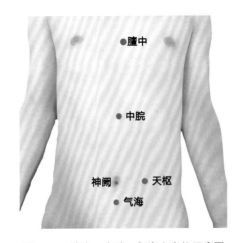

图 5-22 膻中、中脘、气海穴定位示意图

针刺方法：患者取仰卧位，充分暴露施术部位，选用 0.30mm×75mm 毫针。于膻中穴常规消毒后，采用挟持进针或单手进针法，进针方向遵循迎随补泻法，平刺 1.5～2 寸，以针感沿胸骨向下传导为宜；中脘穴、气海穴，常规消毒后依次由上至下针刺，采用夹持进针或单手进针法，垂直缓慢捻转进针约 3 寸左右，如针下阻力较大或患者较痛苦时不可强行进针，当患者自觉局部酸胀或针感由胸向两胁、背部及下腹放射时，即为得气，得气后缓慢捻转出针，出针至皮下 1.0 寸左右，行捻转提插平补平泻手法 1min 后退针 1.5～2.0 寸（视患者腹壁薄厚）留针，深刺浅留。后随症取穴，如失眠加神门、内关，急躁易怒加合谷、太冲，心悸胆怯加通里、心俞，咽部自觉异物梗塞加丰隆、廉泉、天突、照海等。选用毫针，常规消毒后，每穴均刺入 0.5～1.5 寸，局部出现酸、麻、重、胀感为度。每次留针 30min。

疗程：每天 1 次，每周治疗 6 次，共治疗 6 周。

【按语】

在治疗中还要针对病人的心理状态，予以心理治疗，劝其解除烦恼，避免情绪激动。芒针既能治疗毫针可以治疗的病种，又能补毫针的不足，临床用于治疗抑郁症，方法独特，价格低廉，见效快，疗效好，临床观察无副作用，弥补了西药疗程长、副反应大的缺点。

【现代研究撷英】

江小荣采用芒针治疗抑郁症 47 例，有效率 95.7%。王琳晶等采用电芒针透刺治疗心神失养型焦虑症 30 例，有效率 93.33%。李珍等采用芒针疏理三焦法治疗中风后抑郁 36 例，有效率为 94.44%。

第十一节　梅核气

梅核气是郁证的一个分支，是以咽中有异物感，不影响吞咽，无器质性病变，或可伴有胸胁阻胀，嗳气吞酸，情志不舒等症的疾病。梅核气最早是以症状的形式出现于《黄帝内经》，如"……喉中介介如梗状，甚则咽肿喉痹"等。而病名最早见于《赤水玄珠》"……梅核气者，喉中介介如梗状……"该病易累及肝、脾、胃三脏。所以，在治疗时应以舒畅气机，健脾和胃，理气化痰为主。

【诊断要点】

诊断参照《中医病证诊断疗效标准》中梅核气的诊断标准。临床症状表现为：患者多诉咽喉中有异物感，常似球塞，时轻时重，有时上下活动，咯之不出，吞之不下，没有疼痛，不碍饮食。其症状常随情志波动而变化。检视咽喉，病变常较轻微。主要分为 3 型：肝气郁结、肝郁阴虚、肝郁脾虚。

【病因病机】

1. 中医：传统医学认为本病的发生与情感、禀赋和饮食有密切关系。情绪不得排解消化，则会使肝脏气机郁结，不得调达，进而肝疏泄功能出现异常，木旺克土，脾健运功能减弱，痰湿停滞于内，痰与气相互结合，结于咽喉，出现"喉中介介如梗状"；机体脾胃功能先天不足或饮食缺乏节制，易损害脾胃，导致运化功能紊乱，聚湿生痰，母病及子，肝脏气机郁结不畅，气机循经上逆，与痰相结于咽部而发病。

2. 西医：现代医学认为，该病属于神经官能症，但近些年来，临床有很多梅核气的患者会合并消化系统的疾病。有些人认为，咽与胃和食管有共同的反射中枢和通道，是该病与慢性胃炎有密切关系的原因。还有人认为，咽下缘平第 6 颈椎，下又与食道、气道相连，当食道发生痉挛，咽与食道相接处会呈现较脆弱的状态，易被拽松，会出现"异物感"。当气道出现痉挛，且未出现咳喘症状，咽与气道相接处薄弱，易被拽松，会出现"梅核气"症状。

【治疗方法】

一、芒针透刺法

取穴：天突、膻中、鸠尾、中脘。

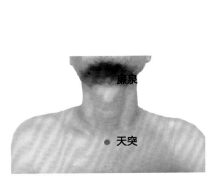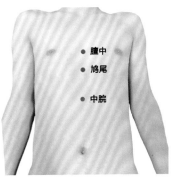

图 5-23　天突、膻中、鸠尾、中脘穴定位示意图

针刺方法：选取 0.30mm×125mm 芒针，中脘透鸠尾，膻中透天突。针刺得气后，每 10min 行针 1 次，每次针灸时长为 30min。

疗程：每天治疗 1 次，每疗程治疗 10 次。

二、联合毫针疗法治疗

取穴：列缺、合谷、廉泉。

针刺方法：以上穴位选取 0.30mm×40mm 普通毫针针刺。针刺得气后，每 10min 行针 1 次，每次针灸时长为 30min。

疗程：每天治疗 1 次，每疗程治疗 10 次。

【按语】

天突、膻中、鸠尾、中脘皆属于任脉。一方面，任脉有阴脉之海之称，具有调节阴经气血的作用。梅核气主要病机是肝气郁结，脾失健运，痰气互搏，而结于喉，所以透刺任脉，疏通任脉气血，就可以间接刺激和影响足厥阴经、足太阴经和手太阴经。另一方面，任脉"……循腹里，上关元，至咽喉……"根据"经络所过，主治所及"，任脉穴位可以治疗咽部、胃部及胸胁部症状；廉泉作为阴维脉、任脉的会穴，具有降逆化痰的作用；气之会，膻中穴，行气开郁力强；列缺，为手太阴的络穴，具有宣肺散结的作用；合谷为手阳明经合穴，善治喉痰。

【现代研究撷英】

金泽等运用芒针透刺治疗梅核气 10 次以后，梅核气症状完全消失。

第十二节　睡眠障碍

睡眠障碍主要表现为失眠、嗜睡或者睡眠倒错三种形式，且发病率高，是全球性的健康问题。中医认为睡眠障碍的发生是由于阴阳失调，阳不入阴。而用芒针透刺风池穴，使针感强烈，酸胀感贯通整个后脑及颈部，可通调阴阳、通经活络；而从现代医学角度看，风池穴区位于脊髓与延髓交界部位，在人体重要的中枢神经通路附近；应用芒针透刺风池穴，可能是通过改变了紊乱的信息通路，来达到治疗睡眠障碍的目的。

【诊断要点】

睡眠障碍符合《失眠的病因及其诊断与治疗》相关标准：①入睡困难；②睡后时常醒来；③睡而不醒或者醒后不易再次入睡；④早晨醒来过早；⑤晚上难以入眠，白天昏沉欲睡；⑥睡眠不足 5h；⑦反复发作。

【病因病机】

1. 中医：根据睡眠障碍的临床特征，中医学属"不寐""鼾眠""梦魇"等范畴。多由气血、脏腑失于调和，阴阳逆乱而使阳不入阴、阴不敛阳、神不守舍所致。其病理变化总属阳盛阴衰、阴阳失交。肝肾不足、气血亏虚为本，气血瘀阻、气机郁结为标，精神恍惚、失眠健忘、喜怒无常为外在表现。

2. 西医：本病产生多因生理、心理、环境、疾病等多种因素的影响导致睡眠时间减少，睡眠规律紊乱所致。

【治疗方法】

一、芒针透刺法

取穴一：至阳、大椎、神道、腰阳关、腰奇、内关、郄门、三阴交、太溪。

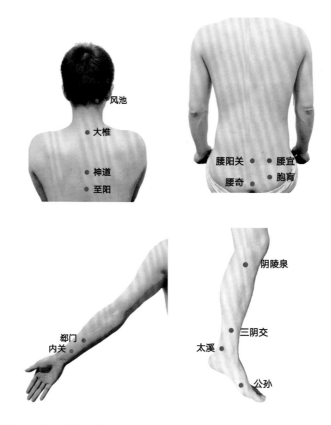

图 5-24 至阳、大椎、神道、腰阳关、腰奇、内关、郄门、三阴交、太溪穴定位示意图

针刺方法：患者先取俯卧位，局部常规消毒后，用 0.40mm×125mm ～ 0.40×225mm 芒针，取至阳穴透刺大椎穴、神道透腰阳关穴、腰奇透腰阳关穴，得气后行捻转泻法，留针 20min 后起针。再令患者仰卧位，用 0.40mm×125mm 芒针，取双侧内关透郄门，行捻转泻法，双侧三阴交透太溪，行捻转补法，留针 20min 后起针。

疗程：每天 1 次，10 次为 1 个疗程。

取穴二：风池、风府透哑门、太阳、颈夹脊。

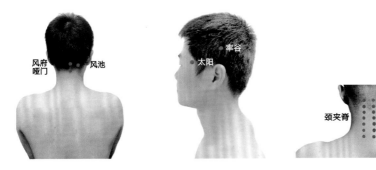

图 5-25　风池、风府、哑门、太阳、颈夹脊穴定位示意图

针刺方法：取风池穴，患者俯卧位，常规消毒后，选用 0.40mm×175mm 芒针，自一侧风池穴进针向对侧风池穴透刺至针尖应手而止。风府穴取 0.40mm×40mm 毫针向下透刺哑门穴，以感觉到脑部酸胀感为度，余穴使用常规用针。留针 20min。

疗程：每天 1 次，10 次为 1 个疗程，共治疗 2 个疗程。

二、联合毫针疗法治疗

取穴：百会、风府、大椎、至阳、腰阳关、长强。

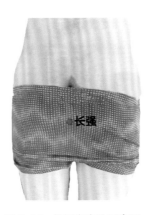

图 5-26　长强穴定位示意图

针刺方法：患者取俯卧位，常规消毒穴位后以 0.25mm×13mm 毫针针刺。毫针针尖触抵穴位，压捻结合，迅速刺过表皮，针刺督脉穴位的深度在 0.5～1 寸。在捻转时务必轻捻缓进，以拇指对示、中两指的前后捻转为主，不可单一方向捻转。百会进针后以每分钟 180～200 次的频率捻转 2min，风府、大椎、至阳采用

145

重按轻提、间断捻转补泻方法，留针 40min，其间行针 1 次。

疗程：每天 1 次，每周 6 次，周日休息，8 周为 1 个疗程。

三、联合艾灸疗法治疗

取穴：百会、风府、大椎、至阳、腰阳关、长强。

操作方法：取新鲜生姜切为 2mm 的薄片，姜片置于穴位后将艾条插至艾草箱盒施灸 20min。

疗程：每天 1 次，每周 6 次，周日休息，8 周为 1 个疗程。

【按语】

运用芒针，发挥其一针多穴、循经透刺、得气快、刺激强的特点来协调阴阳、通调气血、镇静安眠，故能收到理想的效果。在治疗中还要针对病人的心理状态，予以心理治疗，劝其解除烦恼，避免情绪激动，消除对失眠的恐惧感。睡前不吸烟、不饮茶、不做剧烈的体力活动，避免看刺激的电影电视节目。每天应参加适当的体力劳动，养成规律的生活习惯。这些对防治睡眠障碍都是十分有益的。

【现代研究撷英】

陈幸生采用芒针透刺治疗失眠症 52 例，有效率 90.4%。苟娟平等采用芒针透刺督脉组穴配合隔姜灸治疗脑卒中后睡眠障碍，有效率 92.11%。

第十三节 阳 痿

阳痿，现代医学又称勃起功能障碍，是男性常见疾病。中医学认为，阴茎是经脉聚集之地，《类经》指出："阴器者，合太阳、厥阴、阳明、少阴之筋及冲、任、督之脉，故曰宗筋。"经络通畅，宗筋得气血津液濡养，阴阳和调，阳道昂奋，乃能勃起。临床上应用芒针针刺秩边可直达病所，运行气血，通畅经络。现代研究认为，阴茎勃起受中枢神经及自主神经的调节，针刺秩边穴时针尖可直抵盆丛神经，直接刺激该部位交感及副交感神经，调节其失衡的功能，使阴茎勃起正常。

【诊断要点】

阳痿诊断要点：阴茎不能勃起或勃起不坚，不能完成正常性生活，持续 3 个月以上，IIEF5 评分 21 分，可确诊为阳痿。排除内分泌、外伤、阴茎畸形引起的勃起功能障碍。排除糖尿病、心脑血管疾病、精神病等全身性疾病。

【病因病机】

1. 中医：阳痿的病因有禀赋不足、劳伤久病、七情失调、过食肥甘，湿热内侵等。分虚实两证。虚证包括命门火衰、心脾两虚、阴虚火旺；实证包括肝气郁结、湿热下注、气滞血瘀。基本病理变化为肝肾心脾受损，经络空虚或经络失畅，导致宗筋失养而成。

2. 西医：根据病因可分为三类：器质性、心理性、混合性。心理性阳痿：心理压力与精神性疾病是常见病因。器质性阳痿：①血管源性：正常的血管功能是阴茎生理性勃起的基础。国外文献报道在器质性阳痿的患者中，由于阴茎血管功能障碍所引起的占 50%～60%，如动脉硬化、静脉漏等。②神经源性：中枢神经系统疾病、脊髓损伤、周围神经损伤或病变等。③解剖源性：阴茎解剖或结构异常，如小阴茎、阴茎弯曲等可能导致阳痿。④内分泌代谢性：性腺功能减退症、血脂代谢异常（如高胆固醇血症）、糖尿病、高泌乳素血症等。

【治疗方法】

一、芒针透刺法

取穴一：代秩边穴（双）、大敦（双）、关元、大赫（双）、次髎、肾俞（双）。

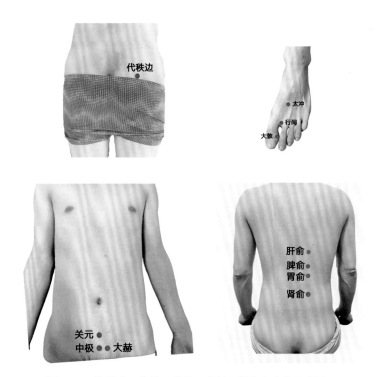

图 5-27　代秩边、大敦、关元、大赫、肾俞穴定位示意图

针刺方法：代秩边穴取法为嘱患者侧卧位，屈上腿，上腿腘窝屈曲130°，躯干部稍向前倾斜，以髂前上棘与股骨大转子连线，向后（背侧）画一等边三角形，三角形另外两边相交处即为本穴。取 0.30mm×125mm 芒针，针身向腹侧倾斜 10°刺入，针感即可达会阴及阴茎，捻转刺激后不留针，其余穴位留针 20min。常规消毒穴位后选用大敦（双）、关元、大赫（双）、次髎（双）、肾俞（双）等穴位，取 0.30mm×75mm 毫针；针刺关元、大赫穴时，进针 1.5～2 寸，得气后须使针感传至阴茎；针刺次髎穴时，须刺入骶孔，进针 2.5～3 寸，使针感传至会阴及阴茎；针刺大敦穴时用常规针法。

疗程：隔天 1 次，15 次为 1 个疗程。

取穴二：中膂俞、会阳。

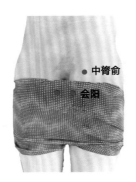

图 5-28 中膂俞、会阳穴定位示意图

针刺方法：取中膂俞、会阳穴。患者取俯卧位，以 0.32mm×125mm 芒针，取中膂俞时，针体与皮肤呈 70°，缓缓向内下方刺入，当针感向下腹及会阴部放散时，即为得气。刺会阳穴，针尖向归来穴方向透刺，针感向会阴部、龟头放射为度。根据证候，虚证施以热补法，实证施以凉泻法，留针 20min。

疗程：每天 1 次，10 次为 1 个疗程。

二、联合中药疗法治疗

中药：拟举阳起痿汤为主方，方剂基本组成为菟丝子、熟地、枸杞各 15g，赤芍、白芍、当归、红花、川芎、山茱萸、怀山药各 10g。命门火衰者加肉苁蓉、淫羊藿，心脾两虚者加党参、黄芪，肝气郁结者加柴胡、枳壳，湿热下注者加龙胆草、黄芩。

疗程：每天 1 剂，10 剂为 1 个疗程。

【按语】

针对病人的心理状态，可使用心理治疗，劝其解除烦恼，避免情绪激动。切忌恣情纵欲，以防精气虚损、命门火衰导致阳痿。需要注意的是，精神抑郁是阳痿患者难以治愈的主要因素，所以宜清心寡欲，弃除杂念，怡情养心。因此治疗期间心情愉悦，防止精神紧张是预防及调护阳痿的重要环节。另外为巩固疗效，阳痿好转时，应停止一段时间性生活，以免病情反复。

【现代研究撷英】

吴宏东采用芒针针刺代秩边穴治疗功能性阳痿 35 例，有效率 91.34%。单永华采用芒针中药并用治疗阳痿疗效分析 60 例，有效率 95%。

第十四节　小儿脑性瘫痪

小儿脑性瘫痪（cerebral palsy，CP）是指从小儿出生前到出生后 1 个月内由各种原因所致的一种非进行性脑损伤综合征，其主要表现为运动功能障碍和姿势异常，同时经常伴有智力低下、癫痫、行为异常或感知觉障碍，是儿童主要的致残疾病之一。

【诊断要点】

1. 诊断标准：根据全国小儿脑瘫座谈会制定的诊断标准及分型。诊断条件：①婴儿期内出现的中枢性瘫痪；②可伴有智力低下、惊厥、行为异常、感知觉障碍及姿势异常；③需除外进行性加重疾病（代谢病、遗传病等）所致的中枢性瘫痪及正常小儿的一过性运动发育迟缓。

2. 鉴别诊断：①病情在发病 3 个月后继续加重，病理可显示进行性改变；②除外脊髓灰质炎、代谢性疾病、遗传性疾病等。

3. 明确诊断：符合上述诊断及排除鉴别诊断者。

【病因病机】

1. 中医：根据病史及临床症状，小儿脑瘫系肾虚亏损、脑髓不充及气血虚弱所致，属于中医"经筋拘挛""五迟五软"等范畴，其病位在脑，病因为缺氧及损伤所致。督脉在脑瘫的发病过程中起到了至关重要的作用。

2. 西医：根据发生的时间，可分为出生前、出生时和出生后三个阶段。具体如下：①出生前的原因有遗传因素、母亲因素和胎儿因素；②出生时的因素如低出生体重，缺氧、窒息、颅内出血、早产、过期产、巨大儿、双胎和多胎，包括脐绕颈，都是出生时引起脑瘫的高危因素；③出生后的原因有化脓性脑膜炎、晚发性维生素 K 缺乏，引起颅内出血、癫痫、惊厥和高胆红素血症，也是引起脑瘫发生的高危因素。

【治疗方法】

一、芒针齐刺法

取穴：长强、命门、至阳、大椎。

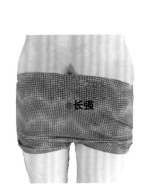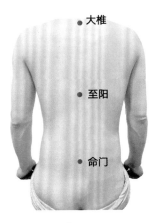

图 5-29　长强、命门、至阳、大椎穴定位示意图

针刺方法：取穴以督脉为主，采用一针多穴，即长强透命门、命门透至阳、至阳透大椎（又叫督三针）。取 0.40mm×150mm ～ 0.40mm×200mm 的芒针，穴位常规消毒后，快速进针，破皮后，将针体与皮肤成 15°角，沿皮快速透刺，待针尖抵达透穴后，行小幅度提插捻转 3 ～ 5 次，迅速出针。加刺穴位按常规体针方法，一般 3 岁以内施手法不留针，3 岁以上（懂事配合的）可留针 15 ～ 20min。临证加减：肝肾不足者，加膀胱经、胆经、三焦经穴；脾肾两亏者，加胃经、膀胱经穴；气血虚弱者，加胃经、大肠经、小肠经穴。

疗程：每天针 1 次，每 10 次后休息 3 ～ 5 天，针 90 次为 1 个疗程。

二、联合康复训练治疗

主要用物理治疗、作业治疗、言语治疗进行康复训练，如选用以抑制性手法控制关键部位，达到抑制脑性瘫痪患儿的异常姿势、异常姿势反射、异常运动模式，以促进手法来促进脑性瘫痪儿童的头直立、坐位立直、坐位平衡、坐位立直及平衡、动态平衡及独立性行走的 Bobath 手法；如选用主要对身体诱发带的压迫刺激诱导产生反射性移动运动，来促进正常运动发育，抑制异常的反射通路和运动，以反射性翻身与反射性腹爬进行诱导训练的 Vojta 法。根据患儿的体质情况，在每次针灸后训练 1h（每 10 次后休息，期间交由家人做简单功能训练），门诊训练 90 次为 1 个疗程。

【按语】

针灸治疗通过强刺激使处于睡眠状态的脑组织细胞再度活化起来，这种对神经具有激活作用的强刺激可反射性地兴奋大脑皮质，加速血流，使受损的处于半休眠状态的细胞复苏，甚至达到正常脑细胞的代谢水平，激发潜能状态的细胞活化。因为损伤的脑细胞虽然不能复生，但可最大限度地活化代偿损伤细胞的能力，所以针灸治疗就是活化代偿功能，是治本之法。

【现代研究撷英】

魏文著等人采用芒针治疗结合功能训练治疗小儿脑瘫，治疗病例 74 例，总有效率高达 87.9%，并且研究发现 6 个月～ 5 岁治疗组的总有效率 93.8%，而 6 ～ 12 岁治疗组的总有效率为 44.4%。二者相比较，提示小儿脑瘫应该越早治疗，效果越好。

第十五节　中　风

中风又称卒中，是以猝然昏仆、不省人事、半身不遂、口眼歪斜、语言不利为主症的病证，病轻者可无昏仆而仅见半身不遂及口眼歪斜等症状。因其多骤然发病，临床症候表现多样且变化较快，与风性善行数变的特征相符合，故称之为中风。临床常见偏瘫、平衡障碍、吞咽障碍、语言障碍、尿潴留、呃逆等后遗症。由于芒针适于沿皮下肌肉纤维走行透刺，能有效治疗肢体肌群瘫痪所致偏瘫，同时透刺背部腧穴可激活背部躯干肌肉收缩能力，强化卒中患者的平衡控制力等，故芒针透刺法对中风后遗症有较明显的治疗作用。

【诊断要点】

中风诊断要点：①临床主要表现为突发昏仆伴不省人事，半身不遂，偏身麻木，口眼歪斜，言语謇涩等特定症状，轻者可无昏仆，仅有头目眩晕，口眼歪斜，半身不遂或偏身麻木等；②好发于 40 岁以上中老年人，多急性起病；③发病之前多伴随头痛，头晕，肢体一侧麻木不利等先兆症状；④常有头痛，眩晕，心悸等病史，病发前多有情志失调、饮食不当或劳累等诱因。

【病因病机】

1. 中医：中风多是在肝肾阴虚、气血衰少的基础上，由于虚（阴虚、血虚）、火（肝火、心火）、风（肝风、外风）、痰（湿痰、风痰）、气（气滞、气逆）、血（血瘀）等因素的影响，致使神窍蒙蔽而发病，属于阴阳失调，气血逆乱之证。

2. 西医：本病称之为脑血管意外，是由于大脑组织局部血液供应障碍导致的脑组织发生缺血、缺氧性坏死的急性或亚急性脑血管疾病，据发病原因可分为缺血性脑中风和出血性脑中风两种类型。

偏　瘫

【治疗方法】

一、芒针透刺法

取穴一：

上肢：肩髃、曲池、外关、合谷、后溪。

下肢：血海、箕门、梁丘、伏兔、足三里、三阴交、丘墟、照海。

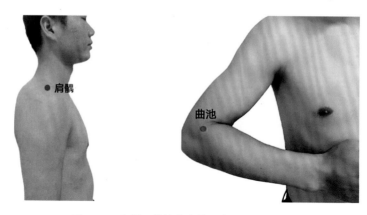

图 5-30 肩髃、曲池穴定位示意图

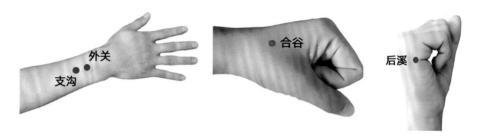

图 5-31 外关、合谷、后溪穴定位示意图

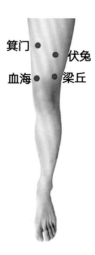

图 5-32 血海、箕门、梁丘、伏兔穴定位示意图

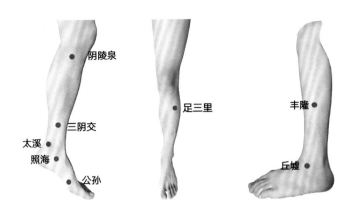

图 5-33　三阴交、足三里、丘墟、照海穴定位示意图

针刺方法：各穴位常规消毒后，取 0.40mm×150mm ～ 0.40mm×300mm 芒针，取穴手足三阳经与手足三阴经交替使用。上肢瘫，取肩髃透曲池，曲池透外关，合谷透后溪；下肢瘫，取血海透箕门，梁丘透伏兔，足三里透三阴交，丘墟透照海。每 10min 行针 1 次，留针 20min 出针。

疗程：每周 3 次，2 周为 1 个疗程。

取穴二：

上肢：肩髃、臂臑、天井、温溜、臑会、三阳络、外关、阳溪。

下肢：阳陵泉、悬钟、曲泉、阴包、丘墟、足临泣、太冲、中封。

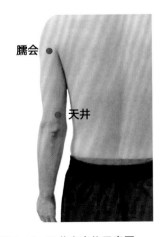

图 5-34　天井穴定位示意图

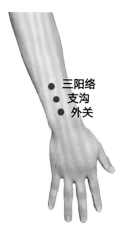

图 5-35　三阳络、外关穴定位示意图

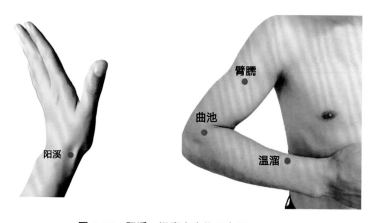

图 5-36　阳溪、温溜穴定位示意图

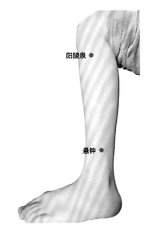

图 5-37　悬钟穴定位示意图

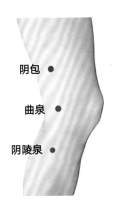

图 5-38　曲泉、阴包定位示意图

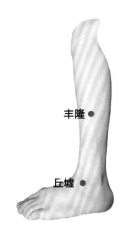

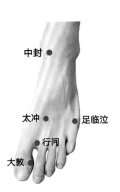

图 5-39　丘墟、足临泣、太冲、中封穴定位示意图

　　针刺方法：常规消毒各穴位，上肢瘫，取肩髃透臂臑，臑会透天井，三阳络透外关，阳溪透温溜；下肢瘫，取阳陵泉透悬钟，曲泉透阴包，丘墟透足临泣，太冲透中封。针刺顺序一般按照先上后下，平补平泻的手法进行，以观察到所属肌群收缩产生拮抗作用为度，留针 40min，其间行针 1 次。进针时以右手（刺手）拇、食、中 3 指持针柄，左手（押手）拇、食指夹持针尖上部，使针尖抵触穴位，然后，右手捻动针柄，同时左手拇、食指向下稍加压力，两手同时用力，捻压结合使针尖迅速刺过表皮，然后再徐徐捻进，达到预计的深度，进针时要轻巧，捻转进针时要轻捻慢进，捻转幅度不宜过大。进针时右手拇指对食、中二指做前后

捻动，不能只单方向捻转，以防止出现滞针或局部疼痛。

疗程：每天针刺 1 次，每周针刺 6 天，休息 1 天，4 周为 1 个疗程。

二、芒针透刺督脉法

取穴：百会、脑户、大椎、至阳、筋缩、悬枢、腰阳关、长强。

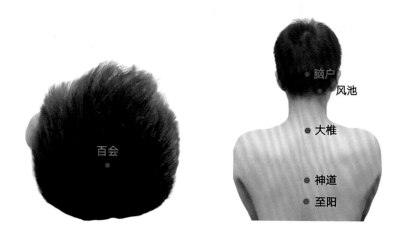

图 5-40　百会、脑户穴定位示意图

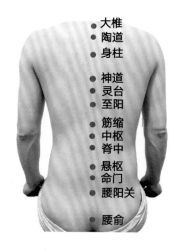

图 5-41　督脉背部穴位定位示意图

针刺方法：常规消毒皮肤，督脉经分别用 0.40mm×125mm 或 0.40mm×175mm 芒针刺入，取穴百会透脑户、大椎透至阳、筋缩透悬枢、腰阳关透长强，并施以捻转手法，得气即可。得气后留针 30min，其间行针 1 次。

疗程：10 次为 1 个疗程。

三、联合肌张力平衡康复训练法治疗

1. 良肢位的摆放：卧床时肢体置于抗痉挛体位，仰卧时上肢取肩上抬前挺，上臂外旋稍外展，肘与腕均伸直，掌心向上，手指伸直并分开，整个上肢放在枕上；下肢采取骨盆和髋前挺，大腿稍向内夹紧并稍内旋，患腿外侧放置垫物，踝呈 90°，足尖向上，健侧与患侧交替。

2. 抑制下肢伸肌痉挛：患者仰卧，双腿屈曲，交叉双手抱住双膝，抬头轻轻地前后摆动或更加屈曲，然后再减少脊柱的屈曲；握住患足，使背屈旋前，腿屈曲，努力保持髋关节不外展外旋，伸腿时应防内收内旋；抵住患足使其充分背屈，患者以静态的伸肌收缩做伸膝等运动，抑制小腿三头肌痉挛。

3. 刺激足和足趾的主动背屈：患者仰卧位，下肢屈曲，在踝关节的前方握住患足压其向下放在床上，然后活动患者下肢从内收到外展，即通过下肢近端的活动使足外翻。

4. 抑制上肢屈肌痉挛：两手握在一起，十指交叉，患侧拇指位于最上面并稍外展。在抬上肢之前，保证肩胛骨前伸，伸肘时，双手对握在一起，然后上抬；坐位时，健腿交叉放在患腿上，患侧呈屈髋、屈膝、踝背屈位，双手交叉抱膝。

5. 抑制手的屈肌痉挛：患者双手十指交叉握起并翻转，对屈的双手使掌心向上，然后双臂向健侧倾斜。双手平放治疗台上，手心向下，伸肘状态下，负重训练。

6. 运动状态下偏瘫模式抑制：行走时，治疗师将双手放在患者骨盆两侧，拇指或手掌放在臀肌上促进伸髋行走，使骨盆前翘；患者健手在身后握住偏瘫手臂使之保持伸直外旋，或在患者身后握住双臂呈伸直、外旋位步行；使用绷带将足牢固的拉成外翻位或者使用足矫形器。

四、联合艾灸疗法治疗

行针期间用艾条灸百会、中极、关元、足三里、三阴交。每天 1 次，每次留针 30 min，10 次为 1 个疗程。

平衡障碍

【治疗方法】

一、芒针通督法

取穴：

督脉：上星、百会、至阳、大椎、神道、腰阳关、腰俞。

上肢：肩髃、曲池、偏历、合谷、后溪。

下肢：髀关、梁丘、足三里、承山、跗阳、交信、太冲、涌泉。

言语不清：廉泉透金津、玉液，通里透少海。

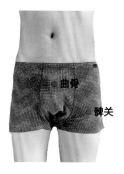

图 5-42　髀关穴定位示意图

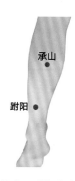

图 5-43　承山、跗阳穴定位示意图

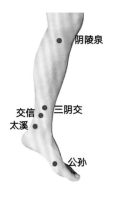

图 5-44　交信穴定位示意图

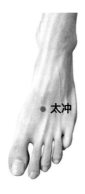

图 5-45　太冲穴定位示意图

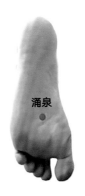

图 5-46　涌泉穴定位示意图

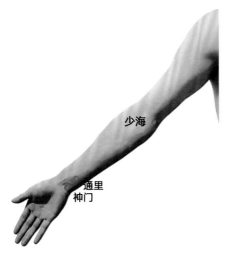

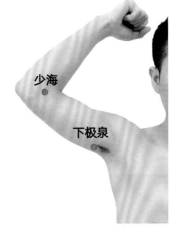

图 5-47　通里、少海穴定位示意图

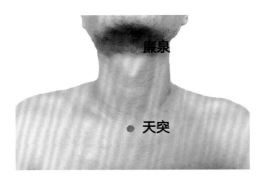

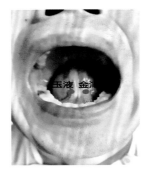

图 5-48　廉泉穴定位示意图　　图 5-49　金津、玉液穴定位示意图

161

针刺方法：常规消毒后，选用 0.40mm×175mm ～ 0.40mm×275mm 芒针，患者取俯卧位，选用 0.40mm×275mm 芒针用于神道透腰阳关，斜刺向下进针 9 寸左右；选 0.40mm×225mm 芒针用于至阳透大椎，沿皮向上进针 6 ～ 9 寸；选用 0.40mm×175mm 芒针腰俞透腰阳关，沿督脉斜刺向上进针 5 ～ 7 寸透腰阳关穴。进针时，押手按压于腧穴表面，刺手紧握针身下端，露出针尖 1 ～ 2 分，对准腧穴后快速而有节律性的刺进，得气后留针 30min。30min 后左手用干棉球按于针孔周围，右手持针轻微捻转缓慢出针，然后用干棉球按压针孔一段时间以防止出血。令患者采取仰卧位休息片刻，若上肢不遂，取 0.40mm×125mm ～ 0.40mm×150mm 芒针用于肩髃透曲池、偏历透曲池、髀关透梁丘、足三里透承山；取 0.40mm×75mm 毫针上星透百会、合谷透后溪、跗阳透交信、太冲透涌泉；进针行捻转手法，留针 30min。

疗程：连续治疗 6 天休息 1 天，2 周为 1 个疗程。

二、芒针透刺躯干肌法

取穴：大杼、督俞、肝俞、肾俞、大肠俞、关元俞、腹通谷、肓俞、气穴、梁门、天枢、水道、府舍、大横、腹哀。

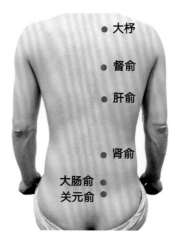

图 5-50　大杼、督俞、肝俞、肾俞、大肠俞、关元俞定位示意图

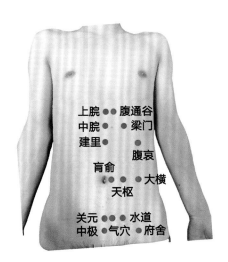

图 5-51 腹通谷、肓俞、气穴、梁门、天枢、水道、府舍、大横、腹哀穴定位示意图

针刺方法：常规消毒后，根据局部肌肉的丰厚程度的不同，选用 0.40mm×125mm ～ 0.40mm×175mm 长度适合的芒针进行透刺治疗。透刺背部腧穴时，嘱患者取俯卧位，透刺患侧背部腧穴，采用平补平泻法。取大杼透督俞透肝俞，肾俞透刺大肠俞透刺关元俞。透刺腹部腧穴时，嘱患者取仰卧位，透刺患侧腹部腧穴，采用平补平泻法。取腹通谷透刺肓俞透刺气穴，梁门透刺天枢透刺水道，府舍透刺大横透刺腹哀。针刺得气后留针约 40min，其间行针 1 次，背部和腹部交替针刺。

疗程：每天 1 次，连续针刺 6 天后休息 1 天，2 周为 1 个疗程。

吞咽障碍

【治疗方法】

一、芒针透刺法

取穴：天突、足三里、三阴交。

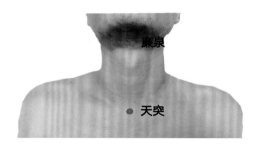

图 5-52　天突穴定位示意图

针刺方法：常规消毒穴位，取天突时，令患者取仰卧位，去枕平卧，头歪向右侧。用 0.40mm×100mm ～ 0.40mm×150mm 芒针，针尖垂直向下刺入 3 ～ 4 分时转为平刺，针尖沿胸骨柄内侧缘下行，进针 3 ～ 5 寸，待患者有胸前胀闷感立即缓慢捻转出针；足三里透三阴交，取 0.40mm×225mm ～ 0.40mm×275mm 的芒针从足三里斜刺朝前下方（三阴交穴方向）进针 7 ～ 8 寸，针身穿过胫、腓骨之间，透向三阴交，得气后留针 30min。

疗程：每天治疗 1 次，6 次为 1 个疗程。

二、联合头针疗法治疗

取穴：百会、上星，第三、第四穴分别位于百会穴与上星穴连线之中点旁开 1.5 寸、3.0 寸，四穴共称头四针。

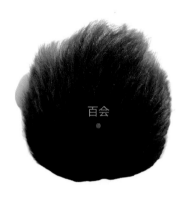

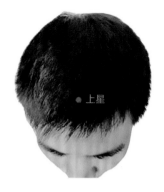

图 5-53　百会穴定位示意图　　**图 5-54　上星穴定位示意图**

针刺方法：头皮穴位区域直径约 2cm 范围皮肤常规消毒，选用 0.40mm×25mm 毫针，与皮肤切线约成 15°夹角，分别向前及向后平刺，进针深度约 5～7 分，深度可直达骨膜。

疗程：每天治疗 1 次，6 次为 1 个疗程。

三、联合康复训练治疗

操作方法：①感觉刺激：咽部冷刺激，用冰冻棉签刺激咽部、舌根部，嘱患者轻吞咽，每天 2 次。②空吞咽：每天 3 次，早、午、晚餐前，每次 20min。③舌运动促通：舌做水平、后缩及侧方运动，用勺子或压舌板给予阻力，使之做抵抗运动，每天 2 次。④唇运动体操：包括张大嘴、微笑露齿；反复发"八、八、拍、拍"声；吹气，保持唇位置持续 5～10s，每天 2 次。⑤咳嗽训练：努力咳嗽，建立排除气管异物防御反射。⑥摄食训练：患者坐位，半或平卧，头抬高 30～40°，进食流质或糊状食物，一口量 3～4mL，速度由慢到快，开始不宜过快。

注意事项：空吞咽与交互吞咽，每次进食吞咽后应反复几次空吞咽，使食物全部咽下，然后再进食；进食前后协助漱口，保持口腔清洁。

疗程：每天治疗 1 次，6 次为 1 个疗程。

言语障碍

【治疗方法】

毫针刺法

取穴：廉泉、翳风。

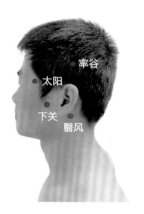

图 5-55 翳风穴定位示意图

针刺方法：毫针针刺廉泉（向舌根斜刺 0.5～0.8 寸）、翳风（直刺 1 寸）每天 1 次。

疗程：每天 1 次，6 次为 1 个疗程。

尿 潴 留

【治疗方法】

一、芒针透刺法

取穴：秩边透水道。

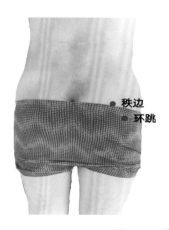

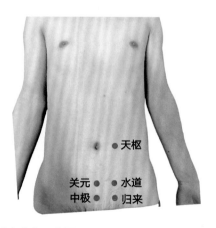

图 5-56 秩边、水道穴定位示意图

针刺方法：患者取俯卧位，常规消毒穴位，用 0.30mm×125mm 芒针从秩边穴向同侧水道穴透刺 3～4 寸，令针感向会阴部放射为度，不留针，每日 1 次，左右交替取穴。

疗程：每天 1 次，10 次为 1 个疗程。

二、联合毫针疗法治疗

取穴一：百会、中极、关元、足三里、三阴交。

针刺方法：患者取仰卧位，常规消毒穴位，针刺百会穴，针尖与头皮约成 30°夹角，快速刺入头皮下帽状腱膜下层，然后使针尖向后平刺约 1.2 寸，之后以 120 次 /min 的频率快速捻转约 1min，留针期间重复捻转 1 次；针刺中极、关元时应首先检查膀胱是否充盈，可令患者提前排空尿液以便进针，如不能排空尿液者，应根据膀胱充盈程度决定针刺方向和深度，不能直刺者，应针尖向下斜刺约 1.5 寸，令针感达到会阴穴并引起小腹收缩、抽动为度；足三里直刺 1.5 寸，用补法，三阴交直刺 1.2 寸，用平补平泻手法，二穴均以针感向上传导为佳。行针期间可用艾条灸百会、中极、关元、足三里、三阴交以增强疗效。

疗程：每天针刺 1 次，每次留针 30min，10 次为 1 疗程。

取穴二：中脘、关元、水道。

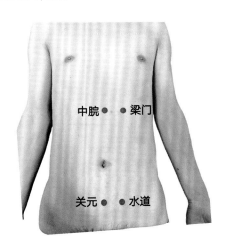

图 5-57　中脘、关元、水道穴定位示意图

针刺方法：选用 0.30mm×75mm 毫针，中脘直刺 2～2.5 寸，施呼吸及捻转补法，使针感向整个上腹部放射，双侧关元、水道，向尿道、会阴部方向斜刺

2～2.5 寸捻转徐入，使针感向尿道、会阴部放射。留针 30min。

疗程：每天 1 次，6 次为 1 个疗程。

呃 逆

【治疗方法】

芒针透刺法

取穴：膻中、梁门、膈俞。

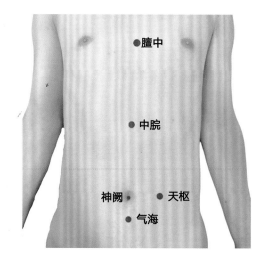

图 5-58　膻中穴定位示意图

针刺方法：待患者体征在平稳状态时，令患者取坐位，医者于患者右侧，常规消毒穴位后，采用 0.40mm×125mm 芒针用双手进针法，在膈俞穴斜刺进针，进入皮肤后，针尖向胃俞穴方向平刺，当患者感觉有酸胀感时再令其缓慢调整为仰卧位，并同时屈膝，此时再用双手进针法在膻中穴平刺进针，进入皮后透刺至腹部的中脘穴，此时采用滞针疗法，捻转针柄，使针体被周围组织缠绕并向上提拉；在梁门穴直刺进针 0.3 寸，然后斜刺透向天枢穴，得气后用小幅度捻转、提插泻法 1min。留针 30min。

疗程：每天 1 次，每周 5 次，间隔 2 天，2 周为 1 个疗程。

【按语】

中风后遗症为临床难治之症，属于深邪远痹之证，单用普通毫针治疗所需穴位较多，且不易直达病所。而芒针透刺则具有取穴数量少、进针深入、得气较快、刺激强烈的特点，以及具有可循经及异经透刺、针感直达病所的优势。在治疗的同时，应积极配合康复训练等，有助于促进肢体运动、言语、吞咽等功能的恢复。

【现代研究撷英】

陈小芦采用芒针与体针并用的方法治疗脑梗死偏瘫患者 52 例，治愈 13 例，显效 25 例，好转 9 例，无效 5 例，总有效率 90.4%。李佩芳等采用芒针透刺结合肌张力平衡促通技术治疗脑卒中后痉挛性瘫痪 30 例，痊愈 8 例，显效 21 例，好转 1 例，总有效率 100%。王二争等采用芒针透刺督脉配合生物刺激反馈治疗脑卒中痉挛性瘫痪 30 例，治疗后患者肌张力、肢体运动功能较治疗前有明显改变（$p < 0.01$）。朱宏程等采用芒针透刺结合肌张力平衡促通技术治疗脑卒中后痉挛性瘫痪 30 例，有效率 96.6%。茆阿文等采用芒针透刺躯干肌治疗脑卒中后平衡障碍 30 例，治疗后患者平衡能力显著改善。程红亮等采用芒针透刺治疗脑卒中后吞咽障碍 30 例，治愈 13 例，显效 10 例，有效 5 例，无效 2 例，总有效率 93.33%。王信海等采用转舌膏结合芒针治疗脑中风后言语障碍 35 例，显效 16 例，有效 11 例，无效 8 例，总有效率 77.11%。刘晓娟采用芒针透刺配合温针灸治疗中风后尿潴留 60 例，痊愈 52 例，好转 8 例，无效 0 例，总有效率 100%。高乐等采用芒针配合醒脑开窍针刺法治疗脑梗死后尿失禁 30 例，痊愈 8 例，显效 10 例，有效 10 例，无效 2 例，总有效率 93.33%。崔怡萍等采用芒针治疗中风后呃逆 21 例，有效率 95.2%。

第十六节 中风后肩手综合征

中风后肩手综合征主要表现为患侧的肩部、手臂、手腕疼痛肿胀，关节活动受限，日久肌肉萎缩而致废不能用，是由多种因素导致的复杂的放射性神经损伤。

【诊断要点】

病史：有脑中风病史，大部分发生在脑卒中后 2 周～3 个月，5 个月后少见。

典型症状包括手腕部肿胀、手指外展受限、手部疼痛等，部分患者可能出现手部颜色异常、手部肌肉萎缩等，晚期可并发手畸形。分为三期，分别为：

1. 早期或急性期

患者患侧肩部疼痛，活动受限，病侧手指、手腕突然肿胀，水肿以手背明显，包括掌指关节和手指皮肤皱纹消失，水肿处柔软膨隆，向近端止于腕关节，出现皮肤潮红、皮温增高等血管运动性改变，手指多呈伸直位，屈曲时受限，被动屈曲时可引起疼痛。脑卒中患者第一期持续 3～6 个月，如在症状出现时立即治疗，常可控制其发展，并且治愈，如不及时治疗则很快转入第二期。

2. 后期或营养障碍期

手和手指有明显难以忍受的压痛，肩痛及运动障碍和手部的自发疼痛及手的肿胀减轻，手及上肢皮肤菲薄、皮肤温度降低，手部小肌肉明显萎缩，手掌肌腱肥厚，手掌呈爪形，手指挛缩。脑卒中患者第二期平均持续 3～6 个月，预后不良，为了将障碍减少到最低程度，必须积极治疗。

3. 末期或后遗症期

肩手部水肿和疼痛可完全消失，而肌肉萎缩明显，形成挛缩畸形；关节活动度则永久丧失。第三期是不可逆的终末阶段，病侧手完全废用，成为终身残疾。

X 线可见四肢长骨和手足短骨斑片状脱钙和软组织水肿，核素三时相骨扫描可见受累部位摄取核素显著高于正常组织。

符合上述条件者便可确诊。

鉴别诊断：

1. 慢性肩周炎

肩周炎为周围软组织病变引起肩关节疼痛和活动受限的老年常见疾病，需要与肩手综合征相鉴别，肩周炎主要症状为肩关节及其周围软组织疼痛，无手部疼痛、肿胀及僵直表现，可依此鉴别诊断。

2. 颈椎病

颈椎病为颈神经根、颈髓、交感神经受刺激或压迫引起，可出现颈肩部疼痛表现，需要与肩手综合征相鉴别，颈椎病的疼痛来源于颈神经根，并和分布相一致，无手部疼痛、肿胀及僵直表现，以此可鉴别诊断。

【病因病机】

1. 中医：中医将中风后肩手综合征归为"偏枯""中风"范畴，认为本病的病因为本虚标实，即气血阴阳不足而致的水液停滞，瘀血内留阻滞脉络。

2. 西医：肩手综合征的发生机制尚不清楚，目前研究显示其病因有颈交感神经受刺激学说、"肩－手泵"机制受损学说、意外损伤学说三种学说，肩手综合征是脑卒中患者的常见并发症，腕关节持续屈曲受压、关节过度牵拉、轻度的手部意外损伤可能是诱发肩手综合征的因素。

【治疗方法】

一、芒针透刺法

取穴：合谷、外关、肩贞、肩髃（均取患侧）。

针刺方法：常规消毒穴位后，采用 0.40mm×125mm、0.40mm×175mm 芒针，选取患侧合谷向后溪方向透刺，外关向手三里方向透刺，肩贞和肩髃向曲池方向透刺。留针 20min。

疗程：每天 1 次，15 次为 1 个疗程。

二、联合毫针疗法治疗

主穴：下极泉、三间（均取患侧）；

配穴：肩髃、肩髎、曲池、手三里、外关、合谷。

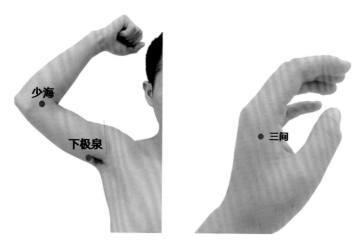

图 5-59　下极泉、三间穴定位示意图

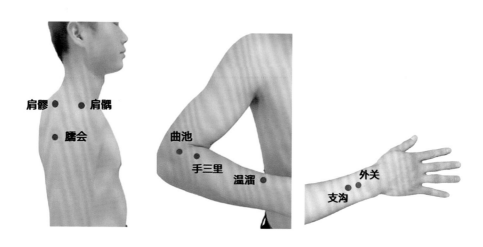

图 5-60　肩髃、肩髎、曲池、手三里、外关穴定位示意图

针刺方法：患者取仰卧位，充分暴露患肢，施术者握住患者患肢手腕，使其最大限度向外上方展开，先选用 0.30mm×75mm 毫针，予 75% 乙醇棉球消毒下极泉处 [腋横纹正中直下 1.5 寸，即极泉穴沿手少阴经下移 1.5 寸（同身寸），肱骨干尺侧，肱三头肌前侧]，采用单手进针或夹持进针法，朝肩髃方向刺入20 ～ 25mm，得气后针稍向后退 10mm 左右，向肩髃至肩髎沿线呈扇面透刺，以上肢放电感、抽动为度，抽动 3 次后出针，不留针；继而取三间，消毒后针尖向

后溪方向透刺，刺入 20 ～ 25mm，以局部出现酸、麻、胀感并四指自然伸展、松软为度，留针 30min。再取用 0.25mm×40mm 毫针，取肩髃、肩髎、曲池、手三里、外关，消毒后依次由上至下针刺，每穴均直刺 10 ～ 12mm，施以平补平泻手法，以局部出现酸、麻、重、胀感为度；取合谷穴，消毒后针尖向大拇指方向刺入 10 ～ 12mm，施以提插平补平泻之法，以出现大拇指抽动为度。以上诸穴均留针 30min。

疗程：每周针刺 6 次，2 周为 1 个疗程，共治疗观察 3 个疗程。

三、联合康复训练治疗

患者平卧位，术者手掌平揉胸大肌及肩袖，手掌放于患肢腋下，拇指和其余四肢相对捏揉胸肌及小圆肌、肩胛下肌；两手掌相对搓揉肱二头肌；四指指腹弹拨肱二头长、短肌腱；一手扶持患者患肘，另一手握住患腕，前后旋转患侧上臂；一手扶持患者患肘，另一手握住患腕，向上拉伸上肢；一手捏住患侧肩胛下角，另一手拿住患侧上臂，同方向用力活动患肩。以上方法均需要由轻到重，逐步加重，以免拉伤和引起患者抵抗，最大程度松解粘连和解除痉挛。

疗程：每天 1 次，10 次为 1 个疗程。

四、联合日常保健运动治疗

1. 双手交叉上举，健手牵拉引导。
2. 患手放置健肩，健手放在患肘上，引导患肘接触额头。

每天不定时练习，1 个月后观察疗效。

【按语】

中风恢复期肩关节疼痛患者肌力减退，无力带动关节活动；家属在治疗初期无护理经验，患者缺少关节被动活动，导致周围粘连和炎性因子存在；恢复期肌张力增高，肌肉痉挛。诸多因素导致患肩活动范围小，活动疼痛。

阳主动，肢体运动障碍，其病在阳，故取三阳经穴位为主；阳明为多气多血之经，阳明经气血通畅，正气旺盛，则运动功能易于恢复，故三阳经中又以阳明为主。毫针透刺具有良好的振动感，有助于针感传导，加强疏通经络、调畅气血的作用；同时一针透多穴，增强通经调气的作用。

【现代研究撷英】

刘娜等采用针灸联合超短波物理疗法治疗脑卒中后肩手综合征 50 例，总有效率为 92.0%。张春运等人采用毫针深刺阿是穴治疗中风后肩痛，治疗组 30 人，总有效率为 80.0%。王新良等人采用毫针透刺配合康复治疗中风恢复期肩关节疼痛患者 38 例，其中：治愈 22 例，显效 14 例，好转 2 例，无效 0 例，总有效率 100%。慕容志苗等采用毫针透刺治疗中风后肩手综合征 35 例，其中：治愈 0 例，显效 20 例，有效 11 例，无效 4 例，总有效率 88.6%。

参考文献

[1] 张声生，唐旭东，黄穗平，等 . 慢性胃炎中医诊疗专家共识意见（2017）[J]. 中华中医药杂志，2017，32（7）：3060-3064.

[2] JIANG J，LIU Q，MAO X，et al. Downward trend in the prevalence of Helicobacter pylori infections and corresponding frequent upper gastrointestinal diseases profile changes in Southeastern China between 2003 and 2012 [J]. Springer Plus，2016，5（1）：1601.

[3] 张伯礼，吴勉华 . 中医内科学 [M]. 第 4 版 . 北京：中国中医药出版社，2017：163.

[4] 崔云，陆诗媛，陈萦晅，等 . 慢性胃炎的病理诊断 [J]. 临床荟萃，2019，34（5）：399-402.

[5] 刘梦真，刘群 . 根除幽门螺旋杆菌影响因素的研究进展 [J]. 医学研究生学报，2019，32（12）：1339-1344.

[6] 黄雨梅，李昌平 . 难治性 HP 感染的诊治策略研究进展 [J]. 现代临床医学，2020，46（1）：65-68+72.

[7] 韩永海，韩旭，郑亚超 . "韩氏芒针·幕会海里法"治疗急性胃肠炎举隅 [J]. 世界最新医学信息文摘，2018，18（96）：131-132.

[8] 薛茸丹，周炜，刘雅萍，等 . 针灸治疗慢性萎缩性胃炎的 Meta 分析 [J]. 医学综述，2020，26（15）：3097-3106.

[9] 沈长青 . 芒针治疗慢性胃炎 [J]. 内蒙古中医药，2000，19（1）：32.

[10] 谢中灵 . 芒针治疗慢性胃炎 42 例 [J]. 上海针灸杂志，1990（3）：16.

[11] 陆永辉，阎喜换 . 芒针针刺上脘关穴治疗功能性消化不良临床疗效评价 [J]. 针灸临床杂志，2018，34（12）：36–39.

[12] 张绪峰，蒋丽元，王慧 . 不同刺法针刺中脘穴治疗功能性消化不良疗效观察 [J]. 上海针灸杂志，2016，35（2）：141–143.

[13] 董苡余 . 芒针针刺上脘关穴治疗功能性消化不良的临床疗效 [J]. 内蒙古中医药，2020，39（10）：145–146.

[14] 廖威，葛书翰 . 芒针治疗功能性消化不良 40 例 [J]. 实用中医内科杂志，2009，23（10）：9–10.

[15] 李乾苟，王自立 . 中医胃肠病学 [M]. 中国现代医生，2009，47（26）：8–9.

[16] 陈静子，李岩琪，李晓梅，等 . 杨兆钢教授气海穴芒针深刺临床应用举隅 [J]. 针灸临床杂志，2013，29（11）：49–51.

[17] 赵霞 . 芒针提胃针法治疗胃下垂 80 例 [J]. 中国现代药物应用，2011，5（3）：87–88.

[18] 王山，张敏尚，王秋景 . 芒针配体针治疗中重度胃下垂 54 例 [J]. 辽宁中医药大学学报，2009，11（1）：145.

[19] 吕美珍 . 芒针透刺配合中药治疗胃下垂疗效观察 [J]. 四川中医，2009，27（9）：111–112.

[20] 葛书翰，葛继魁，黄晓洁 . 芒针治疗胃下垂 540 例疗效观察 [J]. 中国针灸，1998，18（10）：13–14.

[21] 杨兆刚 . 中国实用芒针治疗 [M]. 天津：天津科技翻译出版公司 .1994，2–22.

[22] 刘新忠，曹治宏 . 糖尿病胃轻瘫的诊断及治疗 [J]. 西部医学，2012，24（2）：306–307.

[23] 刘嵘 . 穴位埋线治疗糖尿病性胃轻瘫 30 例的体会 [J]. 贵阳中医学院学报，2012，34（01）：104–105.

[24] 孙建华，王军媛，张军 . 隔药灸治疗脾胃气虚型糖尿病胃轻瘫的疗效观察 [J]. 上海针灸杂志，2019，38（7）：745–749.

[25] 赵衍斌，王媛，严颖 . 糖尿病胃轻瘫的研究进展 [J]. 辽宁医学杂志，

2004，18（4）：210-211.

[26] 张瑶，时昭红，李阳，等.糖尿病胃轻瘫中西医结合诊治进展 [J]. 中华中医药杂志，2019，34（2）：702-705.

[27] 薛银萍，高彤.芒针为主治疗糖尿病胃轻瘫疗效观察 [J]. 四川中医，2006，24（4）：99-100.

[28] 张继红，张慧岭，寇胜玲.芒针中脘穴为主治疗糖尿病胃轻瘫 30 例 [J]. 陕西中医，2007，28（9）：1223-1224.

[29] 崔怡萍，金泽，陈静.芒针治疗中风后呃逆的临床疗效观察 [J]. 临床医药文献电子杂志，2020，7（14）：44.

[30] 谭馥梅.芒针治疗顽固性呃逆 135 例 [J]. 湖南中医杂志，2003，19（6）：32.

[31] 凤丽瑶.芒针透背俞穴治疗中风后呃逆的临床观察 [D]. 安徽中医药大学，2019.

[32] 陈自雅.芒针配合中药治疗顽固性呃逆 38 例报告 [J]. 甘肃中医，2003，16（3）：32.

[33] 中华医学会消化病学分会胃肠动力学组，中华医学外科学分会直肠肛门外科学组.中国慢性便秘诊治指南（2013 年，武汉）[J]. 中华消化杂志，2013，18（10）：605-612.

[34] LINDBERG G，HAMID S S，MALFERTHEINER P et al. World Gastroenterology Organisation global guideline：constipation –a global perspective [J].J C lin Gastroenterol，2011，45（6）：483-487.

[35] 郭晓峰，柯美云，潘国宗等.北京地区成年人便秘流行病调查及相关因素分析 [J]. 基础医学与临床，2001，21（增刊）：106-107.

[36] 吕建琴，王成伟，刘梦阅，等.电针深刺对功能性便秘患者排便次数及大便性状的影响 [J]. 针刺研究，2017，42（3）：254-258.

[37] 邹康西，刘勇，平昀鹭.电针为主治疗中风后便秘 37 例临床研究 [J]. 江苏中医药，2020，52（5）：64-66.

[38] 孙冬梅，郭丽，赖新生.芒针深刺中脘穴治疗慢性功能性便秘临床研究 [J]. 浙江中医药大学学报，2012，36（7）：812-814.

[39] 刘孔江.芒针治疗中风后慢性便秘 38 例 [J].Chinese Acupuncture

Moxibustion, 2003, 23（12）: 742.

[40] 孙永辉, 李晓峰, 孙立明等. 芒针温针灸对慢传输型便秘肠道传输功能的影响 [J]. 中国老年学杂志, 2018, 38（15）: 3659-3661.

[41] 林庆学, 邓召梅. 芒针治疗结肠慢转运性便秘 42 例 [J]. 光明中医 2014, 29（9）: 1934-1935.

[42] 戴慎, 薛建国, 岳沛平. 中医病症诊疗标准 [M]. 北京: 人民卫生出版社, 2001: 219.

[43] 全仁夫, 陈荣良, 杨迪生, 等. 浅析中医芒针透刺对脊髓损伤效应与机理 [J]. 科技通报, 2013, 29（1）: 47-53.

[44] 曹锐剑, 丁丽丽, 汪湘, 等. 芒针秩边透水道治疗脊髓损伤后尿潴留 87 例 [J]. 陕西中医药大学学报, 2016, 39（1）: 67-68.

[45] 李运峰. 芒针配合温灸治疗产后尿潴留 46 例 [J]. 中医外治杂志, 2010, 19（4）: 36-37.

[46] 李璟, 韩崇华, 程晓晖, 等. 芒针治疗前列腺增生排尿困难: 随机对照研究 [J]. 中国针灸, 2008, 28（10）: 707-709.

[47] 姜学霞. 芒针加电针治疗尿潴留 20 例 [J]. 中国民间疗法, 2016, 24（11）: 27-28.

[48] 周斌, 姚配勇, 伍茜等. 芒针配合膀胱功能训练治疗脊髓损伤后排尿功能障碍的临床应用研究 [J]. 重庆医学, 2013, 42（26）: 3166-3168.

[49] 刘小宝. 盆底肌功能训练预防和治疗产后尿失禁的临床观察 [J]. 中国医药指南, 2011, 9（2）: 21-22.

[50] 王永亮, 王成, 吴俊林. 芒针深刺秩边穴治疗尿失禁尿频 90 例 [J]. 中国针灸, 2013, 33（S1）: 46.

[51] 庞素芳. 芒针为主治疗功能性遗尿症的疗效观察 [J]. 四川中医, 2008, 26（12）: 115-116.

[52] 穆宏志. 芒针温灸治疗遗尿症 98 例疗效观察 [J]. 中国乡村医药, 2008, （4）: 45-46.

[53] 国家中医药管理局. 中医病证诊断疗效标准 [S]. 南京: 南京大学出版社, 1994: 201.

[54] 王子辰. 杨兆钢教授芒针治疗慢性前列腺炎经验 [A]. 上海针灸杂志,

2002，17（4）：22.

[55] 米勇，鲍毅梅，魏建华，等．芒针治疗慢性非细菌性前列腺炎综述 [J]. 新疆中医药，2010，28（6）：78–80.

[56] 黄春明，宁秀丽等．芒针治疗慢性前列腺炎 60 例临床观察 [B]. 医学理论与实践，2006，19（8）：939.

[57] 张学健．芒针透刺治疗慢性前列腺炎疗效观察 [A]. 上海针灸杂志，2009，28（10）：589.

[58] 高宏．芒针深刺加穴位注射治疗慢性前列腺炎 52 例 [B]. 针灸临床杂志，2004，20（3）：39.

[59] 刘悦，曾红文等．芒针配合穴注治疗慢性前列腺炎 46 例 [A]. 新中医，2001，33（1）：47.

[60] 杨铭．芒针治疗慢性前列腺炎 68 例 [B]. 针灸临床杂志，2004，20（6）：23.

[61] 鲍毅梅，景福权，屠江丽，等．芒针配合天灸治疗Ⅲ型慢性前列腺炎的疗效观察 [B]. 针灸临床杂志，2015，31（5）：50.

[62] 中华医学会精神病学分会．中国精神障碍分类与诊断标准．第三版（精神障碍分类）[J]. 中华精神科杂志，2001，34（3）：184–186.

[63] 江小荣．芒针治疗抑郁症 47 例临床观察 [A]. 中医药学刊，2003，21（9）：1567.

[64] 王琳晶，安微，王春英，等．电芒针透刺治疗心神失养型焦虑症的临床观察 [J]. 中医药导报，2020，26（2）：68–70.

[65] 国家中医药管理局．ZY/T001.1～001.9– 94 中医病证诊断疗效标准 [S]. 南京：南京大学出版社，1994：128.

[66] 金泽，邢文．芒针透刺治疗梅核气 [J]. 中西医结合心血管病电子杂志，2020，8（3）：171.

[67] 李珍，牛红月．芒针疏理三焦法治疗中风后抑郁 36 例 [B]. 内蒙古中医药，2008，37（3）：60.

[68] 游国雄．失眠的病因及其诊断与治疗 [J]. 中国实用内科杂志，2003（7）：388–391.

[69] 廖威，孔欣，樊旭，等．风池穴芒针透刺治疗睡眠障碍 [J]. 中国民间疗法，2015，23（6）：17–18.

[70] 陈幸生.采用芒针透刺治疗失眠症 52 例 [A].中国针灸，2002，22（3）：157.

[71] 苟娟平，白小军，郑卫锋，等.芒针透刺督脉组穴配合隔姜灸治疗脑卒中后睡眠障碍疗效及机制研究 [A].山东中医药大学学报，2020，44（2）：151.

[72] 吴宏东，孙自学.芒针针刺代秩边穴治疗功能性阳痿 35 例 [J].中国中医药信息杂志，2003，10（2）：69–72.

[73] 单永华.芒针中药并用治疗阳痿疗效分析 [A].上海针灸杂志，2001，20（2）：15.

[74] 祁岩超，刘振寰.小儿脑瘫的治疗现状与展望 [J].中国实用神经疾病杂志，2006，9（1）：102–105.

[75] 林庆.全国小儿脑瘫座谈会纪要 [J].中华儿科杂志，1989，27（3）：162.

[76] 魏文著，杨冬东，杨振球，等.芒针透刺结合功能训练治疗小儿脑瘫的临床观察 [J].中国康复医学杂志，2008，23（8）：741–742.

[77] 周仲瑛.中医内科学（新世纪第 2 版）[M].北京：中国中医药出版社，2007：306.

[78] 杨加顺，高潇，孙茹，等.电芒针疗法对脑梗死患者上肢运动功能障碍的影响 [J].针刺研究，2015，40（6）：489–492.

[79] 朱宏程，芮仞，王频，等.芒针透刺督脉组穴联合平衡训练治疗卒中后平衡障碍 [J].中医学报，2020，35（5）：1106–1109.

[80] 陈小芦.芒针、体针并用对脑梗死偏瘫治疗作用的观察 [J].中医药临床杂志，2004（03）：268–269.

[81] 李佩芳，齐慧萍，董赟，等.芒针透刺结合肌张力平衡促通技术治疗脑卒中后痉挛性瘫痪 [J].针灸临床杂志，2010，26（3）：1–5.

[82] 王二争，夏清，董赟，等.芒针透刺督脉配合生物刺激反馈治疗脑卒中痉挛性瘫痪的临床研究 [J].安徽医学，2009，30（12）：1397–1398.

[83] 茆阿文，李佩芳，孙培养.芒针透刺躯干肌治疗脑卒中后平衡障碍的临床观察 [J].中医外治杂志，2014，23（1）：34–35.

[84] 程红亮，崔乐乐，张闻东.芒针透刺治疗脑卒中后吞咽障碍的临床研究 [J].云南中医学院学报，2014，37（1）：45–48.

[85] 高春燕，周志杰.周志杰头四针配合芒针治疗假性球麻痹经验 [J].中医药

临床杂志，2017，29（7）：1002-1003.

[86] 王信海，黄学言，笪然梅，等．转舌膏结合芒针治疗脑中风后言语障碍的临床观察 [J]. 中国医药指南，2018，16（17）：19-20.

[87] 刘晓娟．芒针透刺配合温针灸治疗中风后尿潴留临床研究 [J]. 中医学报，2011，26（7）：893-894.

[88] 高乐，牛红月．芒针配合醒脑开窍针刺法治疗脑梗死后尿失禁 30 例 [J]. 河南中医，2014，34（7）：1260-1261.

[89] 崔怡萍，金泽，陈静．芒针治疗中风后呃逆的临床疗效观察 [J]. 临床医药文献电子杂志 2020，7（14）：44.

[90] 胡娜．隔附子饼灸在中风后肩手综合征康复护理中的应用 [J]. 中国现代药物应用，2019，13（9）：218-219.

[91] 刘娜，吴晓丹．针灸联合超短波物理疗法治疗脑卒中后肩手综合征 [J]. 中国老年保健医学，2019，17（2）：50-53.

[92] 张春运，张维．芒针深刺阿是穴治疗中风后肩痛临床观察 [J]. 上海针灸杂志，2013，32（12）：1004-1005.

[93] 王新良，杨延庆，宋平．芒针透刺配合康复治疗中风恢复期肩关节疼痛的疗效观察 [J].《按摩与康复医学》，2015，6（1）：38.

[94] 慕容志苗，牛红月．芒针透刺为主治疗中风后肩手综合征 35 例 [J]. 中国针灸，2018，38（5）：527-528.

第六章　外科及骨伤科病证

对于外科及骨伤科疾病芒针亦擅长治疗，其中又以腰椎间盘突出症应用居多。临床应用中，芒针治疗外科总有效率在 90% 以上。治疗某些外科及骨伤科病证时，使用芒针进行透刺，可达到一刺透多穴的效果，减少了进针数量，可避免多穴进针给患者造成的痛苦，使操作更为简单、快捷；更因芒针刺激大，可强有力地激发经脉之气以进一步提高疗效。

第一节　颈源性眩晕

颈源性眩晕属中医"眩晕"范畴，是临床最常见的一种眩晕症，其特点是眩晕反复发作且与颈部转动有明显关系，多伴有头痛、肩背部疼痛、手臂疼痛或麻木无力，甚至猝倒。严重影响了人们日常的工作和生活。

【诊断要点】

参照国家中医药管理局颁布的《中医病证诊断疗效标准》及《实用神经病学》第 2 版，拟定如下标准：①眩晕，多因体位改变而发生，颈部酸胀不适，曾有猝倒发作；②旋颈试验阳性；③经颅多普勒检查示椎 – 基底动脉供血不足，X 片显示节段性不稳定或钩椎关节骨质增生；④多伴有交感神经症状。

【病因病机】

1. 中医：本病由于患者常年伏案工作，颈部劳损，气血不足，或感受风寒湿邪，以至于颈部经脉不畅，络脉瘀阻，脑髓因气血津液不能上承而致眩晕。

2. 西医：颈源性眩晕是由于颈椎退行性病变而引起的一种继发性眩晕，由椎动脉、交感神经和本体感觉等多种因素异常所导致，常出现椎－基底动脉血流动力学的异常改变。

【治疗方法】

一、芒针循经透刺法

取穴：颈项部膀胱经、督脉。

针刺方法：患者俯卧位，暴露颈部，常规消毒后，采用芒针（0.30mm×100mm～0.30mm×200mm）从平C7棘突开始透刺。医者右手持针，针体方向与肌肉纤维走向形成30°夹角进针后，行于皮下，分别沿患者颈部督脉和双侧足太阳膀胱经循行路线从C7向C1水平方向沿皮透刺（共3针），待针尖到平C1位置后停止进针。然后施以小幅度高频率捻转手法1min，得气后，留针30min。

疗程：每天1次，治疗7天为1个疗程。

二、联合毫针疗法治疗

取穴：头部督脉（百会穴至神庭穴）。

针刺方法：患者俯卧位，头部常规消毒后，用毫针（0.30mm×75mm）沿督脉分2段循经接针2针，从百会穴透向神庭穴。然后施以小幅度高频率捻转手法1min，得气后，留针30min。

疗程：每天1次，治疗7天为1个疗程。

【按语】

根据"经脉所过，主治所及"的原则，取督脉能振奋全身阳气，阳气充足，经脉通畅则气血上行，滋养脑络。百会透神庭可通督脉，补气血，填精补髓。足太阳膀胱经是治疗头颈部疾病的重要经脉，针刺足太阳膀胱经可以调节椎－基底动脉血流速度。因此，沿督脉和膀胱经透刺可以通调经脉气血，使气血供应充足，脑髓得养，则眩晕自止。

透刺作为一种刺法，其理论萌芽于《黄帝内经》。《灵枢·官针》篇曰："直针刺者，引皮乃刺之，以治寒气之浅者也。"循经透刺有加强通经接气，疏散风寒的功效，同时采用小幅度高频率捻转手法可使针感易于传导，提高临床疗效。

【现代研究撷英】

张世卿等采用芒针循经透刺对颈源性眩晕 118 例，治愈 93 例，好转 19 例，总有效率 94.91%。

第二节　颈肩综合征

颈肩综合征是骨科临床常见多发病之一，多见于 40 岁以上中老年人，临床症状表现为持续性或间断性颈肩疼痛，并伴有上肢麻木、肌肉酸痛等症状，严重影响工作和生活。

【诊断要点】

颈肩综合征诊断要点：①年龄 40 岁以上；②经 X 线、CT、MIR 片证实有颈椎骨质增生或伴有椎间隙变窄、项韧带钙化等病理改变；③临床表现有颈、肩、臂痉挛性疼痛或酸胀痛，夜间尤甚，有放射痛；④查体可见肩内外陵、三角肌、肱二头肌长头肌腱等处有压痛，部分患者椎间孔压缩试验及臂丛神经牵拉试验为阳性；⑤病程 6 个月以上多形成关节粘连，出现不同程度的功能活动障碍，后期部分病例可见不同程度的肌肉萎缩。

【病因病机】

1. 中医：中医学认为，颈肩综合征是由于局部气机受阻导致的气血瘀滞。

2. 西医：本病主要由于颈椎软组织粘连、劳损和颈椎椎体位移及退行性改变，引起相应的神经根出现急慢性神经刺激症状。

【治疗方法】

芒针透刺法

取穴：主穴：条口透承山、合谷透后溪、阳陵泉透阴陵泉、太溪透昆仑、大杼透风门、液门透中渚；配穴：颈项酸困取颈夹脊、天柱，手指麻木取曲池、外关，肩部活动受限取肩髃、肩髎、肩贞、天宗。

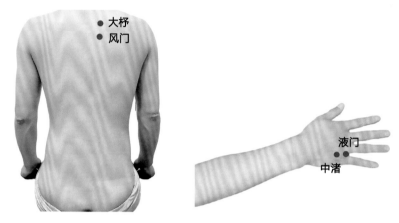

图 6-1　大杼、风门、液门、中渚穴定位示意图

针刺方法：以 75% 乙醇棉球消毒穴位皮肤后，取 0.30mm×100mm 芒针，以左手拇、食指裹棉球捏住针体，露出针尖 0.6 ～ 0.8cm，右手拇、食指夹持针柄，两手同时下压，快速将针尖刺入穴位皮肤，以平刺法进针，针体横卧 <﹕15°角，缓缓透针至对穴。当针刺入一定深度时，以局部出现酸、麻、胀、重感为度。以上穴位采用平补平泻手法，留针 30min。

疗程：每天 1 次，10 天为 1 个疗程，共 1 个疗程。

【按语】

颈肩综合征主要和手三阴经筋及手三阳经筋有密切的关系，皆起于手指末端，结聚于腕关节、肘关节及肩关节，走向躯干头面部，因此症状常见上肢疼痛及活动受限等症状。中医认为经筋依靠脏腑功能来维持，气血充足，经筋功能正常，反之，附加外感风寒湿邪，会出现各种疼痛不适。芒针透刺疗法通过沟通表里经、临近经，增强刺激量。在选取穴位上体现了"上病下取，精简取穴"的治疗原则。条口透承山、合谷透后溪不仅是治疗肩关节疾病的经验用穴，也是激发阳明和太阳经气的关键所在。太溪透昆仑可以调补肾气、开结固元，阳陵泉透阴陵泉健脾祛湿、疏肝利胆，大杼透风门疏风散寒。两者驱邪和扶正相结合，标本兼治，提高疾病疗效，降低复发率。

【现代研究撷英】

杨琼等采用芒针透刺治疗颈肩综合征 50 例，总有效率 98%。

第三节 肩 周 炎

肩关节周围炎是肩关节囊及其周围软组织因急慢性损伤或退行性病变致局部产生无菌性炎症，从而引起以肩部疼痛和功能障碍为主的一种疾病，又称"漏肩风""冻结肩"。

《素问·皮部论》云："凡十二经络脉者，皮之部也，是故百病之始生也，必先于皮毛，邪中之则腠理开，开则入客于络脉，留而不去，传入于经，留而不去，传入于府，廪于肠胃。"

【诊断要点】

肩周炎诊断参照《中医病证诊断疗效标准》中肩周炎诊断标准：①肩关节疼痛，活动时夜间加重，以肩关节前后及外侧为主，有时向颈部或前臂放射，有拘谨感；②在肱二头肌长腱沟部，三角肌前后缘或冈上肌附着处有不同程度的压痛；③肩关节活动受限，尤以上举、外展、外旋、后伸为重，日久肩关节功能障碍；④肌肉萎缩，由于疼痛而活动受限，日久肩部肌肉萎缩，以三角肌最为明显；⑤肩部 X 线检查，早期无特殊发现，晚期骨质疏松或大结节处有密度增高影；⑥其他关节疾病除外。

【病因病机】

1. 中医：年老体虚或者劳累过度导致肝肾精亏、气血不足、复感或外感风寒湿邪，使得各种邪气客于血脉筋肉，引起肩部局部脉络拘急而痛。

2. 西医：肩关节的关节囊周围软组织发生的一种范围较广的慢性无菌性炎症反应，引起软组织广泛粘连，限制了肩关节活动。

【治疗方法】

一、芒针透刺法

取穴：患侧肩前、肩髃、臑会、臑俞等。

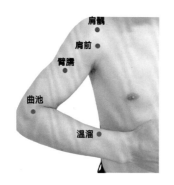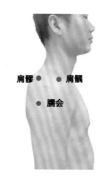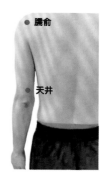

图 6-2　肩前、肩髃、臑会、臑俞穴定位示意图

针刺方法：患者取坐位，显露患侧肩关节，穴位常规消毒，选用 0.40mm×150mm 的芒针。患肢肩关节后伸并屈肘，芒针深刺肩前穴，缓慢进针 100～120mm 透极泉穴，捻转行针，产生针感后即拔针。然后上臂放松下垂，芒针深刺肩髃穴，缓慢进针约 125mm 透臂臑穴，捻转行针，产生针感后即拔针。深刺臑俞穴，缓慢进针约 100mm 至肩贞穴，捻转行针，产生针感后即拔针。平刺臑会穴，针尖针至对侧皮下，提插行针，产生针感后即拔针。最后健手托起患侧上臂使肩平举，芒针深刺肩髃穴透极泉穴，缓慢进针约 125mm 在极泉穴皮下可看到或摸到针尖，提插行针，产生针感后拔针。

疗程：每天 1 次，1 周为 1 个疗程。

二、芒针上病下治法

《素问·五常政大论》曾记载："气反者，病在上，取之下，病在下，取之上。"

芒针透刺阳陵泉可以达到最佳疗效。迅速进针，使病者不知其苦。具体操作：取患侧阳陵泉穴，夹持进针，快速刺入皮下，针尖向下循足少阳经透刺，待患者出现针感时，嘱患者活动患肢，然后行提插捻转行针以增强针感，以上传至患侧肩关节为佳，并协助患者做患肢的被动运动，幅度以患者能忍受为度。

让患者取坐位，两腿屈成直角，患肢同侧条口穴常规消毒用0.35mm×125mm芒针，从条口穴进针，向承山方向透刺，深度约为80～100mm左右，进针后频频捻转，边捻针边嘱患者抬起肩部，并活动患肢，动作由慢到快，不宜用力过猛，活动范围为患侧肩关节有疼痛感，留针20min，留针期间，嘱患者继续活动患肢。

疗程：芒针深刺治疗每天1次，1周为1个疗程。

三、联合锋钩针治疗

取穴：压痛点，每次取1～3个压痛点（在肩关节周围按压找准局部压痛点，用龙胆紫做标记）。

针刺方法：患者取俯卧位或侧卧位，暴露患侧肩部。痛点局部消毒，医者用左手食指、中指紧绷所刺部位的皮肤，右手拇、示、中指持捏针柄，中指置于针身下部，微露针头，针尖与皮肤呈75°角迅速刺入皮下，针头刺所达深度，稍等片刻，将针体扭正与皮肤垂直，然后上下提动针柄，与肌纤维垂直进行勾割，此时可以听到割断皮下纤维的"吱吱"声，每个压痛点上勾割2～3下，勾割完毕使针尖顺针孔而出。出针后可拔火罐。

疗程：锋钩针每周治疗1次。并嘱患者每天坚持向各个方向自行活动肩关节。

四、联合火罐疗法治疗

针刺结束后，使用火罐拔在穴位或治疗部位上，留罐时间为5min，或者以患者局部拔出瘀血为度，结束起罐后用乙醇棉球擦净血迹，也可重复用碘伏棉签消毒针孔，操作结束后外贴创可贴，所有治疗组患者的针孔在治疗的3天内不得沾水，以防发生继发感染。

疗程：火罐疗法每周治疗1次。

【按语】

祖国医学认为，肩周炎多因营卫虚弱，筋骨衰颓，或因局部感受风寒或劳累闪挫，或习惯偏侧而卧，筋脉受迫，气血阻滞而致病，以局部疼痛、肿胀、功能障碍为主症，所以通过辨经分型所取的肩部穴位如肩前穴、肩髃、肩后穴、外臂臑等均是肩周炎在该经的经气阻滞点（病变反应点），采用芒针透刺诸上穴位（即一针透多穴）的方法治疗肩周炎，直接刺激病变所触及粘连处，能够有效地松解肩关节局部的粘连，改善病变部位血液循环状况，有利于局部新陈代谢和致痛物质的清除，促进炎性物质的吸收，加快关节功能的恢复，达到疏通经络、扶正祛邪的作用。

条口穴直刺深透承山穴，这是遵循了上病下取手足同名经的远道取穴原则。肩周炎的病位以手阳明及手太阳为主，手阳明下接足阳明，经气相通，手太阳下接足太阳，以"病在上，取之下"的取穴法，故取足阳明经的条口穴，足太阳经的承山穴。而足阳明胃经在肩部的走向过缺盆而络督脉的大椎，与足太阳膀胱经相交于肩部，条口、承山两穴经气上行同交于肩，所以治疗肩周炎有奇效。

锋钩针在肩部每个压痛点上勾割，具有针刺效应、挑刺效应和剥离松解效应，锋钩针粗硬，针头钩回，钩尖锋利，三面有刃，既有刺络脉放瘀血的锋针作用，又有勾割肌纤维的钩针作用，可直接作用于肩部组织的炎性区或粘连处，能松解粘连，去恶血，疏泄久滞之邪气，解除经络之壅塞，使病理性粘连组织得到有效的剥离和松解，疏通挛缩拘急的组织，使病变组织恢复到原来位置，迅速获得正常活动功能；拔火罐放瘀血具有行气活血、祛风散寒的作用。

【现代研究撷英】

张忠霞采用芒针深刺配合火罐治疗肩周炎 63 例，传统理疗组采用按摩和中频电疗，联合治疗组采用芒针深刺配合火罐，采用视觉模拟评分（VAS）和关节活动度（ROM）评分对两组患者肩关节疼痛和运动功能进行评定，治疗后联合治疗组的各项评分均显著高于传统理疗组（$p < 0.05$）。王飞宇等采用芒针条口穴直刺深透承山穴治疗肩周炎 45 例，常规针刺组均采用毫针针刺，芒针组采用芒针条口穴直刺深透承山穴，治疗后常规针刺组显效 22 例，有效 18 例，总有效率为89%，芒针组显效 31 例，有效 11 例，总有效率为 93%。张江层等采用芒针深刺配合锋钩针、火罐治疗肩周炎 60 例，总有效率为 91.7%。

第四节　肩峰下撞击综合征

肩峰下撞击综合征属中医学"肩痹"范畴，是指肩关节的疼痛及活动受限，症状由上臂上举后肩袖受到肩峰的压迫造成。肩峰位于肱骨头上方，是肩胛骨的前缘，故症状每于臂上举时，肩峰擦过或撞击肩袖的表面时出现。疼痛可能是由于滑囊炎或肩袖本身的肌腱炎引起，也可能是由部分的肩袖撕裂造成。其发病群体自 10 岁儿童至老年人皆有涵盖，极为广泛。

【诊断要点】

参照中华医学会《临床诊疗指南·疼痛学分册》，符合以下情况，确诊为肩峰下撞击综合征。患者主要症状表现为患肩疼痛或肩部无力，专科检查可见：①疼痛弧征阳性：患侧上臂主动或被动外展 60°～ 120°时或内外旋时疼痛，但被动使上臂外展超过 120°时疼痛消失或减轻，该体征仅在部分患者中存在；②检查时肱骨大结节部压痛，外展或内外旋克服阻力时疼痛；③肩撞击试验阳性，该试验对鉴别撞击征有很大临床意义，即肩胛骨保持不动，上臂前举引起疼痛。

【病因病机】

1. 中医：肩峰下撞击综合征属中医学"肩痹"范畴，本病多因患者素体肝肾亏虚，劳累后复感风寒所致，或是暴力牵拉导致血溢脉外，气滞血瘀而致。

2. 西医：本病原因为肩峰下结构基础改变引起肩部在前屈、外展时，喙肩弓与肱骨大结节频繁撞击、挤压，造成肩袖、肱二头肌长头肌腱等组织的损伤、退变。

189

【治疗方法】

一、芒针深刺法

取穴：患侧肩髎穴。

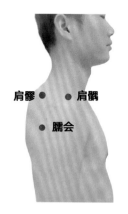

肩髎 ● ● 肩髃

● 臑会

图 6-3　肩髎穴定位示意图

针刺方法：患者取坐位，患侧上肢自然下垂，头转向患肩对侧，取穴为患侧肩髎穴。术者面对患者患侧而坐，常规 75% 乙醇棉球消毒穴位后，以 0.25mm×100mm 芒针沿肩峰与肱骨大结节之间进针，并透刺 60～70mm 向内至极泉附近，患者常有酸麻胀感，可扩散至整个肩关节，亦可有麻电感向下扩散，复出针至浅层，深度约 20 mm；然后术者左手握住患者患肢前臂并屈曲肘关节 90°，亦可轻轻前屈上举患侧肩关节 5°～100°，右手持针自三角肌筋膜透刺，针尖往往可触及收缩的肱二头肌长头，留针约 1～2min，便可在左手托住患肢的情况下以右手缓缓出针。出针后可适当挤压患处针孔，常可见少量淡红色炎性物质流出；以干棉球按压片刻。

疗程：每 2～3 天治疗 1 次，5 次为 1 个疗程。

二、联合被动功能训练治疗

芒针针刺后，术者左手仍托住患肢，右手在患者自觉无痛的范围内向各个方向被动活动肩关节，以增强肩胛骨稳定性及三角肌力量，此时患者常自觉活动度有所增加，治疗完毕后以三角巾悬吊上臂并制动。

疗程：每 2 ～ 3 天治疗 1 次，5 次为 1 个疗程。第 2 次治疗后可嘱患者自行锻炼以增加活动范围，1 个疗程后可增加肌力训练。

【按语】

本疗法选用芒针，立义在通，先自肩髎透刺极泉，疏经通络，以针感缓解疼痛，并为之后的被动运动提高局部痛阈，而后应用特殊体位刺激肱二头肌长头腱周边组织，达到促进患处周边血液循环的目的。在针刺时往往可见患者肱二头肌长头腱处突然收缩，疗法用时虽短，但同时做到了提高痛阈以缓解疼痛、刺激患处以促进修复两大目的。大多数患者在治疗结束时发现无痛范围内肩关节活动范围增大，不仅增强了患者康复的信念，更提高了对医生的主观信任和依从性。

【现代研究撷英】

尚祎程等运用芒针透刺结合被动功能锻炼治疗肩峰下撞击综合征 30 例，痊愈 14 例，好转 12 例，无效 4 例，总有效率 86.7%。

第五节　项背肌筋膜炎

项背肌筋膜炎是临床常见病，因长期使用电脑、伏案、埋头工作致项背部肌肉劳损，或外伤后筋脉损伤，或外感风寒湿邪可导致发病。临床表现为项背部疼痛、强直僵硬、活动不利，有时可牵扯相应肢体出现酸胀、疼痛等症状。《素问·痹论》云：“风寒湿杂至，合而为痹。”《素问·长刺节论》篇曰：“病在筋，筋挛节痛，不可以行，名曰筋痹。”《素问·骨空论》言：“督脉为病，脊强反折。”

【诊断要点】

参照《中医病证诊断疗效标准》：①本病多见于成年人和长期坐站不良体位且肌肉缺乏锻炼者，起病可急可缓，风寒湿邪、急慢性肌肉损伤为常见病因。②颈肩腰背部肌肉不同程度疼痛、僵硬、沉重、酸胀、重滞感，劳累及寒冷刺激可加重反复发作，痛甚伴有肌痉挛，活动受限。③查体：局部肌肉紧张，患处有明显压痛，性质多为定位模糊的隐性酸痛和钝痛，有固定的压痛点和激痛点（区），一般激痛点好发于斜方肌、肩胛提肌、菱形肌、竖脊肌、冈上肌、冈下肌，腰部肌筋区以腰椎两侧筋及第三腰椎横棘突的病变损伤为常见；压痛局限，并非沿着神经分布，并且不具有感觉障碍或反射改变，还可因局部活动而增加疼痛；部分患者在疼痛部位能触及条索状、结节的筋束和筋结，可一个或多个。④实验室检查：除少数患者血沉加快外，多数化验及 X 线片无特殊。

【病因病机】

1. 中医：主要为风、寒、湿邪三气相杂，邪客于经脉，导致太阳经气输布不利，卫外不固，营卫失和，出现恶风怕冷、颈项强痛、四肢关节疼痛等症状，并可影响肝、脾、肾功能，是脏腑功能失调及风寒湿诸邪合而致病，常见颈背挛急、酸痛，头颈腰部活动不利等症状。

2. 西医：肌筋膜炎是颈背部肌肉、筋膜的急慢性损伤所致。亦可由于身体的姿势不良使颈背部肌肉、筋膜局部发生渗出、水肿及血液循环障碍，进而出现纤维性变而肥厚。

【治疗方法】

一、芒针透刺法

取穴：督脉穴位、华佗夹脊穴。

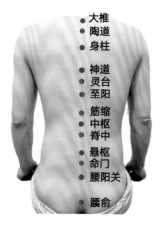
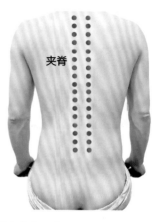

图 6-4　督脉穴位、华佗夹脊穴定位示意图

针刺方法：采用芒针透刺督脉法。患者俯卧位，采用 0.25mm×125mm ～ 0.25mm×150 mm 芒针，选督脉（必选）、华佗夹脊（视病情可选一侧）共三条经脉施针，施针时自上而下行透刺针法。选取症状部位对应脊柱节段之脊上（或脊旁），局部皮肤消毒后，以押手轻提脊上皮肤或以押手绷紧脊旁皮肤，刺手执针，使针尖抵触皮肤，押手配合，利用指力和腕力，压捻结合，自上而下透刺。得气后，接电针以疏密波留针 30min。出针时应先将芒针退至皮下，再轻轻拔出，以免出血或加重局部疼痛。根据症状部位分别选取颈 3 透颈 7、胸 1 透胸 6、胸 6 透胸 12、腰 1 透骶 1。颈腰部透刺时于身下垫一软枕，保证脊椎呈一直线，利于施针。

疗程：每天 1 次，每 5 次为 1 个疗程，最长经 3 个疗程治疗后评价疗效。

二、芒针刺法

取穴：肩背（位于斜方肌上缘中部，肩井穴前 1 寸）、风池、大椎。

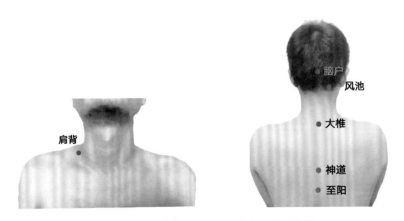

图 6-5　肩背、风池、大椎穴定位示意图

针刺方法：患者采取侧卧位，病侧向上。刺肩背穴时采用 0.25mm×125mm 芒针，针尖向后下方，缓缓按压推进，并可捻转，进针深度为 3 ～ 4 寸，使局部产生胀感，有时可有麻电感向背部放散。取 0.25mm×75mm 毫针刺风池穴可进针 1.5 ～ 2 寸。取 0.25mm×50mm 毫针由大椎穴向上斜刺 0.5 ～ 1 寸。留针 30min。

疗程：每天 1 次，5 天为 1 个疗程。

三、联合艾灸疗法治疗

隔药灸：取百会、风府、大椎、身柱、至阳、筋缩、命门、腰阳关、长强等穴，选脊柱活动受限较重的 5 ～ 6 穴进行施灸。将药饼（药饼：追风草、寻骨风各 50g，丁香、肉桂各 30g，络石藤、防风、独活各 20g，川椒、细辛各 15g，烘干研磨成极细的粉末，用蜂蜜和生姜汁等比例调成膏状，做成直径 2 ～ 3cm，厚度 0.5 ～ 1cm 的圆饼，中间用针刺数个小孔）放在上述穴位上，上面放艾炷施灸，患者感觉烫时可稍移动。

回旋灸：委中及芒针线路上用艾条回旋灸之，委中用旋转灸。灸 10min，病变部位艾灸时间稍长。

疗程：7 天为 1 个疗程，疗程间休息 2 ～ 3 天。

四、联合推拿疗法治疗

首先找出激痛点（指在疼痛肌肉内的痛性硬结及痛性筋束，触压时剧痛，可诱发整个肌肉痛，也是最敏感的压痛点）施以推拿，手法采用推拿捏法。推法：用指或掌在皮肤上做直线形推动。拿法：用手指提拿肌肉，程度以达到酸胀感为度。捏法：用手指挤捏肌肉、韧带组织。拇指在上，其余指在下，待捏住肌肉后上下指辗转挤捏。

疗程：每次 10 ～ 20min，5 次为 1 个疗程。

【按语】

芒针透刺督脉和华佗夹脊治疗本病，意在取督脉为"阳脉之海"，总督一身之阳。阳气独有的温煦、推动作用可以刺激、激发经脉之气，促进病变部位气血运行，更配伍华佗夹脊增强局部刺激，疏通经络，通则不痛。治疗颈背部肌筋膜炎时，使用芒针进行透刺，则利用了芒针一刺透多穴的特点，减少了进针数量，可避免多穴进针给患者造成的痛苦，使操作更为简单、快捷；更因芒针刺激大，可强有力地激发经脉之气以进一步提高疗效。艾灸的温经散寒作用，使局部皮肤充血，毛细血管扩张，增强局部的血液与淋巴循环，缓解和消除平滑肌痉挛，使局部的皮肤组织代谢能力增强，促使炎症渗出物、血肿等病理产物吸收。隔药灸具有艾灸和药物的双重作用，此疗法火力温和，其热力穿透皮肤直达组织深部，患者易接受，适用于各种慢性疾病的治疗。治疗时与药物同灸，借助火力以升药力，使艾灸和药物的作用直达病所，加强了艾灸的镇痛作用，从而改善了血液循环，调整了机体的代谢和免疫功能紊乱。

【现代研究撷英】

曾伶采用芒针透刺督脉为主治疗项背肌筋膜炎 152 例，治疗组 76 例采用芒针透刺督脉法，对照组 76 例采用普通针刺法，结果：治疗组治愈显效率为 81.58%，对照组 60.52%，差异有统计学意义（$p < 0.05$）；在改善疼痛方面，两组治疗前后组间比较差异无统计学意义（$p > 0.05$），但两组治疗前后组内比较有统计学意义（$p < 0.01$）。刘宝国等采用芒针结合隔药灸治疗背肌筋膜炎 60 例，显效率 38.3%，总有效率 93.3%。孙巧玲采用芒针配合推拿治疗颈肩肌筋膜炎 32 例，痊愈 27 例（1 个疗程痊愈 16 例，2 个疗程痊愈 11 例），有效 5 例，总有效率 100%。刘文国采用芒针和回旋灸治疗背肌筋膜炎 200 例，症状完全消失、功能活动正常为痊愈，共 178 例，占 89%；症状基本消失、功能改善 22 例，占 11%。

第六节　急性腰扭伤

通过对急性腰扭伤进行研究后发现，主要症状为腰椎活动受限，以及腰部伴有疼痛反应。这种疾病主要与督脉有关。足太阳膀胱经络受损，气滞血瘀。在临床治疗中，针尖穿透韧带、腰肌和筋膜，当针下有阻力和涩滞感时，可以小幅度进行提插，或采用针行震颤法，随着针体使针感慢慢进入，直接到达疾病部位，刺激经络之气，使气血顺畅流动，缓解肌肉痉挛，加速炎症产物的新陈代谢，缓解疼痛。

【诊断要点】

结合《中医病证诊断疗效标准》的要求进行制定。诊断要点为：①病人伴有腰部扭伤症状，大多为青壮年群体；②病人的腰部疼痛严重，活动受到影响，无法坐立、翻身，也不能走路，为了缓解疼痛只能保持某种姿势；③臀肌与腰肌发生痉挛反应，损伤位置的压痛点十分明显，脊柱表现为生理弧度变化的特征。

【病因病机】

1. 中医：该病根据临床表现属中医"血瘀腰痛"范畴。腰部用力不当，导致腰部跌仆外伤，损伤腰府，气机壅滞，出现血络瘀阻，从而诱发腰痛。

2. 西医：当出现急性损伤后，会导致韧带与肌肉遭到强大的外力，造成韧带纤维与肌肉发生断裂。当腰部受损后，会产生保护性腰肌痉挛的症状，由痉挛诱发疼痛症状，并陷入恶性循环的状态，最后出现软组织水肿、充血等反应。

【治疗方法】

一、芒针透刺法

取穴一：嘱患者采用俯卧位并进行腰椎触诊。通常在腰椎棘突旁或腰肌附近可发现 1～2 个阳性反应点（即压痛点），有些可触及条索状结节。压痛点或条索状结节是治疗部位。

针刺方法：医生和患者的局部皮肤消毒后，选择 0.40mm×125mm 的芒针，针体握在左手拇指和食指。针头从反应点上方略高的位置快速刺入。通常针头与皮肤夹角约 15°～30°，针体与肌肉走行方向相同。进针时，左手拇指和食指撑开患处部位的皮肤，使针头能迅速进入并穿透阳性反应点，方向大多是沿着经络或肌纤维走行方向自上而下。在进针过程中，如果针下有阻力，有涩滞感，则采用小幅度提插和震颤法。动作应轻柔，提插范围应较小。留针 5min。当局部反应点的肌肉张力显著降低时，此时针下阻力显著降低，没有涩滞感时，将针退出。

疗程：每天治疗 1 次，3 次为 1 个疗程。

取穴二：第三腰椎棘突旁。

针刺方法：医生和患者的局部皮肤消毒后，选择一根 0.40mm×125mm～0.40mm×175mm 的芒针。左手拇指按于第三腰椎棘突的旁边，右手拇指、食指和中指用无菌棉球包裹针体，针迅速穿透第三腰椎棘突上的皮肤，使针尖向腰俞穴方向倾斜，不伴有酸麻胀痛，即为取得良好效果，在骶尾椎扎入针尖之后，右手握住针柄，并实施提插震颤法，时间大约为 1～2 min，重复 2～3 次的操作之后，留针时间为 5min。

疗程：每天治疗 1 次，3 次为 1 个疗程。

二、联合点穴法治疗

医生按压双侧承山穴，使其感觉有较强的酸胀感。左右承山穴各点按 2 次，同时，患者的膝关节和髋关节应弯曲，医生的胸部和腹部应按压患者的腰骶部，使之被动完成屈膝屈髋。

疗程：每天治疗 1 次，3 次为 1 个疗程。

三、联合火罐疗法治疗

使用大口玻璃罐（1 号罐或 2 号罐）施行走罐法。在针灸部位和腰骶部受伤的肌肉处，沿单一方向从上到下走罐，直到皮肤发红。走罐后，让患者站立，做小幅度的前后、左右旋转来活动腰部。如果患者疼痛严重，医生可以站在其身后，紧紧支撑其髂腰肌，帮助其进行活动，一般约 3 ～ 5min。

疗程：每天 1 次，5 次 1 个疗程。

【按语】

承山穴属于膀胱经络，急性腰扭伤的损伤部位正是膀胱经络的主要部位，所以按压承山穴可以疏通膀胱经络中的气血。患者屈膝屈髋，医生将胸部和腹部压在患者的腰骶部，被动完成屈膝屈髋。此动作的目的是拉伸腰椎，对损伤的腰肌进行理筋，调节关节的滑膜嵌顿和轻微关节错缝，达到理筋整复的目的，有助于提高治愈率，为受伤组织和肢体功能的恢复创造良好条件，并达到缓解全身疼痛的目的。

如果腰骶部皮肤受损或出血，不宜用闪罐。

【现代研究撷英】

钮铭等采用芒针透刺配合被动屈髋屈膝治疗急性腰扭伤 40 例，治疗 1 次腰部疼痛消失，脊柱活动正常者 19 例，占 47.5%；经过 2 ～ 3 次的治疗后，腰部疼痛症状显著改善，在脊柱活动方面，基本上处于正常的病人有 13 例，占总比例的 32.5%；治疗 2 ～ 3 次腰部疼痛较前好转，脊柱活动受限较前减轻者 6 例，占 15.0%；治疗前后腰部疼痛和活动无改善者 2 例，占 5.0%。总有效率 95.0%。时延彬采用芒针与走罐治疗急性腰扭伤，痊愈 60%，显效率 23.3%，有效率 13.3%，无效 3.3%。

第七节　腰椎间盘突出症

腰椎间盘突出症是一种临床常见的腰椎退行性疾病，临床多表现为腰部疼痛，伴有下肢疼痛或麻木。一般多有腰部扭伤史，其疼痛多为剧烈的单侧疼痛，其疼痛可沿坐骨神经分布区向下肢放射至大腿后侧、小腿外侧以及足跟、足背，脚趾等固定的区域。由于普通毫针较短，其刺较浅，而腰椎间盘突出症的病变部位距离体表较深远，导致普通毫针难以刺到病变所在，疗效不佳；而芒针较长，可直达深层病变所在，有效疏通机体深层的经络气血，起到良好的治疗作用。《素问·调经论》曰："病在脉，调之血，病在血，调之络，病在筋，调之筋，病在骨，调之骨……"故以芒针直刺深透之法治疗腰椎间盘突出症之"深邪远痹"诸证。

【诊断要点】

腰椎间盘突出症诊断要点：①本病常见于中青年，以男性患者居多，且多有外伤、积累性损伤和感受寒湿之邪的病史；②常见症状为反复发作的腰腿痛及单纯腿痛，伴随棘间及椎旁有固定压痛点，疼痛沿臀部及下肢放射，常因咳嗽或喷嚏等动作而加重；③患病腰椎出现侧弯、平腰或后凸畸形致使腰部活动明显受限；④患肢肌肉常发生萎缩，受累神经根区的皮肤感觉减退或迟钝，患者可感觉患侧肢体麻木，踝及拇趾背伸力呈减弱趋势，腱反射减弱或消失；⑤影像学特点为 X 线片无骨关节改变，但显示腰椎侧弯、平腰、椎间隙变窄或前窄后宽，同时 CT 检查可发现突出物的直接影像。

【病因病机】

1. 中医：腰椎间盘突出症在中医学中属"痹症""腰痛""腿痛"范畴，其病因较为复杂，系因外感风寒湿邪，闪挫坠堕，劳伤肾气所致的痛证，其本质为经络阻塞，气血凝结不通之证。

　　2.西医：本病是腰椎间盘发生退行性改变以后，受外力作用下，其纤维环部分或全部破裂，单独或者连同髓核、软骨终板向外突出，刺激或压迫窦椎神经和神经根引起的以腰腿痛为主要症状的一种病变。

【治疗方法】

一、芒针透刺法

　　取穴一：主穴取腰俞、命门、肾俞、关元俞、秩边或环跳，配穴取阳陵泉、阴陵泉、阳辅。

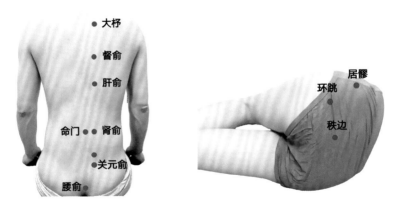

图 6-6　腰俞、命门、肾俞、关元俞、秩边、环跳穴定位示意图

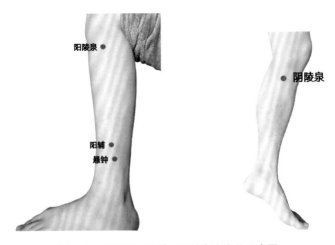

图 6-7　阳陵泉、阳辅、阴陵泉穴定位示意图

199

针刺方法：各穴位常规消毒后，选用 0.28mm×125 mm 芒针，先横刺（与皮肤成 15°～20°的角进针）腰俞，针尖透向命门穴，深度为 3～5 寸；若病变部位在 L3／L4、L4／L5，则取肾俞先直刺 0.3 寸后针尖转入下方透刺向关元俞，再取环跳穴与臀面垂直进针，向下针刺 3～5 寸，使针感放射至足外侧；病变部位在 L4／L5、L5／S1 者，则取秩边针尖垂直刺入，深度 3～5 寸，使针感放射至足大趾；若伴小腿后侧痛，则针直刺阳陵泉透至阴陵泉；若小腿外侧痛，则针刺阳陵泉与皮肤成 20°～30°角进针透向阳辅穴，深度为 3～5 寸。

疗程：留针 20～30min，每天 1 次，5 天为 1 个疗程。

取穴二：腰中穴。

腰中穴定位：在带脉和腋中线的交点，髂前上棘顶端上一横指。

针刺方法：患者取侧卧位，双下肢位于上者呈屈膝状，位于下者伸直，医者面对患者背侧面施针，常规消毒皮肤后，选用 0.30mm×150mm 芒针选准穴位，垂直于皮肤缓缓进针 4～4.5 寸，深刺至第 4、5 腰椎棘突间（或相应棘突间）的腹侧面，有针感后施重提轻插补泻法，患者感觉自针刺部位有热流及电流样麻感放射至足跟和足尖相应反射区后即出针。

疗程：每天治疗 1 次，10 次为 1 个疗程。

二、联合长针刺法治疗

取穴：与病变椎间盘相对应的华佗夹脊穴、环跳、秩边。

针刺方法：患者取患肢在上侧卧位或腹下垫枕俯卧位。华佗夹脊穴采用 0.30mm×75mm～0.30mm×150mm 长针，穴位常规消毒后，采取双手夹持进针法进针，进针角度选择直刺或稍偏向脊柱方向斜刺，进针深度至 40～55 mm 左右，当针下有骨样感时说明可能刺到横突，此时可将针稍向上提起后变动针尖方向从外上方绕过横突，再向内下方刺入 15～25mm，使针尖到达棘间韧带周围、上下关节突附近，行轻柔雀啄手法 30s～1min 左右，患者感觉到局部有酸胀热感即为得气，若患者感觉有明显放射样针感向患肢放射至足底部，应即刻出针，但不可强求传导感，以免加重局部肌肉紧张。环跳和秩边针刺选用 75～100mm 长针，常规消毒后，双手夹持进针，注意刺手和押手密切配合，轻捻缓进，以患者感觉局部出现酸胀热感并向下肢放射性针感 3 次为度，上述腧穴均不留针。

疗程：每天治疗 1 次，10 次为 1 个疗程。

三、联合牵引疗法治疗

采用电动间歇式牵引床进行牵引，牵引质量开始使用体质量的 1/3。3 天后加至体质量的 1/2，1 周后加至体质量的 2/3。牵引时间为 20min，牵引结束后平卧 20min。

疗程：每天 1 次，10 天为 1 个疗程，疗程间休息 5 天。

四、联合推拿疗法治疗

方法一：

1. 放松手法：患者俯卧，腹下置一垫枕，使腰椎前凸减少，对两侧骶棘肌和患肢行点按、掌揉、㨰法等，压力由轻至重，使肌肉充分放松。

2. 正骨手法：患者侧卧，腰部置一垫枕，健肢在下呈伸直位，患肢在上呈屈膝屈骨盆位，使椎间隙后部开大，上肩向后，靠床面肩向前；术者立于患者面前，一肘压于患者大转子处，一肘压于肩前部，两肘相对用力推骨盆向前、肩臂向后，做腰椎旋转，持续数秒，当力点集中于患椎时，骤然用力，使关节复位，可闻及弹响声。

3. 强壮手法：患者俯卧，对患椎、患肢软组织之硬结、条索、痉挛依经络走向行点按、弹拨、拍击等手法，舒缓经筋。

疗程：患椎复位后正骨手法隔天 1 次，其他手法每天 1 次，5 天为 1 个疗程。

方法二：定点旋转复位法

以患者 L4 - L5 椎间盘突出并左侧坐骨神经受压，L4／L5 棘旁左侧压痛为例。患者先俯卧于按摩床上，于腰部及双下肢行按、揉、㨰法 20min 后，让患者坐于床的一侧，双膝成 90°垂于床边，双手交叉抱于枕后，助手站于患者对面，用右前臂固定患者右大腿根部，令患者不能左右移动，术者先将左上肢由患者左腋下绕至颈后部，使左手扣于颈后，将右手拇指置于压痛明显棘突或向左偏歪棘突左侧，使患者尽量向前弯腰，并向左侧转动，待有阻力时，令患者尽量吸气后再尽量呼出气体，当呼气终末时，术者左手臂用力旋转，同时右手拇指用力推按。可听到"咯噔"声，手法完成。右侧压痛反之。

疗程：隔天 1 次，10 次为 1 个疗程。

方法三：手法整复法

患者取俯卧位，采用擦、推等手法，在患者腰背、下肢后外侧，操作 3～5 遍，然后点、按上述穴位，重点在腰椎间盘突出的部位，点按作用力与脊柱呈 45°角向下的方向；然后再根据影像学检查选择正骨手法，如髓核向后外突出，则患者取侧卧位，健侧在下，患侧在上，施以擦、推等手法在患肢外侧操作 3～5 遍后，然后采用左右斜扳法，先患侧再健侧，左右各 1 次。如髓核向四周膨出或向后突出则患者仍取俯卧位，医者一手按住突出部位，一手托起双下肢，双手反方向同时使力，使患者腰椎极度后伸，连续后扳 3～4 次。最后患者取仰卧位，用擦、推、拿、擦等手法放松患侧大腿前侧；然后被动直抬患肢，并在直抬到极限后，强力背伸踝关节，病人有下肢麻木感，最后采用放松手法，结束整个治疗。让患者卧床休息 10min 后，采用腰围固定后起床。

五、联合功能锻炼治疗

俯卧位，头转向一侧，双下肢伸直，双上肢置于身体两侧，掌心向上。先两腿交替做过伸动作，接着两腿同时做过伸动作，然后两腿不动，上身做背伸动作，最后，上身与两腿同时做背伸动作。要领：锻炼时腰肌、上肢肌肉和下肢肌肉要用力收缩，尽量使上胸及下腹部离开床面。每天 2 次，每次 15min。

六、联合艾灸疗法治疗

药饼制作：取当归、川芎、熟附子、狗脊、乳香、没药、血竭、元胡、肉桂、丁香、细辛各等量，混合后研为细末，加入适量黄酒、蜂蜜调和制成直径约为 3cm、厚度约为 0.5cm 左右的药饼备用。

取穴：取神阙穴，另根据突出节段（L4 / L5 突出者取腰阳关、L5 / S1 突出者取十七椎下）进行隔药灸。

操作方法：以背部腰阳关和十七椎下先行施灸，而后灸神阙穴。将药饼扎 7 个小孔，而后以金艾绒制成高 1cm、底径 1.5cm 的艾炷，置于药饼上方点燃施灸，连灸 5 壮。灸完后，将药饼以胶布固定于穴位，待 1～2h 后取下。

疗程：每天施治 1 次，1 周为 1 个疗程。

【按语】

本病病变性质为腰椎间盘发生退行病变后，髓核突出压迫神经根所致，因其病变部位较深，而芒针较长，可直达病所，发挥较强的治疗作用，弥补普通毫针体长较短难达病所的不足之处。在芒针治疗的同时，可积极配合牵引、推拿、手法复位等方法治疗，有助于缓解局部肌肉紧张，减轻脊神经受压，减轻疼痛。

【现代研究撷英】

张志松等采用定点旋转复位配合芒针治疗腰椎间盘突出症 200 例，临床治愈 172 例，好转 28 例，总有效率 100%。孙善斌等采用芒针结合正骨手法治疗腰椎间盘突出症 30 例，临床治愈 10 例，显效 10 例，症状改善 8 例，总有效率 93.3%。杨光采用芒针深刺腰夹脊穴治疗腰椎间盘突出症 140 例，临床治愈率 57.86%，好转率 37.14%。鄢路洲等采用芒针为主治疗腰椎间盘突出症 180 例，总有效率 97.78%。

第八节　第三腰椎横突综合征

第三腰椎横突综合征属中医学"痹症"范畴，又称为第三腰椎横突周围炎、第三腰椎横突滑囊炎，是指因为第三腰椎横突周围组织的损伤导致慢性腰痛进而出现以第三腰椎横突处明显压痛为主要特征的疾病。该病常见于青壮年，体力劳动者尤为多见。患者常自觉腰部疼痛，疼痛程度和性质不一，弯腰时疼痛加剧；且因为该病会影响邻近的神经纤维，患者常伴有下肢疼痛，严重时行走翻身困难。

【诊断要点】

参照《中医病证诊断疗效标准》，符合以下情况，确诊为第三腰椎横突综合征，具体包括：①病因：有腰部受凉、慢性腰肌劳损、弯腰扭伤史等；②症状：有一侧慢性腰痛症状，表现为久坐、直起困难，晨起时疼痛加剧，且有向下肢放射疼痛至膝部的可能；③体征：患者压痛症状明显，主要集中在第三腰椎横突处；④影像学检查：X 线片提示腰椎横突过长。患者常有单侧或双侧腰部疼痛，腰背僵硬，久站、久坐或弯腰转侧时疼痛加重，严重者行走困难，久坐后站立时常以单手或双手扶腰，通过卧床休息后疼痛可缓解，腰部劳累后疼痛又加重，严重者在床上翻身转侧都感到困难，轻者不能弯腰，或者站立工作不能持久，时常因遇阴冷气候而腰痛加重。

【病因病机】

1. 中医：伤筋是第三腰椎横突综合征的最主要发病机制，慢性积劳、外力损伤、外邪侵袭以及体质虚弱均是伤筋的重要原因。中医认为气滞血瘀、气血两虚是伤筋的主要病机。其中气滞血瘀则经脉不通，不通则痛；气血两虚则经脉不荣，不荣亦痛；同时，因为气为血之帅，气行则血行，若气虚，则血行必然乏力，导致血虚，血虚则血脉涩滞、气血瘀滞。

2. 西医：本病属于慢性软组织损伤的范畴，机械性因素当中的长期固定体位、不当姿势以及其他慢性持续性静力性损伤等原因导致的软组织损伤是重要发病机制。也有观点认为，急性腰扭伤等急性外力损伤之后的误治、失治是该病的重要发病机制之一。

【治疗方法】

一、芒针深刺法

取穴：阿是穴。

针刺方法：患者取俯卧位，在患者第三腰椎横突端用力指压，找准最痛点，穴位常规消毒后用 0.40mm×100mm 芒针进针，缓慢进出，无捻转，至病变横突端处，当患者穴下有酸重感且医者手下有阻滞感时，以雀啄手法点刺 3～5 次，留针 30min。

疗程：每天 1 次，10 次为 1 个疗程。

二、联合中药疗法治疗

地龙散治疗方案：以地龙散为基础方并辨证加减用药。

地龙散组方：地龙 12g，当归尾 10g，苏木 10g，桃仁 10g，肉桂 10g，麻黄 8g，黄柏 8 g；天冷痛感加重者加细辛 6g；腰部沉僵酸痛、活动不利者加薏苡仁 30g，伸筋草 20g，苍术 8g；外伤后腰痛加剧、活动明显受限者去肉桂，加没药

6g，乳香 6g；第三腰椎横突末端有痛性结节者加丹参 15g，三棱 10g；痛引下肢者加牛膝 10g。

疗程：每天 1 剂，水煎，早晚分服。连服 20 天。

【按语】

《中医辞释》将阿是穴定义为"穴位不在经络循行线上，而'以痛为腧'，即哪里痛哪里就是针刺或施灸的穴位"。结合以往文献与临床经验，阿是穴除了疼痛点之外，还应该注意局部按压时候的条索感、结节样黏连、肌肉痉挛等病理反应点，同时结合患者明显的麻木感、酸胀感的反应点或按压后患者自觉疼痛减轻的反应点。芒针深刺阿是穴能够直接改善局部的神经血管舒张、收缩功能，调整局部的血供情况，让受到损伤的软组织能够得到修复；另有研究证实，刺激阿是穴能够对神经末梢产生刺激作用，促进人体分泌镇痛的内啡肽、胆碱能以及内源性阿片样物质。

《医宗金鉴》认为："伤损腰痛背痛之症、瘀血留于太阳经中所致者，宜用地龙散。"地龙散中地龙活血善行，下达通络解痉，是为君药；当归尾、苏木、桃仁可活血化瘀，能通经散结；肉桂、麻黄温经通脉，引药入太阳；黄柏既可以治血瘀之郁，又能够牵制肉桂、麻黄之温燥，兼具反佐之力。诸药共用，有活血固本之功，起瘀血得散、寒湿得除、经络通利、疼痛自消之效。

【现代研究撷英】

邱晓琼等运用地龙散联合芒针深刺阿是穴治疗第三腰椎横突综合征 40 例，总有效率 97.5%，两组治疗后 VAS 评分、日常生活能力评分、临床症状评分均较治疗前明显降低（$p < 0.05$），且观察组各项评分均明显低于对照组（$p < 0.05$）；两组均未见明显不良反应。结论：地龙散联合芒针深刺阿是穴治疗第三腰椎横突综合征疗效显著，且安全性好，值得临床推广应用。

第九节　腰脊神经后支综合征

腰脊神经后支综合征属中医学"腰痛"范畴，腰痛是临床上常见病证之一，其病因复杂，其中仅有15%～20%能找到明确病因，绝大多数腰痛的发病原因不明，临床上称为非特异性腰痛。研究发现非特异性腰痛的产生与腰脊神经后支末梢所支配的结构有关，而腰脊神经后支综合征约占非特异性腰痛的80%。临床上治疗腰脊神经后支综合征以非手术治疗为主，目前国内学者多采用射频热凝、冷冻及神经阻滞等有创治疗，疗效不一。

【诊断要点】

腰脊神经后支综合征的诊断要点：①急慢性腰痛，可伴臀部和大腿部痛，但腿痛不超过膝关节；②无下肢感觉、反射和肌力异常；③脊柱X线、CT、MRI检查正常；④腰骶部主诉痛区上方2～3个脊柱节段的横突根部有压痛点；⑤排除内脏疾患所致的腰痛。

【病因病机】

1. 中医：本病属中医"腰痛"范畴，腰痛病位在腰，与肾、肝、脾、心关系密切；病因多以肾精亏虚、风寒湿邪、瘀血阻滞、脏腑经络疾病、情志内伤为主。其中肾虚为本，外邪及跌扑闪挫为标，病性多为虚证，实证较少。

2. 西医：腰脊神经后支综合征是指由于腰部脊神经后支受到诸如损伤、炎症、粘黏连、瘢痕挛缩等刺激引起的脊神经后支末梢分布区域的疼痛反应，属于非特异性腰痛的范畴。腰脊神经后支发出至横突段是解剖上及生物力学上最易损伤部位。正是由于脊神经后支的这些解剖特点，决定了其易受机械牵拉和卡压刺激；当孔道周围的组织受到损伤，发生炎症改变或出现瘢痕等病变时，孔道变形、缩窄甚至紧锁而挤压通过的神经，神经受到机械压迫损伤后，神经内毛细血管通透性增高，导致水肿形成，从而使神经内压增高，影响神经根的营养输送，造成瘀血或缺血，从而诱发临床症状。

【治疗方法】

芒针深刺法

取穴：邵氏点，辅以肾俞、气海俞、大肠俞、腰宜、秩边穴。患者单侧痛者取患侧，双侧痛者取双侧。

邵氏点定位：采用腰脊神经后支定位法，在患者主诉痛区的上方 2～3 个脊椎节段的横突根部可找到压痛点即邵氏点。腰宜穴定位：第四腰椎棘突下旁开 3 寸。

针刺方法：患者取俯卧位，充分暴露治疗部位，穴位皮肤常规消毒，采用 0.35mm×125mm 芒针，刺手持针沿邵氏点快速捻转直刺进针 40～50mm，待针感向主诉痛区放射，稍作停顿，行均匀捻转手法缓慢退针 10～15mm 时针尖变向朝主诉疼痛区域中心部位透刺进针 80～110mm，此时，患者腰臀部或大腿部可出现明显的放射感、发胀感或发热感；肾俞、气海俞、大肠俞斜刺（针体与皮肤成 40°～60°角）进针 70～90mm，针尖向相应脊椎节段横突根部上沿透刺，手法同前；腰宜穴直刺进针 70～100mm 至得气；秩边穴针尖朝向臀横纹方向斜刺进针（针体与皮肤成 40°～60°角）90～110mm，施提插捻转手法，得气后留针 30～40min，每隔 15 min 行针 1 次。

疗程：每天 1 次，5 次为 1 个疗程，疗程间休息 2 天。

【按语】

本病疼痛部位为足太阳膀胱经的循行区域，依据"经络所过，主治所及"的治疗原则，循经选取肾俞、气海俞、大肠俞、腰宜、秩边穴，并结合现代医学神经解剖知识，将腰脊神经后支主干的体表投影点即邵氏点作为本病治疗的切入点，采用芒针深刺针法治疗腰脊神经后支综合征。

【现代研究撷英】

赵文等运用芒针治疗腰脊神经后支综合征 30 例，治愈率为 76.67%，总有效率 93.33%。

第十节　坐骨神经痛

坐骨神经痛是一种放射痛，主要沿坐骨神经区域分布，可常见于腰部、臀部、足背外侧、大腿后侧以及小腿后外侧等部位。发生于足少阳经与足太阳经。在进行治疗时，考虑到属于中医的"深邪"范畴，因此，按照"深邪远痹"的基本原则，可以采用芒针方式进行治疗。

【诊断要点】

临床分型：

1. 根性坐骨神经痛

最常见的病因是：腰椎间盘突出症在疲劳、弯曲或剧烈活动的诱导下急性或亚急性发作，少数是慢性发作。疼痛一般从腰部开始，逐渐放射到臀部、小腿、大腿后部等部位，常伴有烧灼样疼痛或针刺样疼痛。根据体格检查的结果显示：Kernig 征（克匿格征）与 Lasegue 征（直腿抬高试验）均为阳性反应。

2. 干性坐骨神经痛

由于病因存在差异，起病缓急也有所不同，如果是由外伤或受寒导致，大多表现为急性起病，在活动以及行走时，容易导致疼痛更加严重，臀点以下即为压痛点，Lasegue 征呈现为阳性，Kernig 征大多呈现为阴性，脊柱侧弯多弯向患侧，可以减轻对坐骨神经干的牵拉从而缓解疼痛。在诊断疾病时，必须要结合多种疾病进行鉴别，包括腰椎间盘突出、马尾肿瘤等。除此之外，也要对腰椎结核等疾病予以充分考虑，在病人发生干性坐骨神经痛的情况下，要考虑到是否存在受寒以及感染史，骶髂关节等部位的病变，也可以采用肛指、妇科检查等多种方式查明病因。

【病因病机】

1. 中医：针对坐骨神经痛而言，在中医学领域隶属于"腰腿痛""坐臀风""痹症"范畴，大多是由风寒湿邪留注经络，阻滞经脉，导致气血运行不畅而引起的。中医学论著《素问·痹论》篇曾提出"风寒湿邪杂至，合而为痹也"。《严氏济生方·诸痹门》也曾阐述道"皆因体虚，腠理空虚，受风寒湿气而成痹也"。

2. 西医：坐骨神经痛可分为原发性与继发性两种。原发性坐骨神经痛多因感染或中毒等直接损害坐骨神经所致，以单侧发病较多见，病因即为潮湿、寒冷、牙龈炎、扁桃体炎以及前列腺炎等多种疾病感染所致；而继发性坐骨神经痛的发生，则是因为坐骨神经通路的周围组织发生病变，导致该神经受到破坏、刺激以及压迫所导致的，发病分为双侧与单侧两种。

【治疗方法】

一、芒针透刺法

取穴：腰三针、臀三针。

配穴1组：阳陵泉、三阴交。

配穴2组：承扶透髀关、承山透委中。

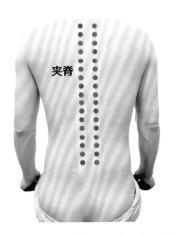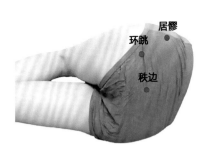

图6-8 夹脊穴、秩边、环跳、居髎穴定位示意图

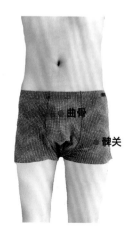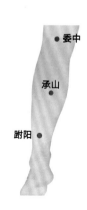

图 6-9 髀关、承山、委中穴定位示意图

治则：腰三针为华佗夹脊穴；臀三针为秩边、环跳、居髎。

根性坐骨神经痛主穴为腰三针、臀三针；

干性坐骨神经痛主穴为臀三针；

小腿前外侧至足趾重者选腰三针、臀三针为主穴；

小腿后侧至足趾痛重者以腰三针为主穴。

针刺方法：在臀三针部位处，取 0.30mm×125mm ～ 0.30mm×150mm 芒针，对其进行直刺。在腰三针部位，则可取毫针直刺 3 ～ 4 寸之后，采用提插手法。取 0.30mm×330mm 芒针从风市进针沿胆经向上横刺，取 0.30mm×330mm 芒针从阳陵泉向三阴交方向斜刺。承扶向髀关直刺 4 ～ 5 寸，取 0.30mm×250mm 芒针从承山斜向上透刺至委中，行捻转泻法。针感要求：臀三针 / 腰三针针刺时令针感向下放射数次。余穴局部有酸胀感即可。一般留针 20min。

疗程：疼痛重者每天 2 次，疼痛较轻每天 1 次，10 次为 1 个疗程，每个疗程间隔 3 天。

二、联合刺络拔罐法治疗

取穴：取患侧大肠俞。

操作方法：采用三棱针，点刺大约 3 ～ 4 下，使用大号玻璃罐，并利用闪火法进行拔罐，出血大约为 3 ～ 5mL，留罐 5 ～ 10min。

疗程：隔日治疗，5 次为 1 个疗程。

三、联合耳针疗法治疗

取穴：主穴取腰椎、坐骨神经、神门、臀（均为同侧），配穴取肝、膀胱。

操作方法：对病人进行消毒处理后，选择应用 0.40mm×13mm 毫针，迅速刺入穴位，在出针之后，使用消毒棉球对针孔进行揉按，以减少出血。

四、联合推拿疗法治疗

对腰椎间盘突出症病人采用推拿方法进行治疗，可以减少椎间盘内压力，使盘外压力增加，如果病人的突出比较小，则能够回纳突出物，修复纤维环。同时，可以使神经根粘连的症状得到缓解，降低压迫感，对血液循环产生促进作用，最后达到修复受损神经根的目的。

治疗方法有两种：

方法一：施用推、揉、腰部斜扳等方法。

方法二：在麻醉状态下，采用重手法进行推拿治疗。对病人采取相应麻醉后，呈俯卧姿势，将两下肢抬高，对骨盆进行牵引，向后伸展腰部，牵引时间大约为 15～20min，使这一状态得到保持，腰部按压次数大约为 10～20 次，之后将牵引解除，采用斜扳的治疗手法，对坐骨神经强制牵拉等，卧床休息 3 天，使用腰围将腰部护住方可活动。如果并未痊愈，经过 1 周之后，则可再次治疗，次数不可超过 3 次。

【按语】

主要采用散寒除湿、温经通络的方式进行治疗。秩边穴采用温针灸的方法，可以产生更好的温通、止痛以及散寒效果。坐骨神经是由两部分组成的，即L4-L5 与 S1-S3 神经，大肠俞处于第 4 腰椎棘突下旁开 1.5 寸，下方即为第 4、5 腰神经后支的肌支与皮支，对大肠俞进行针刺后，会对周围神经兴奋产生抑制，具有良好的镇痛效果。

采用点刺与拔罐相结合的方法，可以做到"通则不痛"，起到良好功效。

耳针取穴坐骨神经、臀部，使经络气血得以疏通；神门：可以起到止痛消炎的作用；膀胱：可以疏通膀胱经之经气；肝：具有舒筋活血的功效。

【现代研究撷英】

王海天等对 30 例患有坐骨神经痛的病人采用芒针疗法进行治疗，研究结果显示，显效病人共有 19 例，有效共有 10 例，无效为 1 例，最后的总有效率达到 96.7%。

第十一节　坐骨结节滑囊炎

坐骨结节滑囊炎是一种好发于长期坐位工作和体质瘦弱的中老年人的疾病，本病多因臀部摩擦、挤压经久劳损而引起，临床表现为局部疼痛、不适感及肿块。

【诊断要点】

坐骨结节滑囊炎诊断要点：①大部分患者有慢性损伤史，受寒凉史，部分有外伤史；②临床表现为臀下部疼痛，坐时加重；③检查：坐骨结节部肿胀、压痛，可触及椭圆形肿块；④X 线片无异常表现。

【病因病机】

1. 中医：坐骨结节滑囊炎多因久坐或感受寒凉引起，久坐和感受寒凉之邪造成气血郁滞，经络闭阻，"不通则痛"。

2. 西医：解剖学上，坐骨结节滑囊位于臀大肌与坐骨结节之间。坐位时，坐骨结节滑囊较为表浅，容易受到摩擦和挤压，病理表现为因长期、持久的压迫与摩擦，滑膜充血水肿、增生，囊壁增厚，囊内黏液分泌增加，吸收减少。

【治疗方法】

芒针齐刺法

取穴：阿是穴（以坐骨结节处压痛点为第 1 治疗点，在第 1 治疗点左右各约 2cm 处再选 2 个治疗点，总共 3 个治疗点）。

针刺方法：各穴位常规消毒后，取 0.35mm×125mm 芒针，先直刺入第 1 治疗点腧穴，当针尖达到滑囊处时，押手拇指与食指轻轻向下循按针身，如雀啄之状，同时刺手略呈放射状变换针刺方向并小幅度捻转针身（180°～360°），得气后留针 20min。以同样针刺手法对其他 2 个治疗点进行针刺，针刺时针体与皮肤呈 15°角，针尖指向第 1 治疗点。

疗程：每天治疗 1 次，5 次为 1 个疗程。

【按语】

中医学认为疼痛是因经络不通，不通则痛而致，而深部针刺，起到了疏通经络、活血祛瘀止痛之作用，芒针针尖可达到神经干周围，在针刺刺激作用下，神经组织表现为兴奋性降低，动作电位幅度下降，上升时程延长，导致神经兴奋速率降低，传导速度减慢，不应期延长等一系列功能变化，使神经组织复现节律冲动的能力下降，直至完全丧失，构成局限于针刺局部一定范围的、逐步发展的传导阻滞。当我们用芒针针刺阿是穴时，就可发生神经镇痛作用。《灵枢·官针》："齐刺者，直入一，傍入二，以治寒气小深者，或曰三刺，三刺者，治痹气小深者也。"齐刺主要针对病变部位深同时病灶面积小，因寒邪所致疾病。将芒针与齐刺相结合，具有直达病所，祛寒通经的作用。

【现代研究撷英】

周立武采用芒针齐刺治疗坐骨结节滑囊炎 45 例，痊愈 32 例，显效 5 例，有效 5 例，总有效率 93.3%。

第十二节 骶髂关节紊乱

骶髂关节紊乱是一种骶髂骨关节和腰骶部的疼痛疾病，由骶关节内外机械环境失衡引起。在临床实践中，骶髂关节关闭障碍主要通过手法治疗。这类患者病程较长，经过减量治疗后无法复位，因此，手法复位需要较长的疗程，不能及时解决患者的腰骶疼痛。而骶髂关节紊乱采用芒针刺入向后拉伸的方法治疗，是根据"肌肉与骨骼相互关联，肌腱是第一责任""筋骨相因、首责之筋"的观点，《易·系辞》曰："筋乃人身之经络，骨节之外，肌肉之内，四肢百骸，无处非筋，无处非络，联络周身，通行血脉而为精神之外辅。""筋"可对应于人体肌肉、肌腱、韧带、筋膜和滑膜等组织，针灸和按摩相结合有显著效果。

【诊断要点】

参照欧盟2008年制定的《骨盆带疼痛诊断和治疗标准》中"骶髂关节疾病"的诊断标准：①大多数患者有创伤或妊娠和分娩史；②疼痛感发生于臀部外侧或骶髂关节，伴有压痛症状，在翻身的时候会加剧疼痛；③骶髂关节周围肌肉和肌腱挛缩，下肢活动受限，无法长时间坐着和行走，髋关节偏斜和跛行；④对病人进行检查后发现，相比于健侧来说，患侧骶髂关节存在突出、肿胀或凹陷的症状；⑤在患侧髂后下棘内下角部位，伴有叩击痛以及压痛感，甚至会对疼痛结节产生影响；⑥检查两下肢的测量比率，以观察两下肢足跟测量比率的差异，大于0.5cm具有诊断价值，大于1cm具有诊断意义，通常不超过2cm；⑦不具有均匀的髂嵴，同时两侧髂前、后上棘以及髂沟不对称，而且骶髂无法正常居中；⑧通过进行骨盆分离后，根据挤压试验结果显示为阳性，对骶髂关节进行"4"字试验，结果显示为阳性，下肢伸展以及单足站立的结果均为阳性反应；⑨X线骨盆平片检验结果表明，病人患侧骶髂关节的间隙有所增加，导致关节面发生紊乱症状；晚期会出现关节边缘增生，甚至导致骨密度升高；两侧髂骨嵴不具有相等的高度，髋骨左右两侧宽度不对称，CT检查显示髋关节之间的间隙明显不对称。⑩MRI作为一种高度敏感和特异的成像方法，是早期正确诊断的基本条件，相比于其他方法而言，MRI的效果更加明显，可以对骶髂关节的解剖结构进行有效评估，而且也能够判断软骨、关节囊等部位是否存在异常反应。

明确诊断：符合上述诊断及排除鉴别诊断者。

【病因病机】

1.中医：在中医学领域，骶髂关节功能障碍十分常见，属于"骨脱位"的范畴。许多学者表示，该疾病为骨异常的现象，受到肌肉异常的影响，二者之间是息息相关的。腰部乃人体肾之府，即肾之精气所溉之部位。同时在腰部也分布了任、督、冲、带脉，当发生内伤后，也会累及到肾。针对外感风寒湿热之邪而言，主要特征表现为湿邪。当病人感受湿邪，极易导致腰部堵塞，因此，湿邪与本病存在密切的关系。《杂病源流犀烛·腰痛病源流》曰："腰痛，精气虚而邪客病也……肾虚其本也，风寒湿热痰饮，气滞血瘀闪挫其标也，或从标，或从本，贵无失其宜而已。"由此则可表明，发病的主要原因即为肾虚。

2. 西医：病理特征表现为骶髂关节韧带失去稳定性，改变了这一关节面所具有的对应关系。

【治疗方法】

一、芒针透刺法

治疗点："进针点"位于在大肠俞旁，横向平第四腰椎棘突，周围有较多与骶髂关节相关的肌肉，包括背阔肌、腰方肌等，周围皮肤分布着第三、第四以及第五腰神经的后支。

针刺方法：患者取俯卧位，选用 0.35mm×100mm 芒针，用左手拇指和食指在进针点绷紧皮肤，并用右手拇指和食指捏持针的下 1/3 快速进针。采用平针法，皮肤与针的夹角为 5°～10°，脊柱与针之间夹角大约为 200°，方向即为骶髂压痛点。刺入 3 寸，小幅度提插芒针，并采用快速震颤技术，方可得气。医生用双手将患者两侧的髂嵴固定，摇动患者腰部数次，继续将针体完全刺入皮肤，然后应用提插和震颤技术加强针感。留针 25min 后，将芒针快速从皮肤上取下。

疗程：每间隔 1 天治疗 1 次，连续 10 次为 1 个疗程。

二、联合后扳拨伸法治疗

患者采取俯卧姿势，操作员站在健侧，叮嘱患者放松，并使用小幅度低强度按摩技术消除紧张。病人放松之后，在患侧骶髂关节放上手的根部位置，向下适当按压，从膝下利用另一只手将对侧大腿环抱住，适当伸展患侧下肢，构成杠杆的形式，同时双手进行施力，在小幅度的状态下，迅速做出扳动，之后则可将手松开。

疗程：隔天 1 次，5 次为 1 个疗程。

【按语】

在芒针治疗的基础上，结合手法复位可有效缓解患者疼痛，使病人的关节功能得到改善，对于提升治疗效果会产生有利影响。

【现代研究撷英】

张奕、曲锦等运用手法复位结合芒针治疗骶髂关节紊乱 40 例，治愈病人为21 例、有效共有 16 例、无效共有 3 例，最后得出的总有效率为 92.5%。

第十三节　梨状肌综合征

梨状肌综合征临床表现为臀腿痛及活动障碍，疼痛多沿下肢后外侧，故治疗多取臀部压痛点、膀胱经之委中、胆经之阳陵泉。压痛点即是损伤的梨状肌，这是治疗的关键部位。即《灵枢·经筋》篇所言："以痛为俞。"芒针，即长针。《九针·十二原》曰："长针……长七寸，其针身薄而锋其末，另可以取深邪远痹。"故长针透刺法有宣通气血，解痉定痛之功效。另《灵枢·官针》曰："齐刺者，直入一，傍入二，以治寒气小深者，或曰三刺，治痹气小深者也。"梨状肌位于臀部深层，故以针刺齐刺之法治其"痹气小深者"。

【诊断要点】

梨状肌综合征诊断要点：①臀痛和下肢沿坐骨神经分布区放射性疼痛，多由间接外力及慢性劳损、感受风寒侵袭引起；②梨状肌肌腹有压痛，可触及条索状隆起的肌束或痉挛的肌肉，有钝厚感，或者肌腹呈弥漫性肿胀，肌束变硬、坚韧，弹性减低，臀肌可有轻度萎缩，沿坐骨神经有压痛；③直腿抬高在 60° 以内疼痛明显，超过 60° 后疼痛减轻，梨状肌紧张试验阳性。

【病因病机】

1. 中医：梨状肌综合征在中医学属"痹症""筋出槽"范畴，梨状肌损伤系因闪、扭、跨越、挫伤所致的经脉痹阻，郁结不散的痛证，其本质仍为气血、经气不通之证。

2.西医：本病产生多因梨状肌解剖变异或外伤、劳损、受凉等因素导致梨状肌肿胀、渗出、粘连和挛缩，卡压坐骨神经所致。

【治疗方法】

一、芒针齐刺法

取穴：患侧梨状肌三穴、委中、阳陵泉。

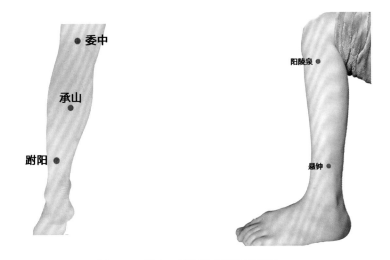

图 6-10 委中、阳陵泉穴定位示意图

梨状肌三穴定位方法：患者侧卧位，患侧在上，患髋关节前屈 45°。依据梨状肌体表投影（如图 6-11 所示），髂嵴上缘（B）与尾骨尖（C）连线的中点（D）至股骨大转子尖（A）的连线相当于梨状肌肌腹中线（AD），取 AD 中点（E0）及内外各 1.5 寸（E1、E2），E0、E1、E2 即为梨状肌三穴。

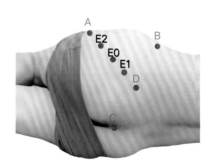

图 6-11　梨状肌三穴定位示意图

针刺方法：各穴位常规消毒后，选用 0.32mm×100mm 芒针直刺患侧梨状肌三穴 60～80mm，使针感向膝部、小腿外侧或足底放射，再用 0.32mm×40mm 毫针依次刺患侧委中、阳陵泉，以得气为度。每 10min 行针 1 次，留针 20min 出针。

疗程：每周 3 次，共治疗 2 周。

二、芒针透刺法

取穴：压痛点即是损伤的梨状肌。

针刺方法：常规消毒患者皮肤及医生手指，选用 0.40mm×175mm 芒针，右手持针柄，左手拇、食二指持针快速进针，针进入皮肤后，成 15°～25°角，使针体与肌纤维方向一致，左手拇、食二指撑开患部（压痛点）皮肤，右手持针柄，使之缓慢进入到所确定的阳性点（压痛点），然后据病情及局部损伤程度提插 3～5 次，同时可配合震颤法，要求手法轻柔，提插频率慢，作小幅度捻转，待局部阳性点反应处肌力及紧张度松懈时（此时，针下感局部阻力减轻，无僵、涩、滞等）将针体退出。

疗程：每天 1 次，5 次为 1 个疗程，1 个疗程无效者，改用他法治疗。

三、联合推拿疗法治疗

医生右手大拇指在阳性点（压痛点）按压约 1～2min，力量以患者耐受为度。施弹拨法于梨状肌部位 15 次以理筋整复，然后由外侧向内侧顺梨状肌纤维走行方向作推按舒顺。施掌揉及掌根擦法于臀部及下肢后侧 3min，透热为度，以疏筋通络，温通气血。嘱患者放松损伤肢体，并做适当被动运动，再根据病情缓解程度，酌用上法，每次治疗时，选阳性点不超过3个。

疗程：每天1次，5次为1个疗程，1个疗程无效者，改用他法治疗。

【按语】

临床上大多数医生治疗梨状肌综合征常以"阿是穴"为要，盖以针刺直达病所是其关键，但实践表明，采用普通毫针从体表确定的阿是穴处下针，经常是针寻不准病所，也就达不到预期针感和疗效。仔细分析可能与梨状肌位置深、从臀部表层压痛点处进针与实际病损组织存在偏差有关。"梨状肌三穴"，是根据现代解剖学基础知识在实践中总结而来，能避免体表穴与实际病损表里不一问题；另外，也能避免普通毫针针体柔软，从外操作不易掌握针刺方向的问题。

在治疗的同时，应积极配合患肢的主、被动运动，以助于松懈粘连，促进损伤的肌肉恢复到正常的解剖位置，但其机理尚待研究。

【现代研究撷英】

耿涛等采用芒针透刺配合推拿治疗梨状肌综合征312例，有效率100%。刘建民等采用芒针齐刺治疗梨状肌综合征40例，有效率77.5%。

第十四节　臀中肌综合征

臀中肌综合征的主要临床表现是臀部疼痛，主要通过"压痛点"进行治疗。中医学论著《黄帝内经灵枢集注》曾提出"以痛为腧者，随其痛处而即为其所取之俞穴也"，病人某一部位发生疼痛，则是由气血不通所导致。

【诊断要点】

臀中肌综合征也称为臀中肌筋膜炎。它的特点是臀部疼痛，可以在深夜、早上和活动开始时感觉到。遇疲倦、寒冷或潮湿时加重。一半的患者疼痛可以扩散到大腿外侧，少数可以感觉到小腿外侧的不适，但没有明显的节段分布，休息后疼痛无法缓解。在严重情况下，行走时，臀部会左右摆动，表现出典型的臀部肌肉无力步态。其中大多数是慢性的，超过 1/5 是急性的。查体时臀部有一个扳机点。慢性病患者会触到条索状结节，直腿抬高试验会加剧髋部疼痛。

本病应与腰椎间盘突出症和梨状肌损伤相鉴别。查体时，直腿抬高试验仅限于臀部的疼痛，并且没有典型的放射痛，加强试验为阴性，依据这点，可以用来鉴别腰椎间盘突出症；梨状肌综合征压痛点低，梨状肌牵引试验阳性。

【病因病机】

1. 中医：结合病人的临床症状可知，在中医学领域，该病在"腰痹"范畴之内，是由内因与外因所导致的。在内因方面，表现为肝肾两虚的症状。例如，过度劳累导致肾精亏损，精血亏耗，无法荣养于筋骨与经脉，从而诱发腰痛。在外因方面，则是由长时间风、寒、湿侵袭而导致的，将会造成经络不通。风寒湿热是腰痛的主要外因，风寒湿邪引起的关节疼痛更为常见。

2. 西医：西医急性腰扭伤主要由腰肌痉挛、腰挫裂伤、软组织嵌顿、关节紊乱等引起，多见于 40～60 岁的人群、热爱运动的人和从事重体力劳动的人。有受寒、不良姿势、肥胖病史时，很容易被诱发。

【治疗方法】

一、芒针恢刺法

穴位选择：患侧臀部外上象限和髂嵴高点外下方附近的肌肉内高度敏感的压痛点。揣摸时，可以感觉到局部肌肉紧张，其特征是条索状结节、压痛、远端放射痛和局部抽搐反应。

针刺方法：对目标区和医生手指进行常规消毒，使用 0.45mm×125mm 无菌芒针，右手握住针柄（刺手），左手拇指和食指（押手）握住针尖上方 1cm 处，避开血管，针尖与目标进针点接触后，针体与皮肤垂直，双手协同发力，快速将针进入皮肤，针体倾斜 15°～25°，右手持针柄，针身由左手扶持，两只手共同配合，向外侧倾斜针体。皮下针体常可在体表触及，针缓慢插入约 10mm，在小范围内快速上下提插 12～15 次，然后左右摆动提插 6～9 次。如同鸟啄，然后触摸另一个触痛点，将针体退回到皮肤浅层，改变针刺的方向再慢慢插入。与前一方法相同的方法继续实施雀啄运动针法。术后，迅速拔出针。如果针头感觉有涩感，轻轻摇动针体，慢慢出针，用消毒过的干棉球按压 1～2min。在治疗前，应做好患者的解释工作，以消除过度紧张和担忧。针应轻轻插入。在运针的操作过程中，不需要强烈的针感（如酸胀、麻木和疼痛），以患者能忍受为度。在施术过程中，观察并询问患者的反应，谨慎操作。

疗程：隔天 1 次，每周 3 次，10 次为 1 个疗程。

二、芒针阻力针法

取穴：臀中肌激痛点。

针刺方法：选择 0.45mm×125mm～0.45mm×175mm 长的芒针，局部消毒后，用疼痛点（即阿是穴）以上的皮肤作为进针点，将针尖朝向臀部深部的条索状物方向插入。当针下有沉坠感时，停止进针。此时，患者可以感觉到针下的酸胀感，即视为得气。如果针下没有沉坠感，可以将针尖提升到皮下，稍稍改变针的角度，再次穿刺，直到出现下沉感。得气后，大拇指向单一方向捻转，直到针体遇到强大阻力难以旋转，这意味着针体已被肌肉纤维缠绕，然后将针提起并做大范围的提插手法。在完成针灸之后，需要进行留针处理，并使用电磁波治疗仪（TDP）对病人的疼痛部位进行照射。如果病人下肢不适，则可增加环跳、风市穴位。芒针向环跳穴刺入之后，将会向脚部辐射针感。

疗程：每天 1 次，5 次为 1 个疗程。

【按语】

所谓腰痹，指的是病人在出现肾气亏虚之后，由于跌仆劳损以及复感风寒邪气而导致的疾病。阻力针法相比单一的毫针刺法，可强化针刺强度，虽造成了微小的损伤，但可使遗留针感时间更长，从而可以更好地疏通局部气血，缓解肌肉痉挛，以达到缓解疼痛的目的。

【现代研究撷英】

唐春林等采用芒针恢刺刺激痛点治疗臀中肌综合征 55 例，其中男 25 例，女 30 例；年龄 21～65 岁，平均（45±12）岁；病程 2 个月～3 年，平均（9±3）个月；单侧 39 例，双侧 16 例。对 55 例患者采用芒针恢刺患侧臀部外上象限、髂峰高点外下方附近的激痛点，隔天 1 次，1 周治疗 3 次，10 次为 1 个疗程，治疗 1 个疗程后评定临床疗效。研究结果表明：治愈病人共有 16 例，好转病例 33 例，无效病例 6 例，最后的总有效率达到 89.1%。由此可得出结论：此种治疗方法具有较高的安全性，可以取得良好的治疗效果。

第十五节　膝骨性关节炎

膝骨性关节炎是一种多发于中年以后的常见的慢性退行性骨关节炎，临床表现为膝关节的疼痛、变形和功能障碍等。其病情复杂，病程绵长。近年来中医外治法尤其是芒针针刺的方法治疗膝骨性关节炎日益受到重视，其有效性已被大量临床实践所证实。与常规毫针针刺比较，芒针透刺取穴少、进针深、得气快、刺激强，针感更易于传导，表里经及相邻的经脉更易于沟通加强，更擅长治疗病程长而病情顽固的疾患。

【诊断要点】

膝骨性关节炎采用《骨关节炎诊治指南》的诊断标准：①近 1 个月内反复出现膝关节疼痛；②（站立位或负重位）X 线片示关节间隙变窄、软骨下骨质硬化和（或）囊性变、关节边缘骨赘形成；③关节液（≥ 2 次）清亮、黏稠，白细胞计数 < 2000 个 /mL；④晨僵 ≤ 30 分钟；⑤年龄 ≥ 40 岁；⑥活动时有骨摩擦音（感）。符合①②，或①③④⑥，或①④⑤⑥，即可诊断为膝骨性关节炎。

【病因病机】

1. 中医：根据膝骨性关节炎的临床特征，属中医"痹证"范畴，本病的主要病理机制为肝肾亏虚，精血亏损，瘀血痹阻，其中肝肾亏虚为本，瘀血痹阻为标。发作的根本原因是肝肾亏虚，精血亏损。一方面人进入中老年后，随着年龄的增长，各项生理机能逐渐退化，肝肾亏虚气血不能化精生髓而充骨养骨致使骨本身发生退变；另一方面，肝主筋、肾主骨；肝肾亏虚则筋骨不健腠理空虚，风寒湿邪易于侵入，留滞经络关节而致气血瘀滞痰湿夹杂，经脉闭阻，闭阻不通从而引起肢体关节疼痛、麻木或关节积液，久则骨质畸形。而瘀血痹阻是导致膝骨性关节炎疾病发生的主要因素，是贯穿始终的特征性病机。

2. 西医：原发性膝骨性关节炎的发病原因迄今尚未完全明了，其病理特征为膝关节软骨的退变以及软骨下反应性骨质增生。它的发生发展是一种长期、慢性、渐进的病理过程，诸如软骨营养、代谢异常；生物力学方面的应力平衡失调；生物化学的改变；酶对软骨基质的异常降解作用；累积性微小创伤；关节负重增加等因素。一般认为是由于多种致病因素互相作用所致，其中年龄是主要高危因素。

【治疗方法】

一、芒针透刺法

取穴：血海透梁丘、内膝眼透外膝眼、阳陵泉透阴陵泉。

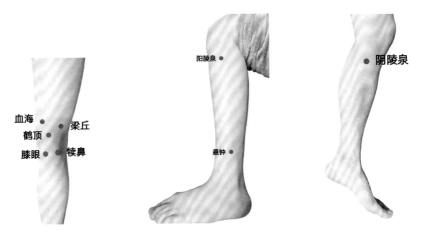

图 6-12 血海、梁丘、内膝眼、外膝眼、阳陵泉、阴陵泉穴定位示意图

针刺方法：患者取仰卧位，患膝下垫软枕，保持患膝屈曲 30°左右，以舒适自然为度。取 0.40mm×175mm 芒针，针尖从血海穴垂直向下刺入 3～4 分时针尖转向与大腿纵轴垂直透向梁丘；另取 0.40mm×125mm 芒针从内膝眼垂直向下刺入 3～4 分再转向对侧，针身穿过髌腱下方透向外膝眼；再取 0.40mm×175mm 芒针从阳陵泉斜刺朝内后方进针，针身穿过胫、腓骨之间，透向阴陵泉；以上刺灸手法很容易得气，如未得气可缓慢捻转即可得气。得气后留针 30min。

疗程：每天1次，7次为1个疗程，连续治疗2个疗程。

二、芒针齐刺法

取穴：主穴取环跳，配穴取梁丘、血海、鹤顶、犊鼻、膝眼、阴陵泉、阳陵泉、膝阳关、阿是穴。

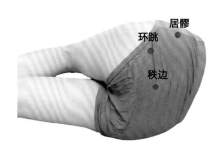

图6-13　环跳穴定位示意图

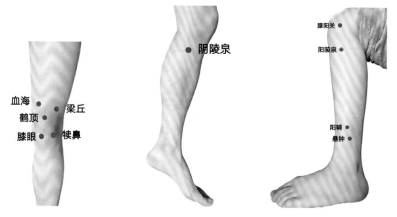

图6-14　梁丘、血海、鹤顶、犊鼻、膝眼、阴陵泉、阳陵泉、膝阳关穴定位示意图

针刺方法：取环跳穴，患者取侧卧位，屈股屈膝，用拇指深压环跳穴，局部产生酸胀感后穴位常规消毒，用0.30mm×125mm不锈钢芒针快速刺入穴位，刺入10cm，行手法使局部产生酸、麻、胀感，以针感向下肢传导为佳，在进针点周围1cm处用芒针快速刺入第2针与第3针，三针针尖指向呈锥形。取梁丘、血海、鹤顶、犊鼻、膝眼、阴陵泉、阳陵泉、膝阳关、阿是穴，患者取仰卧位，腘窝部垫起以使膝关节成屈曲状。穴位常规消毒后，用0.30mm×40mm不锈钢毫针快速

进针，膝眼穴向膝中斜刺 0.8 ～ 1 寸，其余穴位均直刺 0.8 ～ 1.2 寸。每次治疗留针 20min。

疗程：1 周治疗 3 次，6 次为 1 个疗程，连续治疗 2 个疗程。

【按语】

芒针透刺法针刺穴位血海活血，梁丘行气，阴陵泉清利水湿，阳陵泉为"筋会"，针之可柔筋利节，膝眼为治膝痛之常用奇穴。诸穴合用，起到活血、行气、消肿、柔筋利节之功。从而起到止痛和改善关节功能的作用。而用芒针齐刺法针刺环跳穴有助于通利腰部以下诸关节经气，调畅气血运行通路以利关节屈伸。这种不单纯针对膝部进行针刺治疗的方法，体现了中医诊疗局部与整体相结合的特点。齐刺为《灵枢·官针》中所载刺法，其言："三刺者，治痹气小深者也。"本病发作由于经脉气血不通，故用齐刺法以通调痹阻之经脉。

【现代研究撷英】

宋阳春、孙奎、吴三兵等采用芒针透刺法治疗膝骨性关节炎 47 例，有效率 53.2%。赵莉，谢新才等采用芒针齐刺法配合毫针治疗膝骨性关节炎 30 例，有效率 93.3%。

第十六节　风湿性膝关节炎

风湿性膝关节炎属中医的"痹症"，是人体肌表、经络因感受风寒湿热等引起的以膝关节及肌肉酸痛、麻木、重着、屈伸不利、甚至关节肿大灼热等为主症的一类病证，属中老年人的常见病、多发病。临床多采用病变关节局部取穴，以痛为腧，选用芒针治疗可直达病所。本节风湿性膝关节炎中医辨证分型属风寒湿阻型痹证。

【诊断要点】

风湿性膝关节炎（风寒湿阻型痹证）的诊断根据《中医病证诊断疗效标准》

225

中风寒湿阻型痹症的诊断标准：关节肿胀疼痛，痛有定处，晨僵屈伸不利，遇寒则剧痛，局部畏寒怕冷。舌苔薄白，脉沉紧或浮紧。

【病因病机】

1. 中医：风湿性膝关节炎疾病主要是由于人体正气不足，外感风寒湿热之邪，邪气积久不散，沉积关节，导致关节肿胀、疼痛、畏寒、屈伸不利。

2. 西医：本病是一种常见的急性或慢性结缔组织炎症，临床以关节和肌肉游走性酸楚、红肿、疼痛为特征。与 A 族乙型溶血性链球菌感染有关，寒冷、潮湿等因素可诱发本病。

【治疗方法】

芒针温灸联合电针法治疗

取穴：三阳穴、三陵穴、内膝眼、外膝眼、血海、梁丘，气血亏虚加足三里，腰腿酸软加肾俞。

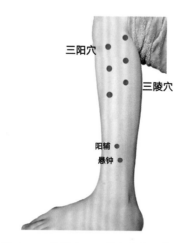

图 6-15　三阳穴、三陵穴定位示意图

三阳穴、三陵穴定位方法：①三陵穴：腓骨小头后 1 寸处及其直下 2 寸、4 寸各 1 穴，共计 3 穴。向胫骨内侧斜刺。②三阳穴：阳陵泉及其直下 2 寸、4 寸各 1 穴，共 3 穴。向胫骨后缘斜下刺入。

针刺方法：各穴位常规消毒后，分别取 0.30mm×100mm ～ 0.30mm×125mm

芒针，采用小幅度轻捻转之手法进针，直刺施提插泻法，得气后复将艾条寸许置于针柄点燃，每次 2 壮，燃尽后选取患侧三阳穴、三陵穴为一组，膝眼、血海或梁丘为另一组，两组均接电脉冲治疗仪，选用疏密波，强度为强刺激，以患者耐受为度，每次 15min；加用 TDP 功率 300W，预热 15min 后直射患部，每次 20min。

疗程：每天 1 次，以 8 天为 1 个疗程，疗程间隔 1 天。

【按语】

本病针刺操作手法多以泻法为主，取其祛风寒湿邪，活血化瘀之功，深刺以通调经络深部气血，增强全身的免疫功能。配以艾条温灸使其达到温经通络止痛之效。再结合电针选用疏密波，加强局部血液和淋巴循环，改善组织营养代谢，气机得以疏导；同时，有实验证实电针产生的电磁场可以增加局部血流量，改善微循环，消除炎性介质，抑制伤害性信息的传导，释放内源性鸦片样物质，从而明显降低骨内压，促进炎症吸收，消除疼痛。加用 TDP 照射可提高免疫功能，调整机体代谢，改善微循环，镇痛消炎，加速组织修复，调整生理机能。

【现代研究撷英】

龙海鹏等采用芒针温灸结合电针加 TDP 治疗风湿性膝关节炎 45 例，总有效率 95.6%。

第十七节　跟　痛　症

跟痛症属中医"骨痹"范畴，是临床常见的足部疾病，本症起病缓，发病率、复发率高，好发于中老年妇女及肥胖者，临床表现为难以忍受的足跟部疼痛伴行走困难，并严重影响患者的日常生活。芒针夹脊穴治疗跟痛症具有其独特的优势，表现为：一针多透、刺激深、得气快、针感强、传导迅速；通过刺激夹脊穴邻近神经干，兴奋夹脊穴深部针感感受器，抑制伤害性刺激，以达到疏通经络、调整阴阳之效；体现了"经脉所过，主治所及"。

【诊断要点】

参照《中医骨伤科辨病专方手册》跟痛症诊断标准：①本病起病缓慢，可有数月至数年的病史，无外伤史；②每天晨起踏地行走时足跟跖面刺痛，行走片刻后疼痛缓解，行走过多时疼痛又加重，病程日久则呈持续性疼痛，甚至每走一步疼痛难忍，尤其走在不平路面或踩在石头上疼痛更甚；③查体见足跟着力部软组织坚韧，压痛以足跟跖面偏内侧最为明显，有的患者作足背屈背伸活动亦疼痛；④X线摄片有时见骨质脱钙、增生或骨刺。

【病因病机】

1. 中医：跟痛症属中医"伤筋""痹证""骨痿""骨痹"等范畴，因肝主筋，肾主骨，因此与肝肾有密切的关系。此外，由于年迈体弱，肾精不足，气血运行不畅，经脉痹阻，肌肉筋骨失养，不通则痛或不荣则痛，或因过度肥胖或产后失于调理，损伤了肌肉筋脉，都可导致跟痛症。

2. 西医：本病由于久行久站、肥胖、外伤等诱发跟骨及旁肌肉组织退行性改变（跖腱膜、跟骨滑膜炎、骨刺、跟垫损伤），导致局部产生无菌性炎症诱发跟痛症；同时亦可导致跟骨内高压而诱发足跟痛。

【治疗方法】

芒针深刺法

取穴：腰夹脊、胞肓、臀中、腰宜。

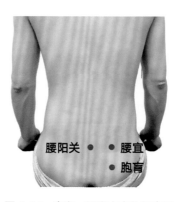

图 6-16 胞肓、腰宜穴定位示意图

腰夹脊定位方法：第一腰椎至第五腰椎棘突下两侧，后正中线旁开 0.5 寸，一侧 5 个穴位，共 10 个穴位。腰部切诊可发现腰椎棘旁出现条索状肌肉硬结，局部有挛缩压痛，选腰夹脊穴。

针刺方法：患者俯卧位，全身放松，常规消毒，选用 0.30mm×100mm 芒针斜刺进针，针尖指向腰宜穴（第 4 腰椎棘突下旁开 3 寸），针刺深度 2～3 寸，以下肢出现通电样感或针感达足跟部为佳，此时针尖出现松弛感；腰宜斜刺进针，针尖微向下，以针感达足底为度；胞肓、臀中针尖向下斜刺入针，均采用提插捻转平补平泻法。留针 30min，其间行针 1～2 次。

疗程：每天 1 次，以 6 天为 1 个疗程，疗程间隔 1 天。

【按语】

经脉所过，主治所及，足少阴肾经与足太阳膀胱经在足部交接，循行均与足跟部密切联系。且肾藏精主生长发育，在体合骨生髓。故芒针夹脊穴一针连及二经，交通气血、调整阴阳、通络止痛。腰骶夹脊穴处的脊神经通行于下肢至足跟，支配其功能活动；芒针夹脊穴时，针身沿棘突下两侧刺入，深入刺激神经干，可调节神经功能，可刺激脊神经后支，刺激脊髓释放一系列具有镇痛作用的化学递质，进而减轻神经与软组织炎症与压迫，促进血液循环和局部营养及新陈代谢，以达到治疗作用。

【现代研究撷英】

刘彬等采用芒针针刺夹脊穴治疗跟痛症，连续治疗 6 天后，患者跟痛症状完全消失。

参考文献

[1] 张世卿，高清顺. 芒针循经透刺对颈源性眩晕镇眩作用及即时效应观察 [J]. 辽宁中医杂志，2012，39（7）：1385-1387.

[2] 国家中医药管理局. 中医病症诊断疗效标准 [S]. 南京：南京大学出版社，1994：186-187.

[3] 史玉泉.实用神经病学 [M].第 2 版.上海：上海科学技术出版社，1994：1072.

[4] 杨琼，汪江.芒针透刺治疗颈肩综合症的临床观察 [J].世界最新医学信息文摘，2019，19（89）：197-198.

[5] 宋颜.针刺配合手法推拿治疗颈肩综合症60例临床观察 [J].内蒙古中医药，2016，35（8）：124-125.

[6] 张忠霞.芒针深刺配合火罐治疗肩周炎的临床研究 [J].时珍国医国药，2012，23（11）：2909-2910.

[7] 王飞宇，刘刚.芒针条口穴直刺深透承山穴治疗肩周炎的疗效观察 [J].中医临床研究，2014，6（33）：119-120.

[8] 张江层，刘帅，吕俊玲，等.芒针深刺配合锋钩针、火罐治疗肩周炎：多中心随机对照研究 [J].中国针灸，2011，31（10）：869-873.

[9] 张学丽.针灸治疗肩周炎 [M].北京：人民卫生出版社，2009：128.

[10] 石学敏.石学敏临证实验录 [M].北京：人民卫生出版社，2012：26.

[11] 中华医学会.临床诊疗指南·疼痛学分册 [M].北京：人民卫生出版社，2007：108-109.

[12] 张娣，沈进.肩峰下撞击综合征患者临床症状与 MRI 指标关系的探讨 [J].山东医药，2013，53（6）：63-65.

[13] 薛建刚，孙海飚，韩晓强，等.肩峰撞击征诊断与治疗的研究进展 [J].中国骨与关节杂志，2019，8（8）：617-621.

[14] 尚祎程，谢辉.芒针透刺结合被动功能锻炼治疗肩峰下撞击综合征30例 [J].中医外治杂志，2018，27（4）：42-43.

[15] 曾伶.芒针透刺督脉为主治疗项背肌筋膜炎152例 [J].四川医学，2014，35（7）：878-880.

[16] 刘宝国，张国芳，王丽.芒针结合隔药灸治疗背肌筋膜炎临床研究 [J].实用中西医结合临床，2014，14（4）：18-19.

[17] 刘文国.芒针和回旋灸治疗背肌筋膜炎200例 [J].中国民间疗法，2008，16（5）：8.

[18] 孙巧玲.芒针配合推拿治疗颈肩肌筋膜炎32例 [J].河北中医，2004，26（5）：370.

[19] 方宗仁，李艳华.灸法镇痛效益的观察 [J].针刺研究，1993，18（4）：296-299.

[20] 国家中医药管理局.中华人民共和国中医管理行业标准 [S]，中医病症诊断疗效标准，南京：南京大学出版社，1994：190.

[21] 王健，苏颖.内经选读 [M].上海：上海科学技术出版社，2010：2.

[22] 国家中医药管理局.中医病证诊断疗效标准［S］.南京：南京大学出版社，1994：200.

[23] 杨兆钢.中医芒针治疗学 [M].北京：中国医药科技出版社，2000：64.

[24] 钮铭，薛明新，张仕年，等.芒针透刺配合被动屈髋屈膝治疗急性腰扭伤 40 例 [J].中国针灸，2013，33（8）：737.

[25] 时延彬.芒针与走罐治疗急性腰扭伤 30 例临床观察［J］.中国民族民间医药，2011，20（7）：76.

[26] 施杞，王和鸣.骨伤科学（中医药高级丛书）[M].北京：人民卫生出版社，2001：1155.

[27] 陈孝平，汪建平，赵继宗.外科学 [M].第 9 版.北京：人民卫生出版社，2018：731.

[28] 姚文平，李明，杨正明，等.芒针速刺法配合中药离子导入治疗腰椎间盘突出症临床疗效观察 [J].针灸临床杂志，2015，31（11）：4-6.

[29] 蒋丽元，张建军，高旸.芒针速刺腰中穴为主治疗腰椎间盘突出症 30 例 [J].四川中医，2011，29（10）：113-114.

[30] 袁秀丽，刘驰，陈静，等.芒针治疗腰椎间盘突出症临床观察 [J].中国针灸，2004，24（3）：171-172.

[31] 郑文贤，翁海展.芒针配合腰椎牵引治疗急性腰椎间盘突出症 62 例疗效观察 [J].河北中医，2010，32（7）：1034-1035.

[32] 杨自威.芒针特定点配合推拿治疗腰椎间盘突出症临床观察 [J].中国针灸，2005，增刊：14-15.

[33] 张志松，孙谊.定点旋转复位配合芒针治疗腰椎间盘突出症疗效观察 [J].上海针灸杂志，2008，27（10）：24-25.

[34] 孙善斌，杨骏.芒针结合正骨手法治疗腰椎间盘突出症临床观察 [J].中医药临床杂志，2009，21（1）：29-30.

[35] 王建诚.芒针、推拿疗法为主治疗腰椎间盘突出症40例[J].浙江中医杂志,2012,47(8):575.

[36] 田丙生,孙国栋,刘滨.芒针联合隔药灸治疗腰椎间盘突出症的疗效观察[J].颈腰痛杂志,2019,40(1):39-42.

[37] 杨光.芒针深刺腰夹脊穴治疗腰椎间盘突出症140例[J].光明中医,2007,22(4):56-57.

[38] 鄢路洲,王善建,宋磊.芒针为主治疗腰椎间盘突出症180例[J].中医外治杂志,2011,21(3):9.

[39] 刘辉.腰椎间盘突出症从肾论治初探[J].光明中医,2016,31(12):1798-1799.

[40] 邱晓琼,刘雪峰,马艳伟,等.地龙散联合芒针深刺阿是穴治疗第三腰椎横突综合征疗效观察[J].现代中西医结合杂志,2017,26(10):1108-1110.

[41] 许天兵,王芹,蒋鹏,等.苍龟探穴针法治疗第三腰椎横突综合征的临床研究[J].中国中医骨伤科杂志,2013,21(8):28-30.

[42] 麦超常,陈莹,王升旭.电针夹脊穴对第三腰椎横突综合征局部压痛影响的临床研究[J].颈腰痛杂志,2013,34(4):330-332.

[43] 吴绪平,张道敬.针刀脊柱病学[M].北京:中国中医药出版社,2012:8-10.

[44] 陈锡然,陈为坚,唐晓军,等.高频脉冲电针治疗第三腰椎横突综合症263例报告[J].颈腰痛杂志,2009,30(2):180-181.

[45] 邓兴华,王友良.电针联合局部封闭对第三腰椎横突综合征治疗效果观察[J].西南军医,2009,11(3):407-408.

[46] 国家中医药管理局.中医病证诊断疗效标准[M].北京:中国医药科技出版社,2012:216.

[47] 孙丽珠,魏永明,刘春涛.腰三横突综合征的治疗及发病机理探讨[J].中华现代中医学杂志,2006,2(7):615-616.

[48] 王立新.针刺夹脊穴配合改良斜扳法治疗第三腰椎横突综合征[J].浙江中医药大学学报,2011,35(1):97-98.

[49] 杨克勤.脊柱疾患的临床与研究[M].北京:北京出版社,1994:622-626.

[50] 赵文，吴兰，陈英，等.芒针治疗腰脊神经后支综合征临床观察 [J].四川中医，2013，31（8）：129-131.

[51] 陈仲，邵振海，靳安民，等.非特异性腰痛的重要原因——脊神经后支综合征 [J].中华骨科杂志，1999，19（3）：139-141.

[52] 杨志洲，朱晓东，李明.脊神经后支综合征的诊治 [J].脊柱外科杂志，2008，6（5）：308-310.

[53] 樊涛，黄国志，李义凯，等.X 线定位与痛点定位体外冲击波治疗腰脊神经后支综合征的临床观察 [J].中国康复医学杂志，2011，26（5）：429-432.

[54] 闫改霞，邢文堂，高崇林，等."三才"法刺大肠俞对坐骨神经痛镇痛疗效的评价 [J].中华中医药学刊，2012，30（2）：366-368.

[55] 娄必丹，黄志刚.深刺大肠俞为主治疗根性坐骨神经痛临床观察 [J].中国针灸，2002，22（7）：19-20.

[56] 王海天，金泽，王兰兰.芒针治疗坐骨神经痛的临床观察 [J].生物技术世界，2016，1（2）：193.

[57] 周立武.芒针齐刺治疗坐骨结节滑囊炎 45 例 [J].四川中医，2011，29（2）：121-122.

[58] 胥少汀，葛宝丰，徐印坎.实用骨科学 [M].第 3 版.北京：人民军医出版社，2005：1593.

[59] 林文注，王佩.实验针灸学 [M].上海：上海科学技术出版社，1999：140.

[60] 国家中医药管理局.中医病证诊断疗效标准［S］.南京：南京大学出版社，1994：201-203.

[61] 张仕年，薛明新，陶琦，等.四指推法——邵铭熙临证推拿经验要集 [M].北京：人民卫生出版社，2014：114-115.

[62] 孙珂，闫显栋，李守栋.针刺结合脊柱微调手法治疗骶髂关节紊乱 [J].吉林中医药，2018，38（1）：99-102.

[63] 吴山，李振宝.林氏正骨推拿手法治疗骶髂关节紊乱引起下肢麻痹 50 例临床观察 [J].新中医，2014，46（3）：167-168.

[64] 王和鸣.中医骨伤科学 [M].第 2 版.北京：中国中医药出版社，2007：290.

[65] 郑玉涛, 叶维建. 梨状肌损伤的局部解剖学基础及临床分析 [J]. 中国现代医生, 2009, 47（26）: 8-9.

[66] 耿涛, 丁育忠. 芒针透刺配合推拿治疗梨状肌综合征 312 例 [J]. 河南中医, 2004, 24（8）: 65-66.

[67] 刘建民, 田文海, 田建刚, 等. 新九针圆利针与芒针齐刺治疗梨状肌综合征疗效对照观察 [J]. 中国针灸, 2013, 33（5）: 422-425.

[68] 马越, 李澎. 齐刺阿是穴为主治疗臀中肌综合征医案举隅 [J]. 光明中医, 2016, 31（8）: 1161-1162.

[69] 雷鸣, 金荣僵. 针灸治疗筋病探讨 [J]. 吉林中医药, 2010, 30（5）: 416-417.

[70] 唐春林, 戴德纯, 石长根, 等. 芒针恢刺激痛点治疗臀中肌综合征 55 例 [J]. 中国针灸, 2016, 36（12）: 1311-1312.

[71] 艾健, 房敏, 孙武权, 龚利, 等. "筋骨失衡, 以筋为先" 理论在膝关节病中的应用探讨 [J]. 中华中医药杂志, 2014, 29（8）: 2404-2406.

[72] 宋阳春, 孙奎, 吴三兵, 等. 芒针透刺治疗膝骨性关节炎的临床研究 [J]. 针灸临床杂志, 2015, 31（11）: 54-56.

[73] 中华医学会骨科学分会. 骨关节炎诊治指南（2007 版）[J]. 中华骨科杂志, 2007, 27（10）: 793-96.

[74] 赵莉, 谢新才. 芒针治疗膝关节骨性关节炎 30 例 [J]. 中医杂志, 2011, 52（11）: 963-964.

[75] 国家中医药管理局. 中医病证诊断疗效标准 [S]. 南京: 南京大学出版社, 1994: 47-48.

[76] 杨兆钢. 中国芒针秘验 [M]. 中国医药科技出版社.1999: 56-57, 198-199.

[77] 郑晓, 车涛. 电针治疗髋关节骨关节炎的临床观察 [J]. 上海针灸杂志, 2004, 8（8）: 17.

[78] 林秀娥, 苏云秀.TDP 辐照家兔横纹肌组织的超微结构变化 [J]. 中华理疗杂志, 1992, 15（1）: 9-11.

[79] 龙海鹏, 徐伟辉, 罗雅萍, 等. 芒针温灸结合电针加 TDP 治疗风湿性膝关节炎 45 例 [J]. 中医药导报, 2011, 17（6）: 80.

[80] 刘彬，张祥杰，赵文 . 芒针夹脊穴治疗跟痛症的作用机理探析 [J]. 中国民族民间医药，2020，29（17）：83-84+89.

[81] 孙远征，周琛，孙颖哲 . 针刺神门穴结合拮抗运动治疗足跟痛 18 例 [J]. 中国针灸，2019，39（1）：72.

[82] 何天有 . 针刺命门、肾俞透夹脊治疗非洲人足跟痛 45 例 [J]. 中国针灸，2003，23（10）：28.

[83] 赵文，王迪华，周红 . 针刺夹脊穴为主治疗跟痛症临床观察 [J]. 上海针灸杂志，2009，28（4）：226-227.

[84] 陆裕朴，胥少汀，葛宝平，等 . 实用骨科学 [M]. 北京：人民军医出社，1991：1106.

[85] 韩伟锋 . 跟痛鞋垫配合中药外洗治疗跟痛症 32 例 [J]. 陕西中医，2001，22（3）：139.

第七章　妇科病证

对于妇科疾病芒针亦擅长治疗，芒针治疗妇科病证总有效率在 89.69% 以上。目前临床研究发现针刺可改善卵巢局部血液循环和微循环，主要取穴位于病变局部，但临床可发现卵巢处病变部位较深，普通毫针所产生的针感无法直达病所，实践已证明病位较深的疾病或神经、肌肉、筋膜疾病皆可视为芒针疗法的适用范围。本章选取妇科疾病中芒针的优势病种进行诠释，如卵巢囊肿、卵巢早衰、慢性盆腔炎、原发性痛经等，临床实用性强。

第一节　卵巢囊肿

卵巢囊肿临床表现以腹部结块、下腹部胀痛为主，或伴有月经失调、白带增多、不孕等。本病好发于 20～50 岁妇女，治疗多取病变局部阿是穴、邻近的经穴或奇穴，卵巢囊肿位于腹部深层，病位较深，通过芒针治疗可直击病灶，直接疏通病灶部位的经脉，加强该部位的气血循环，祛瘀生新，缓解疼痛，达到治疗目的。

【诊断要点】

卵巢囊肿诊断要点：①下腹见结块，触之有形，按之不坚；②平素下腹坠胀不适或有刺痛，月经量多，色暗或夹有血块，经前乳房胀痛，腰骶酸胀，易于烦躁发怒，易神疲、乏力，舌质淡紫或暗沉有瘀斑，脉沉弦或细涩，多由情志不畅、寒邪侵袭引起；③经 B 超探查：提示卵巢肿块，形态规整，边界清楚，壁光滑完整，内部为无回声暗区，或见分隔。

【病因病机】

1.中医：卵巢囊肿在中医所属"积聚""肠覃"范畴，卵巢囊肿主因为寒，与气滞、气虚相关，因气滞、气虚所致瘀血结聚，痰湿留滞，或痰瘀交结。

2.西医：现代医学认为该病产生病因多归纳为内分泌因素、慢性盆腔感染、环境因素、遗传因素等。

【治疗方法】

一、芒针刺法

取穴：主穴：天枢（双）、关元、中极、归来（双）；配穴：气虚加足三里、气海，血虚加血海、三阴交，痰浊中阻加丰隆、阴陵泉，月经不调加太溪、地机。

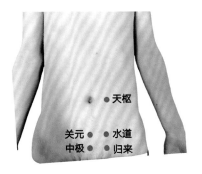

图 7-1　天枢、关元、中极、归来穴定位示意图

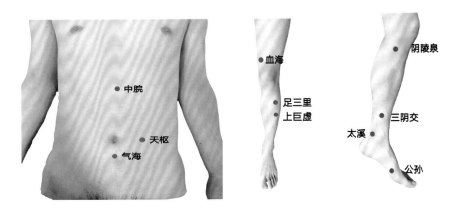

图 7-2　足三里、气海、血海、阴陵泉、三阴交、太溪穴定位示意图

237

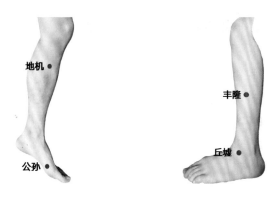

图 7-3　地机、丰隆穴定位示意图

针刺方法：患者排尿，仰卧位，各穴位常规消毒后，选用 0.32mm×100mm 芒针双手持针快速进针过皮后徐徐捻入，于天枢（双）、关元、中极、归来（双）、气海直刺约 60mm，下腹部穴位以针感传导至阴部或大腿内侧为佳，其余配穴用 0.32mm×40mm 毫针依次刺入，以得气为度。

疗程：每 10min 行针 1 次，留针 30min 出针，每天 1 次，共治疗 2 周。

二、芒针围刺法

取穴：囊肿中心点、阿是穴、子宫穴。

针刺方法：患者排尿，仰卧位，各穴位常规消毒后，选用 0.32mm×100mm 芒针双手持针快速进针过皮后徐徐捻入，于囊肿中心点直刺 60～80mm（根据腹部脂肪厚度），取囊肿边界阿是穴向囊肿中心围刺约 60mm，子宫穴向囊肿中心斜刺约 60mm。下腹部穴位以针感传导至阴部或大腿内侧为佳，其余穴位以得气为度。

疗程：每天 1 次，5 次为 1 个疗程，2 个疗程无效者，改用他法治疗。

三、联合温针灸治疗

取穴：囊肿中心、子宫穴、天枢（双）。

针灸方法：选取囊肿中心、子宫穴、天枢（双）施以温针灸，取约 3cm 艾条 1 段，从下端点燃，每穴每次灸 2 壮，取艾灸理气血，逐寒湿，温散结聚，活血祛瘀。

疗程：每天 1 次，5 次为 1 个疗程。

【按语】

目前临床针刺可改善卵巢囊肿局部血液循环和微循环，主要于病变局部选用阿是穴、邻近的经穴或奇穴，但临床可发现囊肿所处部位较深，普通毫针产生的针感一般无法直达病所，且实践已证明病位较深的疾病或神经、肌肉、筋膜疾病皆可视为芒针疗法的适应范围。卵巢囊肿采用芒针围刺治疗，可直接疏通病灶部位的经脉，加强病变部位的气血循环，祛瘀生新，缓解疼痛；配合温针灸可通过加热针柄使艾火的温热刺激通过针体传入体内，直达穴位深部，能改善局部微循环，从而行气活血，艾灸温热的力量能疏通经络之闭滞，使邪气无所留止。同时囊肿较大、病情较重、符合手术指征者，仍应考虑手术治疗，以防延误病情。

【现代研究撷英】

姜小英等采用芒针加温针疗法治疗 15 例卵巢囊肿的有效率为 86.7%。何曾莉等采用芒针围刺结合温针治疗卵巢囊肿 42 例，有效率 92.9%。

第二节　卵巢早衰

卵巢早衰临床表现为闭经、月经量少，伴有潮热多汗、心烦失眠、阴道干涩、性欲减退等绝经前后症状。本病好发于青春期或育龄期妇女，与肾虚、血虚、肝郁及血瘀有关，故芒针治疗多取任脉之气海、关元；配以毫针治疗多取督脉经穴之至阳，足太阴脾经之三阴交、血海，足少阴肾经之太溪、肾俞，足厥阴肝经之太冲，共奏培本固元、滋肾填精、益气养血、补天癸、调冲任之功效，以达治疗卵巢早衰的目的。

【诊断要点】

卵巢早衰的诊断要点：①年龄＜40 岁女性；②停经 6 个月经周期以上；③至少 2 次（至少间隔 1 个月）促卵泡激素（FSH）＞40U/L、雌二醇（E_2）＜73/L；④除外其他疾病，如多囊卵巢综合征、卵巢不敏感综合征等。

【病因病机】

1.中医：卵巢早衰在中医学属"血隔""血枯"等范畴，卵巢早衰与肾虚、血虚、肝郁及血瘀有关，病因病机为先天禀赋不足，肾气虚衰，冲任气血不充而渐枯；或七情内伤，伤及心、肝、脾，以致肝郁气滞血瘀，气血暗耗，冲任阻滞、衰微而致经闭；或大病久病耗伤阴液，耗竭精血，如房劳、多产、坠胎、小产等，以致冲任早衰；或经期、产后外感六淫邪气，与血相搏，瘀血阻滞冲任，而致经闭；故治以补肾补血、活血化瘀为主。

2.西医：现代医学认为该病可能为精神紧张、环境因素、基因因素、免疫因素及医源性因素等所致雌激素浓度下降和卵泡雌激素（FSH）水平升高，故治疗以调节激素水平为主。

【治疗方法】

一、芒针刺法

取穴：气海、关元、至阳、三阴交、血海、太冲、太溪、肾俞。

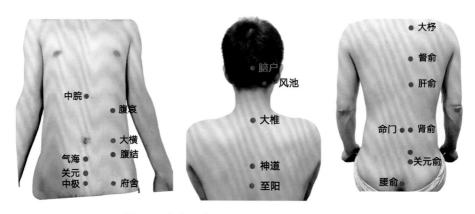

图 7-4　气海、关元、至阳、肾俞穴定位示意图

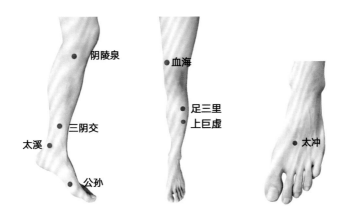

图 7-5 三阴交、太溪、血海、太冲穴定位示意图

针刺方法：各穴位常规消毒后，选用 0.32mm×100mm 芒针双手持针快速进针过皮后徐徐捻入，气海、关元直刺约 60mm，使针感向阴部或大腿内侧传导扩散为佳，其余穴位用 0.32mm×40mm 毫针依次刺入，施以平补平泻手法。每 10min 行针 1 次，留针 30min 出针。

疗程：每天 1 次，15 次为 1 个疗程。

二、联合温针灸治疗

取穴：气海、关元、肾俞。

针灸方法：选取气海、关元、肾俞施以温针灸，取约 3cm 艾条 1 段，从下端点燃，每穴每次灸 2 壮。

疗程：每天 1 次，5 次为 1 个疗程。

【按语】

卵巢早衰的治疗目的为改善子宫功能，恢复规律性月经，因其病机本质为冲任劳损所致经闭，而月经亦与肾、肝、脾关系密切，因此本病可通过芒针调理冲任与脏腑气血以达到治疗目的。气海、关元归任脉，为芒针主要针刺穴位，临床实践证明，针刺时力求针感，留针得气，可明显提高疗效。

【现代研究撷英】

董彩英等采用芒针针刺配合西药克龄蒙治疗卵巢早衰 48 例，有效率 93.8%。

241

董彩英等采用芒针针刺治疗卵巢早衰30例，有效率93.33%。

第三节 慢性盆腔炎

慢性盆腔炎属中医"带下""腹痛""癥瘕"等疾病范畴，指女性内生殖器及其周围结缔组织、盆腔的慢性炎症，炎症可局限于一个部位，也可几个部位同时发病。常由急性盆腔炎未能彻底治愈，病程迁延所致。女子以血为本，本病与冲脉血海和任脉均有密切联系，故取穴以任脉穴为主，配合脾胃经穴，以健脾祛湿、温经散寒、活血化瘀散结为基本治疗原则。

【诊断要点】

慢性盆腔炎诊断参照《中医妇科学》标准。①病史：常因急性盆腔炎未能彻底治疗；②临床表现：下腹胀坠、疼痛、腰骶部疼痛，于性交、劳累、排便时及月经前后加重，白带增多、月经失调、不孕；③妇科检查：宫体活动受限，子宫一侧或双侧压痛、片状增厚、条索状或囊性肿物；④B超：炎性包块、实质不均，暗区内有光点、输卵管积水液性暗区。

【病因病机】

1. 中医：本病主要为经行产后，胞脉空虚，手术创伤或摄生不洁，湿毒、热毒入侵，壅滞于胞宫，以致脏腑功能失常，气血失调，冲任受损所致。

2. 西医：由于女性生殖器位于盆腔最低处，炎症吸收慢，易迁延成慢性炎症，甚至包块形成。本病病理改变主要是盆腔结缔组织和盆腔腹膜由于慢性炎症的浸润引起纤维结缔组织增生，局部增厚粘连，甚至组织挛缩，压迫神经纤维。

【治疗方法】

一、芒针透刺法

取穴：双侧秩边穴。

针刺方法：局部皮肤常规消毒后，用 0.35mm×150mm 芒针，左手固定穴位，右手持针缓缓捻转进针，针尖刺向同侧水道穴，以小幅度高频率捻转泻法，令针感传至前阴处，感传 3 次为度，不留针。

疗程：每天 1 次，10 次为 1 个疗程，疗程间休息 2～3 天。

二、联合艾灸疗法治疗

取穴：中极、关元、三阴交。

艾灸方法：将艾条一端点燃，在中极、关元、三阴交穴处，距离皮肤 2～3cm 处，进行回旋温灸，每穴灸 5min。

疗程：每天 1 次，10 次为 1 个疗程，疗程间休息 3 天。

【按语】

秩边为膀胱经穴，水道为治疗水液代谢疾患之有效经验穴，运用芒针透刺，可使针感"直达病所"。中极乃任脉之穴，对水液代谢有调节作用。关元为任脉与足三阴经交会穴，居下腹近盆腔，有祛湿利水之功。三阴交是足三阴经之交会穴，足三阴经脉均循行于少腹或阴器，故能通调三阴经经气，达到三经并调，调和气血之目的。温灸是一种温热刺激，其产生的温热效应可温煦气血，以促进盆腔血液循环，改善组织营养状况，有利于炎症的吸收和消退。

【现代研究撷英】

张爱香等采用芒针配合温灸治疗慢性盆腔炎 46 例，总有效率 97.8%。

第四节 原发性痛经

原发性痛经也称为功能性痛经，是指生殖器官无器质性病变的痛经，行经前后或月经期，小腹以及腰骶部等部位出现痉挛性疼痛、坠胀等症状，时常伴有恶心、呕吐、腹泻等症状，病情严重者出现手足心发凉、冷汗淋漓，甚至晕厥。原发性痛经在我国的发病率高达 50% 以上，痛经严重影响大约超过 10% 的青年女性患者的日常生活。西医治疗多以非甾体消炎药、解痉镇静药等为主，且副作用较大。原发性痛经是针灸治疗的优势病种，大量临床试验与动物实验表明，针灸治疗原发性痛经效果显著，其作用机制主要是通过降低 PGF2α 和 E_2 的比值，升高子宫 β-EP 含量，调节 NO、ET-1 水平、增强阿片受体如 μ 受体和 κ 受体的表达水平，降低子宫的痉挛收缩强度，舒张子宫血管，改善子宫缺血缺氧状态，起到镇痛的作用。

【诊断要点】

原发性痛经诊断要点：根据《妇产科学》中关于原发性痛经诊断标准，主要是指月经期或月经来潮前后出现下腹疼痛、坠胀，伴腰酸或其他不适，症状严重影响患者生活质量，且无盆腔器质性病变者。

【病因病机】

1. 中医：该病属于中医学"经行腹痛"范畴，痛经的病位在胞宫，位于少腹，多由于肝郁气滞、寒邪湿阻等导致气血运行不畅，从而瘀血内阻导致行经不畅、腹部疼痛。

2. 西医：现代医学认为原发性痛经病机复杂，主要与内分泌因素、免疫因素、神经递质因素、心理因素、体质因素以及遗传因素等有关，由于子宫痉挛性收缩，引起子宫肌组织缺血，刺激子宫自主神经疼痛，继而发生痛经。

【治疗方法】

一、芒针刺法

取穴：中极、子宫穴（双）、次髎（双）、地机（双）。

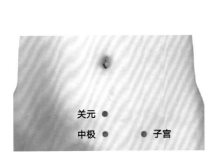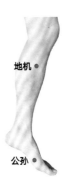

图 7-6　中极、子宫、地机穴定位示意图

针刺方法：于月经来潮前 3 ～ 7 天 开始。针刺前令患者排空尿。各穴位常规消毒后，选用 0.32mm×125mm 芒针双手持针快速进针过皮后徐徐捻入，于中极、次髎（双）、子宫穴（双）直刺约 75 ～ 100mm，针感向下腹部及会阴部放射；地机穴刺入 75mm，针感向大腿内侧及下腹部放射。

疗程：留针 30min，每天 1 次，针刺至月经来潮。 每月 1 次，连续治疗 3 个月经周期。

二、联合穴位注射治疗

取穴：子宫穴（双）、地机（双）。

操作方法：经血出现后，用 0.5% 利多卡因 3mL、654-2 注射液 10mg 混合液，在双侧地机、子宫穴进行穴位注射，每穴注入药液 1mL。

疗程：每天 1 次，连续 3 天。每月 1 次，连续治疗 3 个月经周期。

【按语】

中极、子宫穴可利下焦，益肾气。地机为脾经郄穴，可调血通经止痛。子宫颈及阴道的痛感神经由交感和副交感神经纤维经过骶神经 S_2 ～ S_4 传向中枢的，而次髎正经于 S_2 ～ S_4 神经分布上，刺之使痛阈增加，并能通过神经的传递起到解痉止痛作用。芒针刺法可直达病所，减少子宫收缩，使局部血液循环得以改善。利多卡因、654-2 穴位注射能解除子宫痉挛性收缩，使宫颈口松弛，子宫血流通畅，达到"通则不痛"之目的。

245

【现代研究撷英】

周英采用芒针结合穴位注射治疗痛经 30 例，治愈（痛经症状及伴随症状消失且 6 个月未复发者）12 例；显效（痛经症状和伴随症状基本消失或有时轻微反复者）9 例；好转（痛经及伴随症状较前明显改善者）6 例；无效（痛经症状及伴随症状无明显改善者）3 例。总有效率为 90%。

参考文献

[1] 贺煜竣，覃思敏，邢博文，等 . 基于数据挖掘的芒针疗法临床应用特点研究 [J]. 中国中医基础医学志，2021，27（12）：1934-1938.

[2] 冯济业，孙玲麟，杨玮丽，等 . 良性卵巢甲状腺肿的临床和 CT 征象分析 [J]. 医学影像学杂志，2020，30（12）：2281-2283.

[3] 孙丽 . 中西医结合治疗子宫肌瘤及卵巢囊肿临床观察 [J]. 湖北中医药大学学报，2014，16（5）：77-78.

[4] 张笑菲 . 围刺法及其临床应用规律探讨 [J]. 河南中医，2004，24（7）：61-62.

[5] 鲍春龄，成雯郁，王婉娣 . 陆氏温针治疗围绝经期综合征疗效观察 [J]. 上海针灸杂志，2015，34（5）：435-437.

[6] 姜小英 . 芒针加温针疗法治疗卵巢囊肿 15 例 [J]. 新中医，2000，07：32.

[7] 何曾莉，余才锋 . 芒针围刺结合温针治疗卵巢囊肿的效果观察 [J]. 中国妇幼保健，2019，34（4）：940-942.

[8] 王玉真 . 卵巢早衰治疗策略临床探讨 [J]. 中国使用妇科与产科杂志，2002，18（12）：734.

[9] 徐苓，宋亦军 . 卵巢早衰的临床表现和诊断标准 [J]. 实用妇产科杂志，2003，19（4）：195-196.

[10] 杨晓虹，赖晓梅，黄祖波 . 针灸治疗卵巢早衰 60 例临床观察 [J]. 四川中医，2008，26（5）：106-107.

[11] 董彩英，姜学霞，李秀梅，等 . 芒针针刺配合西药克龄蒙治疗卵巢早衰的

临床观察 [J]. 中国煤炭工业医学杂志，2015，18（8）：1380-1383.

[12] 董彩英，常素玲，李秀梅. 芒针针刺治疗卵巢早衰临床研究 [J]. 中医学报，2013，28（11）：1706-1707.

[13] 张爱香，杜艳华. 芒针配合温灸治疗慢性盆腔炎疗效观察 [J]. 内蒙古中医药，2011，30（20）：33.

[14] 王荔源. 原发性痛经的发病机制及中医药治疗的研究进展 [J]. 中外女性健康研究，2019（22）：27-28，55.

[15] WITT CM，REINHOLD T，BRINKHAUS B，et al. Acupuncture in patients with dysmenorrhea：a randomizedstudy on clinical efectiveness and cost-efectiveness in usual care[J]. Am J Obstet Gy necol，2008，198（2）：166.

[16] HABEK D，CERKEZ HABCK J，BOBI VUKOVI M，et a1. Efficacy of acupuncture for the treatment of primary dysmanorrheal[J]. Gynakol Geburtshilfliche Rundsch，2003，43（4）：250-253.

[17] LI A，WANG Y，XIN J，et al. Electroacupuncture suppresses hyperal-gesia and spinal Fos expression by activating the descending inhibitory system[J]. Brain Res，2007，1186：171-179.

[18] 谢幸，苟文丽. 妇产科学 [M]. 第 8 版，北京：人民卫生出版社，2013：362-367.

[19] 周英. 芒针结合穴位注射治疗痛经 30 例 [J]. 上海针灸志，2003（2）：9.

[20] 段雯雯，王富春. 针灸治疗原发性痛经的作用机制概况 [J]. 中国中医急症，2022，31（9）：1485-1488+1504.

第八章 皮肤科病证

对于皮肤科疾病芒针亦擅长治疗，芒针治疗皮肤科病证总有效率在90%以上。外风多由足太阳而及督脉，故督脉经穴有祛风之效。芒针者一针数穴，刺激量优于普通针刺，透刺督脉振奋机体一身阳气，使得卫表固而邪无从入侵，激发经络气血，起到"治风先治血，血行风自灭"之功效。芒针位居督脉及足太阳经脉之间夹脊穴，针之可通达二经经气，令全身气血通畅，阴阳调和，达到活血通络、祛毒止痛的作用。本章选取皮肤科疾病中芒针的优势病种进行诠释，如带状疱疹后遗神经痛、慢性荨麻疹等，临床实用性强。

第一节 带状疱疹后遗神经痛

带状疱疹后遗神经痛是带状疱疹皮损完全消退后，皮损部位遗留的烧灼样刺痛。多发于老年人，可持续数月至数年，缠绵不愈，顽固难除。《临证指南医案》云："久痛必入于络，络中气血，虚实寒热，稍有留邪，皆能致痛。"

【诊断要点】

带状疱疹后遗神经痛诊断标准参照《中医病证诊断疗效标准》：带状疱疹临床治愈后仍持续性、长期疼痛超过3个月。

【病因病机】

1. 中医：本病的发生是由于余毒未尽，经脉不通，气滞血瘀，即所谓"不通则痛"，故治疗的关键是疏通经脉。

2. 西医：带状疱疹后遗神经痛的发生是由于受累的神经节的炎症甚至坏死，

同时亦由受侵犯的神经和皮肤产生剧烈的炎症所致。由于老年人各方面的机能都在减退，神经组织损伤后很难修复，往往会遗留严重的神经痛。

【治疗方法】

一、芒针透刺法

取穴：均取患侧，胸背部神经痛取 T1 ～ T8 夹脊穴，腰腹部神经痛取 T6 ～ L5 夹脊穴，骶部神经痛取 L1 ～ L5 夹脊穴，上肢神经痛取 T1 ～ T3 夹脊穴，每次取相应夹脊穴的上穴。

针刺方法：患者俯卧位，用 0.35mm×100mm 芒针，采用夹持进针法，针体与皮肤呈 15°角平刺进针，刺入皮肤 3 寸后，穴位捻转法行针 1min，平补平泻，留针 30min。

疗程：每天 1 次，每周休息 1 天，4 周为 1 个疗程。

二、芒针电刺激治疗

选用 0.40mm×150mm 芒针，于背部皮损内端入针，沿皮神经走行方向于皮下潜行，并穿越各病变部位，上下共 4 针，每针相隔 2cm，彼此平行。将上位 2 针和下位 2 针分别连以电针仪（LH–202H），刺激频率为 2/100 Hz，刺激强度为 15mA，刺激时间为 60 min。

疗程：每天 1 次，10 天为 1 个疗程。

三、联合刺络拔罐治疗

操作方法：疼痛部位皮肤常规消毒，用一次性采血针在皮损处快速点刺，再用 1 号罐在刺络处拔罐，待留罐处皮肤偏紫时起罐，起罐后清除血液，用无菌棉球覆盖皮损。

疗程：隔 3 天 1 次，4 周为 1 个疗程。

四、联合红光照射治疗

采用高能窄谱红光治疗仪，直接照射局部病灶及痛点，光输出功率为 8W。治疗时根据患者的舒适度、痛点和病灶面积大小，调整光源与病变部位的距离，以保证在整个治疗时间内持续照射 20min。

疗程：每天 1 次，每周治疗 6 次，共治疗 4 周。

【按语】

芒针疗法可驱邪通络止痛，夹脊穴位居督脉及足太阳经脉之间，针之可通达二经经气，令全身气血通畅，阴阳调和，达到活血通络、祛毒止痛的作用。从现代医学角度来看，针刺病变相应神经节段分布区域之夹脊穴，可刺激脊神经支、交感神经干、后交感神经椎旁节及与脊神经相联系的灰、白交通支等，阻滞神经中的痛觉纤维传导，达到镇痛的作用。电针治疗作用在于：①利用其所输出的对称性双向矩形脉冲波，刺激受累神经的粗纤维，形成闸门关闭效应，产生局部止痛作用；②协同发挥高频低频电针的治疗作用，解痉止痛、促进血液循环、改善组织营养、消除炎性水肿，达到"通则不痛"的目的。红光照射可以改善局部血液循环，并可刺激损伤的末梢神经轴突生长，使神经髓鞘形成加快，具有明显的消炎、镇痛作用。

【现代研究撷英】

王小丽等采用芒针联合刺络拔罐治疗带状疱疹后遗神经痛 35 例，总有效率为 94.28%。郗海铭等采用芒针电刺激治疗老年躯干部带状疱疹后遗神经痛 22 例，总有效率为 96.88%。王小丽等采用芒针配合红光照射治疗带状疱疹后遗神经痛 35 例，治疗组采用芒针配合红光照射治疗，对照组采用口服普瑞巴林胶囊治疗，治疗组总有效率为 97.1%，对照组为 71.4%，两组治疗后视觉模拟评分（VAS）及生存质量评分（QOL）与同组治疗前比较，差异均具有统计学意义（$p < 0.05$）。

第二节　慢性荨麻疹

荨麻疹属中医学"瘾疹""风疹"范畴，其临床特征主要为突然发病，皮肤出现红色或苍白色风团、瘙痒剧烈、皮损时隐时现、消退后不留痕迹，是一种皮肤科的常见病、多发病。病史长短不一，易反复发作，一般病程在 3 个月以上或反复间断性发作称为慢性荨麻疹。

【诊断要点】

参照《中医病证诊断疗效标准》（国家中医药管理局 94-06-28 发布）中瘾疹的慢性瘾疹（慢性荨麻疹）的诊断标准：①突然发作，皮损为大小不等、形状不一的水肿性斑块，边界清楚；②皮损时起时落，剧烈瘙痒，发无定处，退后不留痕迹；③部分病例可有腹痛、腹泻或有发热、关节痛等症，严重者可有呼吸困难，甚至引起窒息；④皮肤划痕试验阳性；⑤皮疹经过 3 个月以上不愈或反复间断发作。

【病因病机】

1. 中医：本病病因主要包括平素体虚，气血不足，或因久病，气血亏虚，血虚生风。气虚卫外不固，风邪乘机侵犯人体导致。

2. 西医：本病病因多种多样，与机体对某些物质过敏、产生变态反应有关，如食物、药物、感染、动物及植物因素、物理因素均可引发本病，临床上以皮肤、黏膜的局限性、暂时性、瘙痒性潮红斑和风团为特征，其发病机理包括免疫性与非免疫性。

【治疗方法】

芒针透刺法

取穴：大椎透灵台、至阳透命门。

针刺方法：患者俯卧位或坐位，暴露督脉选穴部位，选用 0.3mm×125mm 芒针，选取大椎透灵台、至阳透命门为主穴，消毒皮肤，以押手轻提穴处的皮肤，刺手执针身下端，使针身与皮肤呈 15°角，快速刺入皮下，然后放平针身，使之与督脉走向平行，刺手左右捻转针柄使针身徐徐刺入，押手在针身对应皮肤处循按，并可保证透刺方向的正确，刺入四五寸许，用胶布固定针柄，留针 2 ～ 4 h。

疗程：1 周治疗 3 次，10 次为 1 个疗程。

【按语】

中医认为本病是由于"邪之所凑，其气必虚"造成。本病的治疗原则当以益气养血，疏风止痒为主。督脉为"阳脉之海"，总领一身之阳气，六条阳经都与督脉交汇于大椎，具有壮阳益气之功效；其分支与足少阴肾经、足太阳膀胱经、冲任二脉会合，又兼有调和营卫的功效。而风病又与督脉关系密切，外风多由足太阳而及督脉，内风多由足厥阴而及督脉，故督脉经穴有祛风之效。芒针者一针数穴，刺激量优于普通针刺，透刺督脉振奋机体一身阳气，使得卫表固而邪无从入侵，激发经络气血，起到"治风先治血，血行风自灭"之功效。

【现代研究撷英】

冯建伟等运用芒针透刺督脉留针法治疗慢性荨麻疹 30 例，总有效率 90%。

参考文献

[1] 王小丽，张芙蓉，许爱秀.芒针合刺络拔罐治疗带状疱疹后遗神经痛疗效观察 [J].实用中医药杂志，2015，31（10）：943–944.

[2] 郗海铭，李伟凡.芒针电刺激治疗老年躯干部带状疱疹后遗神经痛 32 例 [J].中国中医药信息杂志，2005（3）：67.

[3] 王小丽，张芙蓉，许爱秀.芒针配合红光照射治疗带状疱疹后遗神经痛疗效观察 [J].上海针灸杂志，2016，35（1）：23–24.

[4] 贺煜竣，覃思敏，邢博文等.基于数据挖掘的芒针疗法临床应用特点研究 [J].中国中医基础医学志，2021，27（12）：1934–1938.

[5] 国家中医药管理局.中华人民共和国中医药行业标准·中医病证诊断疗效标准 [S].南京：南京大学出版社，1994.144.

[6] 国家中医药管理局.中华人民共和国中医药行业标准·中医病证诊断疗效标准 [S].南京：南京大学出版社，1994：147.

[7] 高宏，李雪珍，叶文伟，等.粗针神道穴透刺治疗慢性荨麻疹对血清 IgE 的影响及疗效分析 [J].浙江中医药大学学报，2009，33（1）：111–112.

[8] 冯建伟.芒针透刺督脉留针法治疗慢性荨麻疹 30 例 [J].大家健康（学术版），2013，7（13）：11.

第九章 五官科病证

芒针亦擅长治疗五官科病证，总有效率在91%以上。芒针深刺、透刺，既能治疗毫针所治疗的病种，又能补偿毫针的不足，故特别适用于需要深刺的疾病，如面神经炎、三叉神经痛等。此外，要注意采用芒针透刺法治疗时，应根据患者的耐受程度，不可一味追求刺激强度，尽量避免晕针、滞针等不良事件发生。本章选取皮肤科疾病中芒针的优势病种进行诠释，如面神经炎、三叉神经痛等，临床实用性强。

第一节 面神经炎

面神经炎又称特发性面神经麻痹或 Bell 麻痹，以患侧面部表情肌瘫痪、口眼歪斜、额纹及鼻唇沟消失、不能皱额蹙眉、眼裂不能闭合或者闭合不全为主要临床表现。面瘫乃阳明、少阳经筋为病，《说文》中有言"筋，肉之为也"，意指能产生力量的肌肉，透刺经筋也。该病治疗以面部局部穴位或循经取穴为主，采用芒针透刺法，可扩大针刺感应面，增强针刺强度，可有效促进面神经的恢复。

【诊断要点】

面神经炎诊断要点：①起病急，常有受风寒史，或有病毒感染史；②一侧面部表情肌突然瘫痪，患侧额纹变浅或消失，眼裂不能闭合，不能皱眉，口角下垂并向健侧歪斜，鼻唇沟变浅，鼓腮、吹口哨时漏气，食物易滞留于病侧齿间，可伴病侧舌前 2/3 味觉丧失，听觉过敏，多泪等；③脑 CT、MRI 检查正常。

【病因病机】

1. 中医：面神经炎在中医学属"口僻"，俗称"吊线风""瞄准风"，多因正气不足、风邪直中面部，或肝肾阴虚、风阳上扰，或情志不舒、七情过极，痰浊阻滞经络所致面部肌肉瘫痪。

2. 西医：现代医学认为，面神经炎是由感染、特发性（常称 Bell 麻痹）、肿瘤性、神经源性等多种因素所致茎乳孔（面神经管）内组织急性水肿，面神经受压或面神经本身的炎症所引起的面神经损害，致使其所支配的面部肌肉运动障碍。

【治疗方法】

一、芒针透刺法

取穴：太阳透地仓、颊车透地仓、地仓透人中、承浆透地仓、阳白透攒竹、太阳透下关、合谷（双）、足三里（双）、阳陵泉（双）、太冲（双）。

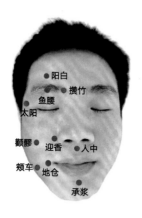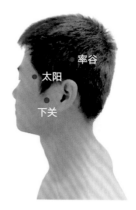

图 9-1 太阳、地仓、颊车、人中、承浆、攒竹、下关穴定位示意图

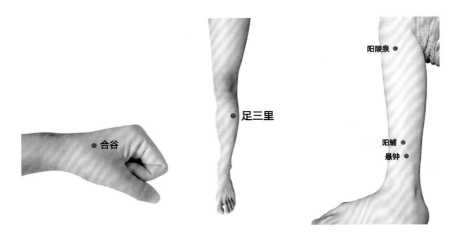

图 9-2 合谷、足三里、阳陵泉穴定位示意图

针刺方法：各穴位常规消毒后，选用 0.32mm×100mm 不锈钢芒针，针刺太阳穴，刺入皮下后向地仓穴方向斜刺，缓慢进针直至地仓穴；依次完成颊车透地仓、地仓透人中、承浆透地仓、阳白透攒竹、太阳透下关。捻转行针，使针下有酸胀感，行针 1～2min，可将针向同一方向捻转，使少量肌纤维缠绕针尖，产生滞针，再将针向上提拉，使面部肌肉产生运动，幅度以患者可忍耐为度，操作 2min 后留针；再用 0.32mm×40mm 毫针，依次刺双侧合谷、太冲、足三里、阳陵泉等穴，以得气为度。每 10min 行针 1 次，留针 30min 出针。

疗程：每天 1 次，10 次为 1 个疗程。

二、联合火罐疗法治疗

针刺后选取 1 号玻璃火罐，选取面部少阳经、阳明经、太阳经经筋所过之处的颊车、颧髎、下关、阳白等部位。采用闪罐法、走罐法、留罐法结合，先行上提闪罐法，后于患侧面部沿自下而上的方向走罐，后于以上穴位留罐 1min。

疗程：隔天 1 次，5 次为 1 个疗程。

三、联合穴位注射治疗

取穴：阳白、颧髎、迎香、下关、颊车、地仓、翳风、合谷（对侧）等穴。

操作方法：拔罐后每次取 4～5 穴，选用注射用腺苷钴胺或甲钴胺注射液每穴肌注 0.2～0.3mL，肌注后选用乙醇干棉球按压 0.5～1min。

疗程：隔天1次，5次为1个疗程，1个疗程无效者，改用他法治疗。

【按语】

临床上面神经炎为常见病、多发病，该病的症状特点为面部的下垂、废用，属"陷下"的范畴，应用"升提"之法，针刺后配合拔火罐具有"升提"之义。穴位注射可将营养神经等药物注射至损伤神经周围的穴位，直达病灶，加快恢复。

采用芒针透刺法治疗时应注意患者的耐受程度，不可一味追求刺激强度，尽量避免晕针、滞针等不良事件发生；另外应注意患者的情志疏导，保持心情舒畅可有利于患者疾病的恢复，反之欲速则不达；除外可增加患者自我锻炼，如湿毛巾热敷、表情动作及咀嚼练习等。

【现代研究撷英】

米娜娃等采用芒针透穴滞提法治疗60例顽固性面瘫的临床观察，其有效率达95%。龙海鹏等对62例面神经炎患者采用芒针透刺加通痹药熨包热敷治疗，有效率为93.5%。

第二节　三叉神经痛

三叉神经痛临床表现为三叉神经分布区域的阵发性、短暂性剧烈疼痛。《灵枢·经脉》载："三焦手少阳之脉……主气所生病者，汗出，目锐眦痛，颊肿……"《张氏医通》："许学士治鼻额间痛，或麻痹不仁，如是数年，忽一日连唇口、颊车、发际皆痛，不能开口言语……手触之即痛，此是阳明经络受风毒传入经络，血凝滞而不行。"此病发作，疼痛难忍，且具有反复发作和顽固难治的特点。三叉神经走行较深，其神经根从卵圆孔出颅，"气至病所"是取得疗效的关键，故采用芒针深刺激才能直指病所，针到而有效。《灵枢·口问》："耳者，宗脉之所聚也。"太阳、少阳、阳明等经均上行于耳，刺激相应耳穴，可以使经络之气血畅通，调理阴阳，气血通则不痛。

【诊断要点】

三叉神经痛诊断要点：①三叉神经分布区反复发作、短暂的剧烈疼痛；②间歇期触压"扳机点"如上下唇、颊黏膜，舌侧缘或眼眶上缘等诱发区，常可引起疼痛发作；③无神经系统阳性体征。

【病因病机】

1. 中医：三叉神经痛在中医学属"面痛""头痛""偏头痛"范畴，由于阴虚阳亢或风热、风寒外袭、心火内盛、肝肾实火上冲或虚火上炎导致手足三阳之经发生闭阻，致气血郁滞而不通则痛。

2. 西医：本病病因尚不明确，可能是三叉神经根纤维脱髓鞘或髓鞘增厚，或动脉粥样硬化改变，或三叉神经根受后颅窝异常血管压迫等因素，产生异位冲动所致。

【治疗方法】

一、芒针透刺法

取穴：主穴取下关（患）、风池、合谷（双）。第一支痛：患侧鱼腰透攒竹、阳白透鱼腰；第二支、第三支痛：太阳透下关、颊车。

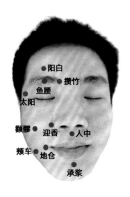
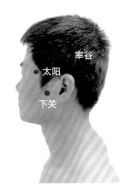
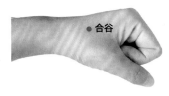

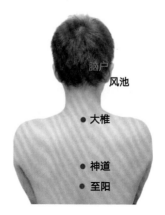

图 9-3　下关、风池、合谷、鱼腰、攒竹、阳白、太阳穴定位示意图

针刺方法：患者仰卧位，各穴位常规消毒后，选用 0.32mm×100mm 芒针直刺下关穴向卵圆孔方向深刺 40～60mm，风池穴向对侧眼眶进针 40～50mm，施捻转泻法，针感应沿头顶上窜至前额为佳；鱼腰透攒竹从鱼腰穴缓慢进针，针尖平行横刺，经眉弓直达攒竹穴，深度 25～40mm。阳白透鱼腰从阳白穴缓慢进针，针尖平行向下横刺直达鱼腰穴，深度 40～50mm。太阳透下关从太阳穴缓慢进针，针尖平斜向下稍后方，经颧弓直达下关，深度 50～80mm，以上齿及颊部酸麻胀感为度。颊车穴沿下颌骨内侧进针，深约 50mm，以颏孔下齿槽处呈胀感为度。用 0.32mm×40mm 毫针刺双侧合谷穴，以得气为度。每 10min 行针 1 次，留针 30min 出针。

疗程：每天 1 次，10 次为 1 个疗程。

二、联合电针疗法治疗

取穴：阿是穴。

针刺方法：在阿是穴处加用电针，低频，电流强度以患者耐受为宜，留针 20min。

疗程：每周 5 次，10 次为 1 个疗程。

三、联合穴位注射治疗

取穴：风池、下关。

注射方法：穴位皮肤常规消毒后，用 5mL 一次性注射器抽取维生素 B_1 及维生素 B₁₂ 各 1.5mL，再抽取地塞米松注射液 lmL，分别注入风池及下关穴各 2mL。

疗程：隔天 1 次，5 次为 1 个疗程。

【按语】

三叉神经痛以镇"痛"为治疗目的，气至病所为针刺镇痛的关键。《景岳全书》中指出："火邪头痛者，虽各经皆有火症，而独阳明为最，正以阳明火盛于头面，而直达头维，故其痛必甚，其脉必洪，其症必多内热。"故临床以取阳明经穴为主，如芒针深刺下关穴，以疏通局部经气；配合合谷穴，既能疏散风邪，又可通经活络，二穴远近相配，通经接气，其活络止痛之力更强。另外，深刺风池穴，可祛风活血，通络止痛；而太阳透下关、鱼腰透攒竹、阳白透鱼腰，通过透刺的方法，通过解剖的基础达到病所，起到活血化瘀，通络止痛的作用，通过中枢神经系统大脑皮层抑制痛的感觉，打破痛的恶性循环，并激发体内的抗痛机能。因此，芒针深刺、透刺，既能治疗短针所治疗的病种，又能补偿短针的不足，故特别适用于需要深刺的疾病。

【现代研究撷英】

戴晖等对 34 例三叉神经痛患者采用芒针配合穴位注射治疗，有效率为 91.2%。彭丽辉等采用芒针深刺下关穴治疗三叉神经痛 46 例，有效率达 100%。

参考文献

[1] 中国人民解放军总后勤部卫生部 . 临床疾病诊断依据治愈好转标准 [M]. 北京：人民军医出版社，1991：364.

[2] 刘琨，何新芳 . 从"陷下则灸之"论灸法治疗顽固性面瘫 [J]. 吉林中医药，2017，37（4）：406–408.

[3] 刘彦麟，孙远征 . 针刺结合其他疗法治疗顽固性面瘫近五年治疗概述 [J]. 辽宁中医药大学学报，2019，21（3）：130–133.

[4] 米娜娃，任宇丁 . 芒针透穴滞提法治疗顽固性面瘫 60 例 [J]. 上海针灸杂志，1999，18（3）：34.

[5] 龙海鹏, 陈有国, 冯德勇, 等. 芒针透刺加通痹药熨包热敷治疗面神经炎 62 例临床观察 [J]. 中医药导报, 2011, 17 (4): 78-79.

[6] 国家中医药管理局. 中医病证诊断疗效标准 [M]. 南京: 南京大学出版社, 1994: 144.

[7] 赵宏, 苏苇, 张琳, 等. 不同针灸方法治疗原发性三叉神经痛疗效观察 [J]. 辽宁中医药大学学报, 2012, 14 (11): 181-184.

[8] 张鹏, 李景轩, 佟媛媛, 等. 芒针治疗三叉神经痛 58 例 [J]. 陕西中医, 2011, 32 (4): 468-469.

[9] 戴晖. 芒针配合穴位注射治疗三叉神经痛 34 例 [J]. 实用中医药杂志, 1999, 15 (11): 21.

[10] 彭丽辉, 陈剑明, 黄贵英. 芒针深刺下关穴治疗三叉神经痛 46 例 [J]. 中国针灸, 2007, 27 (6): 433-434.

第十章 其 他

第一节 慢性疲劳综合征

慢性疲劳综合征（CFS）属中医学"疲劳"范畴，其临床特征主要为极度疲劳（或易疲劳）持续大于 6 个月，同时伴有持续低热、淋巴结肿大、咽喉疼痛，及头、关节疼痛和精神神经症状等的一类综合征，也有人将之称为亚健康状态。慢性疲劳综合征是伴随着现代日益加快的生活节奏而产生的慢性疾病，近年其发病率明显增加，20 ～ 50 岁的脑力劳动者中更为常见。

【诊断要点】

采用 1988 Holmes 诊断标准：霍姆斯指出，CFS 的诊断必须符合两个主要的诊断标准，在二级诊断标准中，必须有 6 个或 6 个以上的症状标准和 2 个或更多的征象标准，但 8 个或 8 个以上的单一症状标准也可以被诊断为 CFS。

1. 主要诊断标准：

新出现的持续或复发性严重疲乏，持续或间歇性发作性疲劳和虚弱，过去无类似病史，卧床休息后症状无法缓解，每天活动不到健康时的 50%，持续 6 个月以上。

2. 次要诊断标准：

（1）症状标准 以下症状必须发生在疲劳，持续或反复出现的超过 6 个月。症状包括：①低热（37.5℃～ 38.6℃）和高于 38.6℃与 CFS 匹配；②咽炎；③颈部和腋窝淋巴结肿大伴疼痛；④不能解释的肌力衰弱；⑤肌肉痛或肌肉不适；⑥运动后 24h 或以上的疲劳仍未消退，但活动可耐受；⑦和病前不同类型的头痛；

⑧游走性关节痛，不伴红肿；⑨一个或多个类型的神经精神症状；⑩睡眠紊乱（嗜睡或失眠）。

（2）身体体征标准　每隔1个月检查1次，医生至少连续两次确认：①低热（口表37.6 ℃～38.6℃，肛表37.8 ℃～38.8℃）；②非渗出性咽炎；③颈前、颈后及腋窝淋巴结肿大（淋巴结肿大超过50px者可能是其他疾病，应进一步检查原因）。

【病因病机】

1. 中医：本病病因主要包括先天禀赋不足、后天饮食不调、情志内伤日久以及过劳过用等，其病机主要是脏腑的功能失调，常见的如心血不足、肺气虚弱、脾肾虚弱、肝气郁证等。无论何种原因，导致脏腑功能失调即容易引发本病。

2. 西医：慢性疲劳综合征的具体病因和发病机制，目前仍无定论。大多数学者认为，慢性疲劳综合征是在一定的遗传易感性前提下，由于细菌、病毒感染或者应激等情况，导致人体免疫功能或者下丘脑—垂体—肾上腺功能分泌紊乱，而产生的临床综合征。

【治疗方法】

一、电芒针背俞穴透刺法

取穴：心俞穴和肝俞穴。心俞向肝俞透刺，肝俞向肾俞透刺。

针刺方法：取俯卧位，用0.4mm×125mm芒针，运用夹持进针法，消毒局部皮肤，用辅助手提起皮肤，持针手用消毒棉球夹住针尖上10mm处，以15°角迅速穿过心俞穴，辅助手夹持消毒棉球，进针手持针柄，缓慢捻转，进针方向为肝俞穴，刺入直到针柄，然后施以提插捻转法，使之得气。肝俞穴同此方法进针，向肾俞穴方向进针直至针柄，也行提插捻转得气，在得气的基础上，同侧心俞穴及肝俞穴的芒针连接一组电针，心俞穴接正极，肝俞穴接负极，运用疏密波，其强度为耐受为度，电针30min。

疗程：1周针灸6次，休息1天，1周为1个疗程。

二、联合毫针疗法治疗

取穴：百会、四神聪、太阳、神门、气海、足三里、三阴交及内关。

针刺方法：患者仰卧，经常规穴位消毒，选 0.3mm×40mm 毫针，采用单手快速进针法进针，行提插捻转法使之得气，得气后留针 30min。

疗程：每周治疗 6 次，休息 1 天，1 周为 1 个疗程。

【按语】

运用芒针透刺背俞穴虽只选择心俞穴、肝俞穴两穴，但在针刺路径上，经过膈俞穴、胆俞穴、脾俞穴、胃俞穴、三焦俞及肾俞穴，通过透刺治疗达到养心安神、疏肝理气、补肾扶阳的作用；心俞穴、肝俞穴两穴配伍能起到调养心气、调达肝气的作用，达到更好的疗效。现在临床上多报道用微针、电针及体针治疗本病，取穴众多，而芒针透刺治疗有针刺穴位少、应用简便的特点，且背俞穴应用毫针针刺时危险比较大，而芒针针刺穴位皆为平刺，可避免气胸的风险。

【现代研究撷英】

郭文海等运用背俞穴芒针透刺治疗慢性疲劳综合征 30 例，总有效率 96.7%，两组治疗前后疲劳量表评分均下降，差异有统计学意义（$p < 0.01$），治疗后治疗组明显优于对照组（$p < 0.05$）；治疗组记忆力和注意力下降、淋巴结肿大胀痛、头痛、睡眠障碍等次要兼证治疗后明显下降（$p < 0.01$），治疗组治疗后总分明显低于对照组（$p < 0.05$）两组治疗后 SF –20 评分、临床疗效比较，差异有统计学意义。结论：背俞穴芒针透刺治疗慢性疲劳综合征的疗效优于普通针刺治疗。

第二节　肥　胖　症

所谓肥胖，指的是具有过度脂肪层，且体重明显超标，过度累积甘油三酯而导致的身体状态。这并不意味着简单的体重增加，而是身体中过量脂肪组织积累的状态。当人体出现肥胖之后，不但会对形体美产生影响，甚至还容易诱发多种疾病，包括心理障碍、生殖功能受到影响以及损伤等。在临床上，许多疾病均是与肥胖有关，例如心脏病、脂肪肝、糖尿病以及痛风等。在对肥胖进行治疗时，一般均是以腹部穴位作为主穴。腹部是脂肪最容易积聚的地方，脾脏、胃、肠和肝脏位于腹部。也是任脉、肾经、胃经、脾经运行的地方，所以减肥的有效穴位应该在腹部。

【诊断要点】

以体内脂肪的异常分布与过多堆积作为诊断内容。

1. 体重指数（BMI）

现阶段，应用较多的测量方式即为 BMI，体重指数（BMI）＝体重（kg）／身高（m）^{2}。WHO 明文规定，超重标准为 BMI ≥ 25，而肥胖标准即为体重指数 ≥ 30。亚太地区肥胖和超重诊断标准研讨会的基础是：亚洲人在体重指数相对较低时容易出现腹部或内脏肥胖，并显示罹患高血压、糖尿病、高脂血症和蛋白尿的风险显著增加。所以，如果 BMI ≥ 23，即为超重状态，如果体重指数 ≥ 25，那么则属于肥胖。

2. 理想体重

理想体重（kg）＝身高（cm）－ 105；或身高减 100 后再乘以 0.9（男性）或 0.85（女性），与理想体重相比，如果实际体重超出 20%，则可将其视为肥胖；如果超出范围在 10% ～ 20% 之间，即为超重群体。

3. 体脂的分布特征

腰围或腰臀比（WHR）可用于测量体脂。所谓腰臀比（WHR），指的是人体的腰围与臀围之间形成的比例。其中，男性的腰围 ≥ 90cm，女性的腰围 ≥ 80cm 可界定为肥胖的状态；如果男性 WHR ＞ 0.9 或者女性 ＞ 0.8，则可将其界定为中心性肥胖的状态。

4. 皮下脂肪堆积程度

在估计这项指标时，可以将皮脂厚度作为参考依据，对于 25 岁的正常人来说，平均的肩胛皮脂厚度可达到 12.4mm，如果超过 14mm 的标准，则可界定为堆积过多脂肪；正常男性的肱三头肌部位皮脂厚度可达到 10.4mm，女性的这一标准为 17.5mm。

5. 内脏脂肪

在检测内脏脂肪时，可以采用 B 型超声以及双能 X 线骨密度仪等多种方式，判断病人的肥胖类型究竟是继发性肥胖，还是单纯性肥胖。

【病因病机】

1. 中医：祖国医学对肥胖的论述多以体质因素考虑，故有"肥人多痰""肥人多气虚"之说。《内经》曾提出"饮食自倍，脾胃乃伤"，又云"阳化气，阴成形"。《脾胃论》明文规定"脾胃俱旺，则能食而肥，或食少而肥，虽肥而四肢不举，盖脾实而邪气盛也"，认为本病与饮食密切相关，其病机为脾虚、邪气旺。从上述理论可以看出，本病主要是由于先天性肾阳不足，或居室劳动过度、产后肾阳不足，又过食肥甘厚味之品，郁而化热耗伤脾胃，导致人体运输和气化功能失衡。如果运输和转化功能紊乱，水和谷物精华就不能正常运输和分配，积聚身体内化为湿和痰；气化失调则不能将粮食精华转化为肾精华，不能将水和液体转化为水气，也不能排出身体废物。水、液、谷精华浓缩成脂类，脂类凝结、痰和湿浊物质堆积在身体的脂质膜中，导致肥胖。本病与肾、脾、胃以及心、肺、肝密切相关。

2. 西医：由于食物摄入过多或身体代谢变化导致体内脂肪过度积累，导致体重过度增加，引起病理生理变化或潜伏。针对原发性肥胖而言，受到包括个人的饮食习惯、家庭因素、缺乏运动以及文化差异等许多因素的影响。

【治疗方法】

一、芒针透刺法

取穴：

腹部：双侧梁门透天枢以及双侧减肥穴透天枢；腰部：双侧阿是穴；上肢：双侧肩髃透臂臑，双侧阿是穴；下肢：双侧梁丘透髀关，双侧阿是穴。

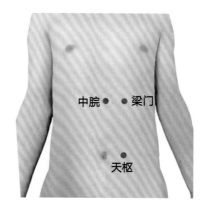

图 10-1　梁门、天枢穴定位示意图

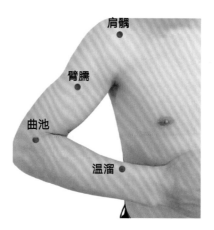

图 10-2　肩髃、臂臑穴定位示意图

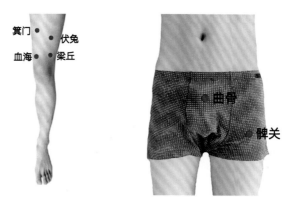

图 10-3　梁丘、髀关穴定位示意图

针刺方法：病人呈现为仰卧位的姿态，对施针位置缓慢拍打，并做好消毒处理，用 0.40mm×125mm 芒针刺入穴位，得气后快速捻转，产生强烈的针感，然后将电针治疗仪连接至芒针手柄，选择疏密波，频率为 80 ～ 100Hz，电流量取决于患者的耐受性，并留针 30min。

疗程：每天治疗 1 次，1 个疗程共有 10 天，间隔时间 3 天。如果病人属于轻度肥胖，则需要治疗 2 个疗程，中度肥胖者需 3 个疗程，如果是重度肥胖者，则需要 4 个及以上的疗程方可取得良好的治疗效果。

二、联合耳穴疗法治疗

取穴：主穴：内分泌、饥点、肾、三焦、肺、脾、皮质下；配穴：大便秘结者加大肠、直肠下端，小便量少者加膀胱，心悸气短者加心、神门。

操作方法：对病人进行耳穴消毒处理。选择应用压痛法，保持压力缓和均匀，利用探头对压痛敏感点进行搜索。当患者感到压力区域明显疼痛时，要求患者及时告知医生或医生根据患者的皱眉反应进行判断。这些压痛敏感点是用于耳穴治疗的精确耳穴刺激点。

将王不留行籽贴敷上之后，手指放在病人耳穴的耳郭背面与正面部分，或在耳郭正面放食指尖或指腹，轻轻地一压一松地垂直压在耳穴刺激点上，以感到胀而略感沉重刺痛为度，每次压 3s，停下来 3s。各个穴位的按压时间大约为 2min，每天需要按压 3 ～ 5 次左右。两侧轮流按压耳穴，每次更换时间为 2天。

疗程：隔天治疗 1 次，1 个疗程共有 10 次。每个疗程之间有 3 天的间隔时间，如果病人属于轻度肥胖，则需要治疗 1 个疗程，中度肥胖者为 2 个，如果是重度肥胖者，则需要 3 个及以上的疗程方可取得良好的治疗效果。

三、联合循经点穴推拿治疗

取穴：关元、府舍、中脘、中府、升胃、云门、腹结、提胃、脾俞、胃俞、气海、肾俞等。

操作方法：病人呈仰卧位的姿势，医生在推拿时，循肺、胃、脾、肾经走行经络，点中府、提胃、升胃以及府舍等穴位，之后呈俯卧位的姿势，对膀胱经进行推拿，点脾俞、胃俞等穴位，若病人伴有并发症，则需要增加适当的经络穴位。

疗程：隔天治疗1次，每天治疗时间为30min，每周治疗3次，4周为1个疗程。

【按语】

芒针减肥效果好，应用广泛。芒针减肥的特点包括：一针多点；强烈的针感；脂肪堆积处的阿是穴，特别适合用于减少针刺取穴次数，减轻患者疼痛。然而，在实际应用中，芒针必须严格遵守操作要求，掌握人体穴位的深层解剖，治疗时要大胆细致，不能马虎或疏忽。患者体重达到标准后，不能立即停针，患者需要继续治疗1个疗程，针刺间隔为4～5天。

注意事项：治疗期间配合饮食控制。一日三餐定时定量，每顿饭进食量以七八分饱为度，晚餐宜清淡，进餐应细嚼慢咽，时间不少于30min。保持合理的饮食习惯，适当运动。

【现代研究撷英】

杨兆钢采用芒针治疗24例肥胖症患者，20例患者体重下降超过12kg，有4例体重下降超过6kg。张吉玲等采用芒针治疗150例单纯性肥胖症患者，显效90例，占总比例的60%；有效18例，占总比例的12%；无效12例，占总比例的8%；总有效率92%。1个疗程结束后，体重最高减少11kg，最少则是1kg，平均降低5.6kg左右。

参考文献

[1] 郭文海，李兆贤，金泽，等.背俞穴芒针透刺治疗慢性疲劳综合征的临床研究 [J].针灸临床杂志，2019，35（1）：41-44.

[2] 王承山，谢富明.杨兆钢芒针治疗肥胖症 [J].中医药研究，1999，15（4）：27-28.

[3] 张吉玲，何继红.芒针为主治疗单纯性肥胖病 150 例总结 [J].甘肃中医，2003，16（9）：28–29.

附篇

参考资料

第十一章　古代针灸歌赋简析集要

第一节　标　幽　赋

【原文】

　　拯救之法，妙用者针。察岁时于天道，定形气于予心，春夏瘦而刺浅，秋冬肥而刺深，不穷经络阴阳，多逢刺禁；既论脏腑虚实，须向经寻。原夫起自中焦，水初下漏，太阴为始，至厥阴而方终；穴出云门，抵期门而最后。正经十二，别络走三百余支；正侧仰伏，气血有六百余候。手足三阳，手走头而头走足；手足三阴，足走腹而胸走手。要识迎随，须明逆顺。况夫阴阳气血，多少为最：厥阴太阳，少气多血；太阴少阴，少血多气；而又气多血少者，少阳之分；气盛血多者，阳明之位。先详多少之宜，次察应至之气。轻滑慢而未来，沉涩紧而已至。既至也，量寒热而留疾；未至也，据虚实而候气。气之至也，如鱼吞钩饵之浮沉；气未至也，如闲处幽堂之深邃。气速至而速效，气迟至而不治。观夫九针之法，毫针最微，七星上应，众穴主持。本形金也，有蠲邪扶正之道；短长水也，有决凝开滞之机。定刺象木，或斜或正；口藏比火，进阳补羸。循机扪而可塞以象土，实应五行而可知。然是三寸六分，包含妙理；虽细桢于毫发，同贯多歧。可平五脏之寒热，能调六腑之虚实。拘挛闭塞，遣八邪而去矣；寒热痹痛，开四关而已之。凡刺者，使本神朝而后入；既刺也，使本神定而气随。神不朝而勿刺，神已定而可施。定脚处，取气血为主意；下手处，认水木是根基。天地人三才也，涌泉同璇玑、百会；上中下三部也，大包与天枢、地机。阳跷、阳维并督带，主肩背腰腿在表之病；阴跷、阴维、任、冲脉，去心腹胁肋在里之疑。二陵、二蹻、二交，似续而交五大；两间、两商、两井，相依而别两支。大抵取穴之法，必有分寸，先审自意，次观肉分；或伸屈而得之，或平直而安定。在阳部筋骨之侧，陷下为真；在阴分郄腘之间，动脉相应。取五穴用一穴而必端，取三经用一经而可正。头部与肩部详分，督脉与任脉易定。明标与本，论刺深刺浅之经；住痛移疼，取相交相贯之迳。岂不闻脏腑病，而求门、海、俞、募之微；经络滞，而求原、别、交、会之道。更穷四根三结，依标本而刺无不痊；但用八法、五门，分主客而针无不效。八脉始终连八会，本是纪纲；十二经络十二原，是为枢要。一日取六十六穴之法，方见幽微，一时取一十二经之原，始知要妙。原夫补泻之法，非呼吸而在手指；速效之功，要交正而识本经。交经缪刺，左有病而右畔取；泻络远针，头有病而脚上针。巨刺与缪刺各异，微针与妙刺相通。观部分而知经络之虚实，视浮沉而辨脏腑之寒温。且夫先令针耀，而虑针损；次藏口内，而欲针温。目无外视，手如握虎；心无内慕，如待贵人。左手重而多按，欲令气散；右手轻而徐入，不痛之因。空心恐怯，直立侧而多晕；背目沉掐，坐卧平而没昏。推于十干、十变，知孔穴之开阖；论其五行、五脏，察日时之旺衰。伏如横弩，应若发机。阴交阳别而定血晕，阴蹻、阳维而下胎衣。痹厥偏枯，迎随俾经络接续；漏崩带下，温补使气血依归。静以久留，停针待之。必准者，取照海治喉中之闭塞；端的处，用大钟治心内之呆痴。大抵疼痛实泻，痒麻虚补。体重节痛而俞居，心下痞满而井主。心胀咽痛，针太冲而必除；脾冷胃疼，泻公孙而立愈。胸满腹痛刺内关，胁疼肋痛针飞虎。筋挛骨痛而补魂门，体热劳嗽而泻魄户。头风头痛，刺申脉与金门；眼痒眼痛，泻光明与地五。泻阴郄止盗汗，治小儿骨蒸；刺偏历利小便，医大人水蛊；中风环跳而宜刺，虚损天枢而可取。由是午前卯后，太阴生而疾温；离左酉南，月朔死而速冷。循扪弹怒，留吸母而坚长；爪下伸提，疾呼子而嘘短。动退空歇，迎夺右而泻凉；推内进搓，随济左而补暖。慎之！大患危疾，色脉不顺而莫针；寒热风阴，饥饱醉劳而切忌。望不补而晦不泻，弦不夺而朔不济；精其心而穷其法，无灸艾而坏其皮；正其理而求其原，免投针而失其位。避灸处而加四肢，四十有九；禁刺处而除六腧，二十有二。抑又闻高皇抱疾未瘥，李氏刺巨阙而后苏；太子暴死为厥，越人针维会而复醒。肩井、曲池，甄权刺臂痛而复射；悬钟、环跳，华佗刺躄足而立行。秋夫针腰俞而鬼免沉疴，王纂针交俞而妖精立出。取肝俞与命门，使瞽士视秋毫之末；刺少阳与交别，俾聋夫听夏蚋之声。嗟夫！去圣逾远，此道渐坠。或不得意而散其学，或恐其能而犯禁忌。愚庸智浅，难契于玄言。至道渊深，得之者有几？偶述斯言，不敢示诸明达者焉，庶几乎童蒙之心启。

【源流】

窦汉卿出生于金章宗完颜璟明昌七年（1196 年），卒年八十五。《标幽赋》为金代针灸家窦汉卿所作，原载于《针灸指南》中。元代王国瑞的《扁鹊神应针灸玉龙经》、明代徐凤的《针灸大全》均收载《标幽赋》。"标幽"之"幽"取何氏（金代何若愚《子午流注针经》）"感指幽微，用针直诀"之义；标幽，是把幽微、深奥的针灸原理标而明之的意思。

【针灸学术特点】

《标幽赋》论述了得气理论、选穴配穴、手法补泻、针灸临床应用、针刺禁忌等内容。该赋逻辑结构如下：针法治病疗效奇特——明确经脉流注与气血多少——根据气血多少决定补泻（在得气基础上）——选毫针为治疗工具——选输穴为治疗作用点——选穴、配穴方法——补泻方法——针法禁忌——重申撰写《标幽赋》目的。

1. 重视守神，候气助得气

窦氏明确指出："凡刺者，使本神朝而后入；既刺也，使本神定而气随。神不朝而勿刺，神已定而可施。"即医者针刺时要密切关注病人的精神意识变化，必须要待病人精神安定后才能进针。窦氏重视得气，认为针刺得气才有疗效。窦氏描述得气的感觉是"如鱼吞钩饵之浮沉""沉涩紧"，未得气则"如闲处幽堂之深邃""轻滑慢"。

2. 选穴精当，配穴灵活

窦氏选穴精当，常一二穴治一病，且效如桴鼓。其擅用特定穴，全文载症 21 个，用穴 35 个，特定穴占 27 个。窦氏重用八脉交会穴，要分清主客，"但用八法五门，分主客而针无不效"，先刺主证之穴，再刺相应穴位，如喉咙闭塞，可先刺照海，后取列缺。

窦氏选穴配穴方法灵活多样，如局部取穴、远部取穴、缪刺法、原络配穴法及中医理论指导下取穴法。局部取穴，如"天地人三才也，涌泉同璇玑、百会；上中下三部也，大包与天枢、地机"。缪刺法，如"交经缪刺，左有病而右畔取"。远部取穴，如"泻络远针，头有病而脚上针""脾痛胃疼，泻公孙而立愈"。表里两经配穴法，如"速效之功，要交正而识本经"。中医理论指导下取穴，如"筋挛骨痛而补魂门，体热劳嗽而泻魄户"，肝在体合筋，肾在体合骨，肝肾阴虚则筋骨失养，挛痛难消，而肝藏魂，故补魂门以补益肝阴；肺在体合皮，其华在毛，外邪袭表，卫气受遏，则体热，肺为华盖，宣降失司则肺气上逆，咳嗽不止，因肺藏魄，故泻魄户以驱外邪。

3. 经络腧穴诊察印证临床诊断，补虚泻实

窦氏指出"观部分而知经络之虚实，视浮沉而辨脏腑之寒温"。经络腧穴诊察须通过望诊，观察局部皮肤的变化；通过诊脉来获得脏腑之寒温信息。窦氏重视诊察特定穴，包括诊原穴、俞募穴以明辨脏腑之功能状态。窦氏指出通过问诊以明辨虚实，重视虚实补泻。如"大抵疼痛实泻，痒麻虚补"，认为疼痛实证多属经络气血瘀滞不通，用泻法；痒麻虚证多为气血不足，用补法。

4. 因时、因人的动态观，重视时辰

窦氏指出"察岁时于天地，定形于予心；春夏瘦而刺浅，秋冬肥而刺深"。窦氏推崇按时取穴，如子午流注的纳甲法（纳干法），"一日取六十六穴之法，方见幽微"，每条经脉有五个五腧穴，十二条经共六十个，加六个原穴（阴经原输同穴），共六十六穴，根据时辰顺次开阖，故按时取穴，可事半功倍。"一时取一十二经之原，始知要妙"指子午流注的纳子法（纳支法），根据每日气血输注十二经的地支时辰、病证之虚实，配合五行生克规律取穴治病，赋文并未阐释具体取穴方法，但对后世医家影响很大。

5. 重视手指补泻

窦氏认为补泻之法"非呼吸而在手指"，赋文中"循扪弹弩，留吸母而坚长；爪下伸提，疾呼子而嘘短；动退空歇，迎夺右而泻凉；推内进搓，随济左而补暖"包括动、进、退、搓、弹、循、扪、爪等手指补泻法，还体现了呼吸补泻和子母补泻。

6."三才"调阴阳

窦氏从三才角度调人体阴阳，如"天地人三才也，涌泉同璇玑、百会；上中下三部也，大包与天枢、地机"。由于百会穴位居人之巅，为天，为阳极；璇玑穴位居胸部，为人，为升降之枢；涌泉穴位居足底，为地，为阴极，针刺涌泉能使真阴之气从地部上升于胸中，针百会使阳气从天部下降于胸中，针璇玑使阴阳在胸中相交合，实现阴气以上升阳气以下降而阴阳和调。

7. 明确针刺宜忌

窦氏重视针刺安全问题，在赋中阐明了针刺注意事项及针刺宜忌等。如"且夫先令针耀，而虑针损"，明确提出针刺前要检查针具等，做好针前准备。"空心恐怯，直立侧而多晕；背目沉掐，坐卧平而没昏"，指出病人在饥饿恐慌时不宜行针刺，并以坐卧位为佳，不宜站立，否则容易晕针。"色脉不顺而莫针"，凡遇到危重病证，色脉不顺时，均当予以足够重视，谨慎针灸。又有"寒热风阴，饥饱醉劳而切忌""禁刺处而除六俞，二十又二"等论述，大寒大热，或风雨阴盛之时，或过饥过饱、酒醉过劳之时不可行针刺之术，此外还有22个禁刺之穴，这些至今仍为临床治疗时应注意的问题。

第二节 百 症 赋

【原文】

百症俞穴，再三用心。囟会连于玉枕，头风疗以金针。悬颅、颔厌之中，偏头痛止；强间、丰隆之际，头痛难禁。原夫面肿虚浮，须仗水沟、前顶；耳聋气闭，全凭听会、翳风。面上虫行有验，迎香可取；耳中蝉噪有声，听会堪攻。目眩兮，支正、飞扬；目黄兮，阳纲、胆俞。攀睛攻少泽、肝俞之所，泪出刺临泣、头维之处。目中漠漠，即寻攒竹、三间；目觉䀮䀮，急取养老、天柱。观其雀目肝气，睛明、行间而细推；审他项强伤寒，温溜、期门而主之。廉泉、中冲，舌下肿疼堪取；天府、合谷，鼻中衄血宜追。耳门、丝竹空，住牙疼于顷刻；颊车、地仓穴，正口㖞于片时。喉痛兮，液门、鱼际去疗，转筋兮，金门、丘墟来医。阳谷、侠溪，颔肿口噤并治；少商、曲泽，血虚口渴同施。通天去鼻内无闻之苦，复溜祛舌干口燥之悲。哑门、关冲，舌缓不语而要紧；天鼎、间使，失音嗫嚅而休迟。太冲泻唇㖞以速愈，承浆泻牙疼而即移。项强多恶风，束骨相连于天柱；热病汗不出，大都更接于经渠。且如两臂顽麻，少海就傍于三里；半身不遂，阳陵远达于曲池。建里、内关，扫尽胸中之苦闷；听宫、脾俞，祛残心下之悲凄。久知胁肋疼痛，气户、华盖有灵；腹内肠鸣，下脘、陷谷能平。胸胁支满何疗，章门、不容细寻；膈疼饮蓄难禁，膻中、巨阙便针；胸满更加噎塞，中府、意舍所行；胸膈停留瘀血，肾俞、巨髎宜征。胸满项强，神藏、璇玑已试；背连腰痛，白环、委中曾经。脊强分，水道、筋缩；目眴分，颧髎、大迎。痉病非颅息而不愈，脐风须然谷而易醒。委阳、天池，腋肿针而速散；后溪、环跳，腿疼刺而即轻。梦魇不宁，厉兑相谐于隐白；发狂奔走，上脘同起于神门。惊悸怔忡，取阳交、解溪勿误；反张悲哭，仗天冲、大横须精。癫疾必身柱、本神之令，发热仗少冲、曲池之津。岁热时行，陶道复求肺俞理；风痫常发，神道须还心俞宁。湿寒湿热下髎定，厥寒厥热涌泉清。寒栗恶寒，二间疏通阴郄暗；烦心呕吐，幽门开彻玉堂明。行间、涌泉，主消渴之肾竭；阴陵、水分，去水肿之脐盈。痨瘵传尸，趋魄户、膏肓之路；中邪霍乱，寻阴谷、三里之程。治疸消黄，谐后溪、劳宫而看；倦言嗜卧，往通里、大钟而明。咳嗽连声，肺俞须迎天突穴；小便赤涩，兑端独泻太阳经。刺长强与承山，善主肠风新下血；针三阴与气海，专司白浊久遗精。且如盲俞、横骨，泻五淋之久积；阴郄、后溪，治盗汗之多出。脾虚谷以不消，脾俞、膀胱俞觅；胃冷食而难化，魂门、胃俞堪责。鼻痔必取龈交，瘿气须求浮白。大敦、照海，患寒疝而善蠲；五里、臂臑，生疬疮而能治；至阴、屋翳，疗痒疾之疼多；肩髃、阳溪，消瘾风之热极。抑又论妇人经事改常，自有地机、血海；女子少气漏血，不无交信、合阳；带下产崩，冲门、气冲宜审；月潮违限，天枢、水泉细详。肩井乳痈而极效，商丘痔瘤而最良。脱肛趋百会、尾翠之所，无子搜阴交、石关之乡。中脘主乎积痢，外丘收乎大肠。寒疟分商阳、太溪验，痃癖分冲门、血海强。夫医乃人之司命，非志士而莫为；针乃理之渊微，须至人之指教。先究其病源，后攻其穴道，随手见功，应针取效。方知玄理之玄，始达妙中之妙。此篇不尽，略举其要。

【源流】

《百症赋》首见于明嘉靖年间高武的《针灸聚英》，高氏按语"百症，不知谁氏所作"，后又载于明万历年间杨继洲的《针灸大成》。

【针灸学术特点】

《百症赋》是一篇举例介绍针灸辨证、取穴、配穴的歌赋，本赋涉及包括头面、五官、四肢、腰背、内、外、妇、儿等病证 96 个，故以《百症赋》命名。其中头面五官有 28 证，咽喉颈项 6 证，肩背腰腿有 6 证，妇科有 7 证，儿科有 1 证，诸风伤寒有 5 证，其他有 43 证。共有 93 个处方，156 个穴位，占全部 361 个经穴总数的 43.5%。

1. 重视特定穴，取穴少而精

文中 93 个处方，156 个穴位，其中 115 个为特定穴。涉及头面、五官、内、外、妇、全身疾病等 78 个病证取用 2 个穴位，18 个病证取用 1 个穴位，可见取穴少而精。如"面上虫行有验，迎香可取"，面部发麻如虫行，取面部的迎香；"耳中蝉噪有声，听会堪攻"，耳中响如蝉鸣，取耳前的听会；"通天去鼻内无闻之苦"，鼻塞不闻香臭，取头上的通天；"承浆泻牙痛而即移"，风火、郁热牙痛取颏唇沟中的承浆。

2. 配穴精妙

按部配穴。①上下配穴法。如"脱肛趋百会，尾骶之所"，肛门脱出不收，上取头顶部穴位百会，下取骶部穴位长强；"强间、丰隆之际，头痛难禁"，痰厥头痛，上取头部穴位强间，下取小腿部穴位丰隆。②前后配穴法。如"囟会连于玉枕，头风疗以金针"，外感或内伤引起的头痛，取前头部穴位囟会，取后头部穴位玉枕；"胸满更加噎塞，中府、意舍所行"，胸膈膨满，饮食难以入咽，前取胸部穴位中府，后取背部穴位意舍。

按经配穴。①本经配穴法。如"耳门、丝竹空，住牙疼于顷刻"，火邪牙痛，取手少阳三焦经穴位耳门与丝竹空；"原夫面肿虚浮，须仗水沟、前顶"，肾病引起的颜面及眼睑浮肿，取督脉穴位水沟与前顶。②表里经配穴法。如"带下产崩，冲门、气冲宜审"，治疗带下或产后血崩，取足太阴脾经穴位冲门和足阳明胃经穴位气冲，足太阴脾经与足阳明胃经互为表里；"阴郄、后溪，治盗汗之多出"，阴虚热盛盗汗，取手少阴心经穴位阴郄与手太阳小肠经穴位后溪，手少阴心经与手太阳小肠经互为表里。③同名经配穴法。如"耳聋气闭，全凭听会、翳风"，两耳出现绝无听闻或者闭塞、重听等症状，取足少阳胆经穴位听会和手少阳三焦经穴位翳风，手少阳三焦经与足少阳胆经为同名经；"听宫、脾俞，祛残心下之悲凄"，心气虚怯而出现悲哀、消极、忧愁、不安的症状，取手太阳小肠经穴位听宫和足太阳膀胱经穴位脾俞，手太阳小肠经与足太阳膀胱经为同名经。

随证配穴。如"发热仗少冲、曲池之津"，手少阴心经少冲与手阳明大肠经曲池，可治疗一般热证，泻井穴少冲，能清热泻火，开窍醒神；曲池为合穴，阳明为两阳合明，阳气至盛，故泻曲池能起到清热的作用。

3. 经络辨证为主，气血辨证、脏腑辨证为辅

本赋76证运用了经络辨证，经络辨证是主要的辨证方法。包括辨证归经和辨位归经，本赋应用各占50%（38证）。

辨证归经是以《灵枢·经脉》篇所载十二脉临床证候表现（"是动病""所生病"）为依据予以归经。在本赋中，"寒慄恶寒，二间疏通阴郄暗"，二间，手阳明大肠经荥穴，《灵枢·经脉》载手阳明经"气盛有余，则当脉所过者热肿，虚则寒栗不复"。阴郄，手少阴心经郄穴，二穴配合，可治因热病而发生的寒慄恶寒病证。再如"发狂奔走，上脘同起于神门"，《灵枢·经脉》中有记载足阳明胃经病候"病至则恶人与火，闻木声则惕然而惊，心欲动，独闭户塞牖而处，甚则欲登高而歌，弃衣而走……"《难经·二十难》载"重阳者狂，重阴者癫"，故伤寒有阳明热盛发狂之证。上脘，是任脉、手太阳、足阳明之会，有化滞除痰、安神定志的作用。神门，手少阴心经输穴，心之原穴，心藏神，故神门统治心烦、癫狂、失眠、怔忡、健忘。二穴配合，有清热除痰、宁心安神的作用。

辨位归经，根据疾病发生的部位来辨别归属于何经循行的部位。例如，"转筋兮，金门、丘墟来医"，《灵枢·经脉》载膀胱经的循行"下合腘中，以下贯踹内"，金门，膀胱经的郄穴，阳维脉发之处，故金门穴能缓解小腿转筋。丘墟，胆之原穴，胆与肝相表里，肝主筋，故刺丘墟能舒筋活络。再如，"悬颅、颔厌之中，偏头痛止"，偏头痛多为肝胆风热等邪客少阳所致，悬颅、颔厌二穴皆为足少阳胆经腧穴，在侧头部。二穴相配可以宣泄局部风热邪气，起到通经止痛的作用。

本赋还运用了气血辨证、脏腑辨证。气血辨证是在分析气血的一系列病理变化的基础上，对其所表现的不同证候进行辨证论治的一种方法。如"厥寒厥热涌泉清"，指阴阳失调，厥气上逆的症状。《素问·厥论》篇载："阳气衰于下，则为寒厥，阴气衰于下，则为热厥。"涌泉，足少阴肾经井穴，《灵枢·顺气一日分为四时》载："病在藏者取之井。"故涌泉可治厥证，热厥宜针泻，寒厥宜灸补。再如，"女子少气漏血，不无交信、合阳"，少气漏血，是气虚不能摄血，冲任不固，经血淋沥不断的病证。交信，足少阴肾经腧穴，阴跷脉的郄穴。肾乃元阴元阳所系，肾气不足，冲任不固可致少气漏血。交信穴有固肾培元、补气摄血的作用。合阳，足太阳膀胱经腧穴，膀胱与肾相表里。《千金要方·瘿瘤》载合阳"主疝，崩中"，二穴配合，有补虚摄血的功效。脏腑辨证是以脏象学说为基础，通过四诊合参，从而对病变所在的脏腑部位、性质以及邪正的盛衰做出诊断并进行治疗的一种辨证论治方法。由于十二经脉隶于脏腑，经脉与脏腑之间在生理上密切相连，因此在病理上也息息相关。如"观其雀目肝气，睛明、行间而细推"。雀目，是指视物不清。肝藏血，开窍于目，肝血不能上荣于目，故在暗处不能视物。睛明属足太阳膀胱经穴；行间，足厥阴肝经荥穴，与眼之附近睛明穴相配，滋肝明目。再如"中邪霍乱，寻阴谷、三里之程"。中邪，指突然发病；霍乱，指胃肠绞痛，上吐下泻，主要由秽浊之气乱于胃肠，气机升降失常所致。阴谷，足少阴肾经合穴。《灵枢·顺气一日分为四时》载："病在胃，及以饮食不节得病者，取之于合。"三里，即足三里，足阳阴胃经合穴，胃的下合穴。二穴同用，有健脾胃、止吐泻的作用。

本赋最后指出，针灸治病须在了解疾病之源的基础上，根据相关经脉的循行、经脉与脏腑及相关组织器官的关系，并且了解每一个穴位的准确位置和主治作用，同时还要结合指力的训练，熟练运用补泻手法，达到针刺得气，进而治神，这样便能达到文中"随手见功，应针取效"的程度。

第三节　玉　龙　歌

【原文】

……中风不语最难医，发际顶门穴要知，更向百会明补泻，即时苏醒免灾危。鼻流清涕名鼻渊，先泻后补疾可痊。若是头风并眼痛，上星穴内刺无偏。头风呕吐眼昏花，穴取神庭始不差。孩子慢惊何可治，印堂刺入艾还加。头项强痛难回顾，牙疼并作一般看，先向承浆明补泻，后针风府即时安。偏正头风痛难医，丝竹金针亦可施，沿皮向后透率谷，一针两穴世间稀。偏正头风有两般，有无痰饮细推观，若然痰饮风池刺，倘无痰饮合谷安。口眼㖞斜最可嗟，地仓妙穴连颊车，㖞左泻右依师正，㖞右泻左莫令斜。不闻香臭从何治，迎香二穴可堪攻，先补后泻分明效，一针未出气先通。耳聋气闭痛难言，须刺翳风穴始瘥，亦治项上生瘰疬，下针泻动即安然。耳聋之症不闻声，痛痒蝉鸣不快情，红肿生疮须用泻，宜从听会用针行。偶尔失音言语难，哑门一穴两筋间，若知浅针莫深刺，言语音和照旧安。眉间疼痛苦难当，攒竹沿皮刺不妨，若是眼昏皆可治，更针头维即安康。两睛红肿痛难熬，怕日羞明心自焦，只刺睛明鱼尾穴，太阳出血自然消。眼痛忽然血贯睛，羞明更涩最难睁，须得太阳针出血，不用金刀疾自平。心血炎上两眼红，迎香穴内刺为通，若将毒血搐出后，目内清凉始见功。强痛脊背泻人中，挫闪腰酸亦可攻，更有委中之一穴，腰间诸疾任君攻。肾弱腰疼不可当，施为行止甚非常，若知肾俞二穴处，艾火频加体自康。环跳能治腿股风，居髎二穴认真攻，委中毒血更出尽，愈见医科神圣功。膝腿无力身立难，原因风湿致伤残，倘知二市穴能灸，步履悠然渐自安。髋骨能医两腿疼，膝头红肿不能行，必针膝眼膝关穴，功效须臾病不生。寒湿脚气不可熬，先针三里及阴交，再将绝骨穴兼刺，肿痛登时立见消。肿红腿足草鞋风，须把昆仑二穴攻，申脉太溪如再刺，神医妙诀起疲癃。脚背疼起丘墟穴，斜针出血即时轻，解溪再与商丘识，补泻行针要辨明。行步艰难疾转加，太冲二穴效堪夸，更针三里中封穴，去病如同用手抓。膝盖红肿鹤膝风，阳陵二穴亦堪攻，阴陵针透尤收效，红肿全消见异功。腕中无力痛艰难，握物难移体不安，腕骨一针虽见效，莫将补泻等闲看。急疼两臂气攻胸，肩井分明穴可攻，此穴元来真气聚，补多泻少应其中。肩背风气连臂疼，背缝二穴用针明，五枢亦治腰间痛，得穴方知疾顿轻。两肘拘挛筋骨连，艰难动作欠安然，只将曲池针泻动，尺泽兼行见圣传。肩端红肿痛难当，寒湿相争气血狂，若向肩髃明补泻，管君多灸自安康。筋急不开手难伸，尺泽从来要认真，头面纵有诸样症，一针合谷效通神。腹中气块痛难当，穴法宜向内关防，八法有名阴维穴，腹中之疾永安康。腹中疼痛亦难当，大陵外关可消详，若是胁疼并闭结，支沟奇妙效非常。脾家之证最可怜，有寒有热两相煎，间使二穴针泻动，热泻寒补病俱痊。九种心痛及脾疼，上脘穴内用神针，若还脾败中脘补，两针神效免灾侵。痔漏之疾亦可憎，表里急重最难禁，或痛或痒或下血，二白穴在掌中寻。三焦热气壅上焦，口苦舌干岂易调，针刺关冲出毒血，口生津液病俱消。手臂红肿连腕疼，液门穴内用针明，更将一穴名中渚，多泻中间疾自轻。中风之证症非轻，中冲二穴可安宁，先补后泻如无应，再刺人中立便轻。胆寒心虚病如何，少冲二穴最功多，刺入三分不着艾，金针用后自平和。时行疟疾最难禁，穴法由来未审明，若把后溪穴寻得，多加艾火即时轻。牙疼阵阵苦相煎，穴在二间要得传，若患翻胃并吐食，中魁奇穴莫教偏。乳蛾之证少人医，必用金针疾始除，如若少商出血后，即时安稳免灾危。如今瘾疹疾多般，好手医人治亦难，天井二穴多着艾，纵生瘰疬灸皆安。寒痰咳嗽更兼风，列缺二穴最可攻，先把太渊一穴泻，多加艾火即收功。痴呆之证不堪亲，不识尊卑枉骂人，神门独治痴呆病，转手骨开得穴真。连日虚烦面赤妆，心中惊悸亦难当，若须通里穴寻得，一用金针体便康。风眩目烂最堪怜，泪出汪汪不可言，大小骨空皆妙穴，多加艾火疾应痊。妇人吹乳痛难消，吐血风痰稠似胶，少泽穴内明补泻，应时神效气能调。满身发热痛为虚，盗汗淋淋渐损躯，须得百劳椎骨穴，金针一刺疾俱除。忽然咳嗽腰背疼，身柱由来灸便轻，至阳亦治黄疸病，先补后泻效分明。肾败腰虚小便频，夜间起止苦劳神，命门若得金针助，肾俞艾灸起遭迍。九般痔疾最伤人，必刺承山效若神，更有长强一穴是，呻吟大痛穴为真。伤风不解嗽频频，久不医时劳便成，咳嗽须针肺俞穴，痰多宜向丰隆寻。膏肓二穴治病强，此穴原来难度量，斯穴禁针多着艾，二十一壮亦无妨。腠理不密咳嗽频，鼻流清涕气昏沉，须知喷嚏风门穴，咳嗽宜加艾火深。胆寒由是怕惊心，遗精白浊实难禁，夜梦鬼交心俞治，白环俞治一般针。肝家血少目昏花，宜补肝俞力便加，更把三里频泻动，还光益血自无差。脾家之证有多般，致成翻胃吐食难，黄疸亦须寻腕骨，金针必定夺中脘。无汗伤寒泻复溜，汗多宜将合谷收，若然六脉皆微细，金针一补脉还浮。大便闭结不能通，照海分明在足中，更把支沟来泻动，方知妙穴有神功。小腹胀满气攻心，内庭二穴要先针，两足有水临泣泻，无水方能病不侵。七般疝气取大敦，穴法由来指侧间，诸经具载三毛处，不遇师传隔万山。传尸劳病最难医，涌泉出血免灾危，痰多须向非隆泻，气喘丹田亦可施。浑身疼痛疾非常，不定穴中细审详，有筋有骨须浅刺，灼艾临时要度量。劳宫穴在掌中寻，满手生疮痛不禁，心胸之病大陵泻，气攻胸腹一般针。哮喘之证最难当，夜间不睡气遑遑，天突妙穴宜寻得，膻中着艾便安康。鸠尾独治五般痫，此穴须当仔细观，若然着艾宜七壮，多则伤人针亦难。气喘急急不可眠，何当日夜苦忧煎，若得璇玑针泻动，更取气海自安然。肾强疝气发甚频，气上攻心似死人，关元兼刺大敦穴，此法亲传始得真。水病之疾最难熬，腹满虚胀不肯消，先灸水分并水道，后针三里及阴交。肾气冲心得几时，须用金针疾自除，若得关元并带脉，四海谁不仰明医。赤白妇人带下难，只因虚败不能安，中极补多宜泻少，灼艾还须着意看。吼喘之证嗽痰多，若用金针疾自和，俞府乳根一样刺，气喘风痰渐渐磨。伤寒过经犹未解，须向期门穴上针，忽然气喘攻胸膈，三里泻多须用心。脾泄之证别无他，天枢二穴刺休差，此是五脏脾虚疾，艾火多添病不加。口臭之疾最可憎，劳心只为苦多情，大陵穴内人中泻，心得清凉气自平……

【源流】

《玉龙歌》又名《一百二十穴玉龙歌》，托名为扁鹊所著。元明之间，本歌赋有多种传本。《玉龙歌》首载于元代王国瑞的《神应针灸玉龙经》，又经明代杨继洲辑入《针灸大成》中，并作注解，从而广泛流传。歌名"玉龙"主要指针灸的治疗效果确凿且治法灵妙多变。

【针灸学术特点】

《玉龙歌》继承了金代针灸大家窦汉卿的学术思想，是窦氏学术体系中的重要组成部分，歌诀中载有 70 多种常见病证的针灸治疗方法，并对透穴针法、补泻手法、穴位配伍、奇穴运用等有独到记载。《玉龙歌》开启了元明时期治疗类针灸歌赋的先声。

《玉龙歌》强调辨证施治，根据临床症候结合八纲辨证、脏腑经络辨证，依据其病因病机的不同而选用不同的腧穴和刺灸方法。①寒痰咳嗽更兼风，列缺二穴最可攻，先把太渊一穴泻，多加艾火即收功。②伤风不解嗽频频，久不医时劳便成，咳嗽须计肺俞穴，痰多宜向丰隆寻。③腠理不密咳嗽须，鼻流清涕气皆沉，须知喷嚏风门穴，咳嗽宜加艾火深。④哮喘之症最难当，夜间不睡气遑遑，天突妙穴宜寻得，膻中着艾便安康。⑤脾泄之症别无他，天枢二穴刺休差，此是五脏脾虚疾，艾火多添病不加。⑥无汗伤寒泻复溜，汗多宜将合谷收，若然六脉皆微细，金针一补脉还浮。⑦肾败腰虚小便频，夜间起止苦劳神，命门若得金针助，肾俞艾灸起遭迍。⑧脊背强痛泻人中，挫闪腰疼亦可攻，更有委中之一穴，腰间诸疾任君功。

1. 重视经络辨证

如"三焦热气壅上焦，口苦舌干岂易调，针刺关冲出毒血，口牛津液病俱消"。由于口苦舌干等症系三焦热气上壅所致，根据"经络所通，主治所及"的理论，三焦腑证，可取本经的穴位治之。故循经远取手少阳三焦经之井穴关冲以泻三焦上壅之热邪，而使诸症皆平。

2.重视特定穴的应用

如"腹中气块痛难当，穴法宜向内关防，八法有名阴维穴，腹中之疾永安康"。内关，手厥阴心包经穴，通阴维脉，阴维脉起于"诸阴交"，与胸腹部各条阴经相交会，具有调节气血盛衰的作用，故腹部之疾取八脉交会穴内关治之，能够通调阴维，行气止痛治疗脏腑病证，《玉龙歌》多取俞、募穴。一般五脏有疾取背俞穴，如肾弱腰痛，灸取肾俞；肝血不足、两目昏花，针补肝俞。六腑有疾取募穴，如脾虚吐食，针刺胃募中脘等。

选穴精练，配伍适当，兼用经外穴

（1）选穴精练，如：①失语：哑门。②乳蛾：少商。③不闻香臭：迎香、上星。④瘰疬瘰疬：天井。⑤惊悸：通里。⑥黄疸：至阴。⑦便秘：支沟。⑧痴呆：神门。⑨五痫：鸠尾。⑩脾泄：天枢。⑪赤白带：中极。

（2）配伍适当，如：①耳聋耳鸣：听会、翳风。②眼疾：攒竹、睛明、太阳。③偏正头风：风池、合谷。④口㖞：地仓、颊车。⑤中风闭证：中冲、人中。⑥伤寒无汗：复溜、合谷。⑦腹满水肿：水分、水道、足三里、三阴交。⑧疝气：关元、大敦。⑨痔漏：承山、长强。⑩寒湿脚气：三里、三阴交、绝骨。⑪膝关节痛：阴、阳陵泉。

（3）兼用经外穴，如：二白疗痔疾，内迎香治眼红，翻胃取中魁。此外亦取阿是穴："浑身疼痛疾非常，不定穴中细审详，有筋有骨须浅刺，灼艾临时要度量。"

（4）随证变法

①耳针不灸："胆寒心虚病如何，少冲二穴功最多，刺入三分不着艾，金针用后自平和。"②耳灸不针："风眩目烂最堪怜，泪出汪汪不可言。大、小骨空皆妙穴，多灸艾火疾应痊。"③针灸兼施："腠理不密咳嗽频，鼻流清涕气昏沉，须知喷嚏风门穴，咳嗽宜加艾火深。"④针刺放血，如：眼病羞明太阳出血，挫闪腰痛委中泻血，三焦壅热、口苦舌干，关冲出血，乳蛾少商刺血。⑤透针疗法，如：丝竹空透率谷治偏正头风，地仓、颊车互透疗口眼㖞斜，阴阳陵泉透针治膝部肿痛。

（5）明补泻

①只泻不补："耳聋之症不闻声，痛痒蝉鸣不快情，红肿生疮须用泻，宜从听会用针行。"②只补不泻："九种心痛及脾疼，上脘穴内用神针，若还脾败中脘补，两针神效免灾侵。"③先补后泻："不闻香臭从何治，迎香二穴可堪攻，先补后泻分明效，一针未出气先通。"④补多泻少："急疼两臂气攻胸，肩井分明穴可攻，此穴原来真气聚，补多泻少应其中。"⑤此补彼泻："肝家血少目昏花，宜补肝俞力便加，更把三里频泻动，还光益血自无差。"⑥热泻寒补："脾家之证最可怜，有寒有热两相煎，间使二穴针泻动，热泻寒补病俱痊。"⑦临证分补泻："中风不语最难医，发际顶门穴要知，更向百会明补泻，即时苏醒免灾危。"⑧不分补泻："胆寒由是怕惊心，遗精白浊实难禁，夜梦鬼交心俞治，白环俞治一般针。"

3. 针灸宜忌

针灸注意事项：如哑门穴，浅针莫深刺；膏肓穴，禁针，多灸；鸠尾穴，艾灸宜七壮，多则伤人针亦难；不定穴，有筋骨处须浅刺。

第四节　肘　后　歌

【原文】

头面之疾针至阴，腿脚有疾风府寻，心胸有病少府泻，脐腹有病曲泉针。肩背诸疾中渚下，腰膝强痛交信凭，胁肋腿痛后溪妙，股膝肿起泻太冲。阴核发来如升大，百会妙穴真可骇。顶心头痛眼不开，涌泉下针定安泰。鹤膝肿劳难移步，尺泽能舒筋骨疼，更有一穴曲池妙，根寻源流可调停，其患若要便安愈，加以风府可用针。更有手臂拘挛急，尺泽刺深去不仁，腰背若患挛急风，曲池一寸五分攻。五痔原因热血作，承山须下病无踪，哮喘发来寝不得，丰隆刺入三分深。狂言盗汗如见鬼，惺惺间使便下针，骨寒髓冷火来烧，灵道妙穴分明记。疟疾寒热真可畏，须知虚实可用意，间使宜透支沟中，大椎七壮合圣治，连日频频发不休，金门刺深七分是。疟疾三日得一发，先寒后热无他语，寒多热少取复溜，热多寒少用间使。或患伤寒热未收，牙关风壅药难投，项强反张目直视，金针用意列缺求。伤寒四肢厥逆冷，脉气无时仔细寻，神奇妙穴真有二，复溜半寸顺骨行。四肢回还脉气浮，须晓阴阳倒换求，寒则须补绝骨是，热则绝骨泻无忧，脉若浮洪当泻解，沉细之时补便瘳。百合伤寒最难医，妙法神针用意推，口噤眼合药不下，合谷一针效甚奇。狐惑伤寒满口疮，须下黄连犀角汤。虫在脏腑食肌肉，须要神针刺地仓。伤寒腹痛虫寻食，吐蛔乌梅可难攻，十日九日必定死，中脘回还胃气通。伤寒痞气结胸中，两目昏黄汗不通，涌泉妙穴三分许，速使周身汗自通。伤寒痞结胁积痛，宜用期门见深功，当汗不汗合谷泻，自汗发黄复溜凭。飞虎一穴通痞气，祛风引气使安宁。刚柔二痓最乖张，口噤眼合面红妆，热血流入心肺腑，须要金针刺少商。中满如何去得根，阴包如刺效如神，不论老幼依法用，须教患者便抬身。打仆伤损破伤风，先于痛处下针攻，后向承山立作效，甄权留下意无穷。腰腿疼痛十年春，应针不了便惺惺，大都引气探根本，服药寻方柱费金。脚膝经年痛不休，内外踝边用意求，穴号昆仑并吕细，应时消散即时瘳。风痹痿厥如何治？大杼曲泉真是妙，两足两胁满难伸，飞虎神针七分到，腰软如何去得根，神妙委中立见效。

【源流】

高武，字梅孤，明代针灸学家。《肘后歌》出自明代高武《针灸聚英》，后被《针灸大成》《针方六集》等书引入。歌中腧穴多位于肢体远端，临床取用方便，故以"肘后"冠名。

【针灸学术特点】

《肘后歌》共102句，出现33个腧穴名称，论治35种病证。

1. 强调辨证论治

辨寒热。通过综合分析疾病的寒热性质，结合邪气所在经脉，从而指导临床选穴。如"疟疾三日得一发，先寒后热无他语。寒多热少取复溜，热多寒少用间使。"对于3日发作1次的疟疾，表明邪已深入三阴经，大多是先发振寒，继以高热。此时，如果寒多热少，说明感受寒邪或素体阳虚，邪在少阴经；热多寒少，说明感受暑邪或素体阴虚，邪在厥阴经。又"经主喘咳寒热"（《难经·六十八难》），疟疾以寒热往来为主，故选取足少阴经和手厥阴经之经穴复溜、间使来治疗。

辨虚实。通过分析具体脉象，对症候进行虚实之辨，从而指导临床补泻穴位。如"四肢回还脉气浮，须晓阴阳倒换求，寒则须补绝骨是，热则绝骨泻无忧，脉若浮洪当泻解，沉细之时补便瘳"，此指伤寒在三阴经所致的证候，经过适当的治疗，邪气衰退，阳气渐复，回还肢暖脉浮，里证转表，由阴证转为阳证。足少阳胆经髓会绝骨，是八会穴、足三阳交会穴，主治足三阳病、髓病。若患者出现寒象，脉沉细，则阳气不足，应补绝骨穴；若出现热象，脉浮洪，则邪气还盛，应泻绝骨穴。

2. 辨痛之新久，重视五输穴的应用，配穴得当

对于疼痛而言，一般新病的、突发的、强烈的多属实证，为"不通则痛"；久病的、持续的、隐隐的多属虚证，为"不荣则痛"。如"腰膝强痛交信凭"，血凝气滞、经脉闭阻导致腰部及膝部疼痛，取足少阴肾经交信穴。交信为阴跷脉的郄穴，可宣通郁滞、止痛。如"腰腿疼痛十年春，应针不了便惺惺，大都引气探根本，服药寻方枉费金"，慢性腰膝疼痛，应取足太阴脾经大都。大都为脾经（土）的荥穴，五行属火，"虚则补其母"，以补益后天之根本脾胃之气，以旺血气。同样如"胁肋腿痛后溪妙，股膝肿起泻太冲"，腿膝疼痛可以选取后溪、太冲穴治疗。"脚膝经年痛不休，内外踝边用意求，穴号昆仑并吕细，应时消散及时瘳"，"经年痛不休"宜选取昆仑与吕细（即太溪穴）。

注重五输穴运用。本歌42种病证中，32种病证运用了五输穴，且大多治疗伤寒内科杂病。如"伤寒四肢厥逆冷，脉气无时仔细看，神奇妙穴真有二，复溜半寸顺骨行""自汗发黄复溜凭""疟疾三日得一发，先寒后热无他语，寒多热少取复溜"等都是运用五输穴复溜穴治疗三种伤寒内科杂病。其一是伤寒少阴病的"四逆""脉微细"的心肾阳衰证，足少阴肾经"络心、注胸中"，足少阴肾经的经金穴复溜，能补益肾水、振奋阳气，具有益气强心的功效。其二治伤寒"自汗发黄"的湿热蕴结证，因上焦肺气不宣，不能宣发卫气和通调水道及下焦的肾气失于蒸化，刺泻复溜穴，兼通肺肾两经，以宣肺降气、通调水道，渗泄湿热，从而使湿热分散，身黄自退。其三治"三日得一发，先寒后热""寒多热少"的寒疟，先泻后补复溜穴，能使上焦通畅，下焦充实，不但可以祛邪，更可振发肾阳的温煦作用，从而使营卫调和，起散寒除疟的效果。

配穴得当。表里经配穴，如"昆仑并吕细"治疗"脚膝经年痛不休"；上下配穴，如"大杼曲泉"治疗"风痹痿厥"；远近配穴，如"先于痛处下针攻，后向承山立作效"治疗"打仆伤损破伤风"。

3. 重视远道取穴

有关火郁、气结、积聚不通的实证，一般适宜采用远道针法。依据《灵枢·终始》篇"病在上者下取之，病在下者高取之"。本歌载"头面之疾针至阴，腿脚有疾风府寻"，太阳经受外邪侵袭导致头面之疾，如头痛、项强、目痛、鼻塞等，上病下取，针趾端至阴穴，以通调足太阳膀胱经疏风散寒止痛。半身不遂、下肢瘫痪等，下病上取，刺头部风府穴，通调督脉及其交会的阳维脉和足太阳膀胱经以活血祛风。

4. 刺有深浅

如"更有手臂拘挛急，尺泽刺深去不仁，腰背若患挛急风，曲池一寸五分攻"，深刺尺泽治疗手臂拘挛、不能自由伸屈以解不仁之感；刺曲池一寸五分可攻邪外出，治疗腰背受风、挛急而痛的病证。再如"伤寒四肢厥逆冷，脉气无时仔细寻，神奇妙穴真有之，复溜半寸顺骨行"，深刺复溜穴至骨达五分可活血散寒，治疗四肢厥逆、脉象沉伏微细之伤寒少阴病。

5. 并用针灸药

本歌102句中有12句提及针灸药并用。针灸同用，如"疟疾寒热真可畏，须知虚实可用意，间使宜透支沟中，大椎七壮合圣治"，针刺间使透支沟，并灸大椎以宣阳和阴。先针后药，如"百合伤寒最难医，妙法神针用意推，口噤眼合药不下，合谷一针效甚奇"，百合病牙关紧闭，双目闭合，饮食不能自主，先取合谷，开窍醒神，再行药物调治。针药同用，如"狐惑伤寒满口疮，须下黄连犀角汤，虫在脏腑食肌肉，须要神针刺地仓"，狐惑伤寒，虫啮五脏则唇口生疮。除服黄连犀角汤外，须加刺地仓。先药后灸，如"伤寒腹痛虫寻食，吐蛔乌梅可难攻，十日九日必定死，中脘回还胃气通"，寒邪直中三阴，腹部冷痛，蛔虫在腹中不安，仅用乌梅丸难奏效，灸胃之募穴中脘，可温中暖腑、止腹痛。

第五节　通玄指要赋

【原文】

必欲治病，莫如用针。巧运神机之妙，工开圣理之深。外取砭针，能蠲邪而扶正；中含水火，善回阳而倒阴。原夫络别支殊，经交错综，或沟池溪谷以歧异，或山海丘陵而隙共。斯流派以难揆，在条纲而有统。理繁而昧，纵补泻以何功？法捷而明，曰迎随而得用。且如行步难移，太冲最奇。人中除脊膂之强痛，神门去心性之呆痴。风伤项急，始求于风府；头晕目眩，要觅于风池。耳闭须听会而治也，眼痛则合谷以推之。胸结身黄，取涌泉而即可；脑昏目赤，泻攒竹以便宜。但见两肘之拘挛，仗曲池而平扫；四肢之懈惰，凭照海以消除。牙齿痛，吕细堪治；头项强，承浆可保。太白宣导于气冲，阴陵开通于水道。腹膨而胀，夺内庭以休迟；筋转而疼，泻承山而在早。大抵脚腕痛，昆仑解愈；股膝疼，阴市能医。痫发癫狂兮，凭后溪而疗理；疟生寒热兮，仗间使以扶持。期门罢胸满血膨而可已，劳宫退胃翻心痛亦何疑。稽夫大敦去七疝之偏坠，王公谓此；三里却五劳之羸瘦，华佗言斯。固知腕骨祛黄，然骨泻肾，行间治膝肿目疾，尺泽去肘疼筋紧。目昏不见，二间宜取；鼻窒无闻，迎香可引。肩井除两臂难任，丝竹疗头疼不忍。咳嗽寒痰，列缺堪治；眵䁾冷泪，临泣尤准（头临泣穴）。髋骨将腿痛以祛残，肾俞把腰疼而泻尽。以见越人治尸厥于维会，随手而苏；文伯泻死胎于阴交，应针而陨。圣人于是察麻与痛，分实与虚。实则自外而入也，虚则自内而出欤。故济母而裨其不足，夺子而平其有余。观二十七之经络，一一明辨；据四百四之疾证，件件皆除。故得天枢都无，跻斯民于寿域；几微已判，彰往古之玄书。抑又闻心胸病，求掌后之大陵；肩背患，责肘前之三里。冷痹肾败，取足阳明之土；连脐腹痛，泻足少阴之水。脊间心后者，针中渚而立瘥；胁下肋边者，刺阳陵而即止。头项痛，拟后溪以安然；腰背疼，在委中而已矣。夫用针之士，于此理苟能明焉，收祛邪之功，而在乎捻指。

【源流】

窦汉卿出生于金章宗完颜璟明昌七年（1196年），卒年八十五。《通玄指要赋》原名《流注通玄指要赋》，编写于1232年，为窦氏继承业师李浩的经验总结。该赋首载于元代罗天益《卫生宝鉴》，后收入窦默针书《针经指南》。"通"，指贯通；"玄"，指深奥。目的在于将幽深隐秘，不易理解的针灸理论与临床实践相互联系。元代杜思敬《济生拔粹》收载，题为"窦太师流注指要赋"；明代徐凤《针灸大全》收载，题为"通玄指要赋"；明代楼英《医学纲目》收载，题为"通玄赋"。

【针灸学术特点】

本赋遵从《内经》理论，重视特定穴，特别以五输穴应用为重点，选穴少而精，强调毫针治病的重要性，同时诠释和总结了经典验穴的使用，丰富和发展了金元时期针灸治疗学的内容。

1. 重视临床应用针法

本赋开篇曰："必欲治病，莫如用针。"强调了治病用针法的必要性及优越性。针刺治病的优势在于"外取砭针，能蠲邪而扶正；中含水火，善回阳而倒阴"。

2. 重视特定穴的应用

赋中一穴治一症，突出五输穴、原穴、八脉交会穴、俞穴、募穴等特定穴的应用。

（1）五输穴的应用

本赋五输穴共计26穴次，其中足三里、后溪各用2次。井穴为涌泉、大敦，荥穴为内庭、劳宫、然谷、行间、二间，输穴为太冲、神门、太溪、太白、后溪、足临泣、大陵、中渚，经穴为昆仑、间使，合穴为曲池、阴陵泉、足三里、尺泽、阴谷、阳陵泉、委中。

井穴治脏腑病。《灵枢·顺气一日分为四时》："病在藏者取之井""胸结身黄，取涌泉而即可。"荥穴治热证。《难经·六十八难》曰："荥主身热""腹膨而胀，夺内庭兮休迟。"《素问·至真要大论》云："诸胀腹大，皆属于热。"取内庭清泄胃肠实热。"劳宫退胃翻心痛亦何疑。"取心包经的荥穴劳宫可清心泻热除烦止痛。"然谷泻肾。"针泻肾经之荥穴然谷可清实热和虚热，"行间治膝肿目疾。"取肝经荥穴行间平肝清热、消肿止痛。"目昏不见，二间宜取。"取大肠经的荥穴二间可祛风清热明目。输穴治体重节痛。《难经·六十八难》曰："输主体重节痛""且如行步难移，太冲最奇。"取足厥阴肝经的输穴、原穴太冲养血柔筋、通经活络。经穴治疗疟疾。《难经·六十八难》云："经主喘咳寒热""疟生寒热兮，仗间使以扶持。"取手厥阴心包经的间使和解少阳、清热截疟。本穴治疗经脉病、脏腑病。根据五输穴的五行分类，每条经的五输穴各有一个与其本经五行属性相一致的穴位，称之为"本经本穴"。"稽夫大敦去七疝之偏坠，王公谓此；三里却五劳之羸瘦，华佗言斯"，即取肝经的本穴大敦治疗各类疝气，胃经本穴足三里治疗五劳。"脐连腹痛，泻足少阴之水"，针泻肾经的水穴阴谷治疗脐腹疼痛。

（2）原穴治脏腑病

《灵枢·九针十一原》云："五脏有疾也，应出十二原，十二原各有所出，明知其原，睹其应而知五脏之害矣。"原穴可直接反映脏腑的病变，而针灸原穴，调节脏腑的功能。本赋应用原穴有太冲、神门、太溪、太白、大陵。神门治疗心系之痴呆症，如"神门去心性之呆痴"；太白治疗脾胃病，如"太白宣通于气冲"；大陵治疗心胸疾患，如"心胸病，求掌后之大陵"。手阳明大肠经原穴合谷治疗眼疾，如"眼疼则合谷以推之"。手太阳小肠经原穴腕骨利湿退黄，如"腕骨祛黄"。足少阴肾经输穴、原穴太溪（吕细）治疗虚火上炎牙痛，如"牙齿痛，吕细堪治"。

（3）倡导八脉交会穴应用

在本赋中，突出了八脉交会穴即后溪、列缺、足临泣、照海4个穴位的临床应用。针刺后溪（通于督脉）治疗癫痫病、项强、头痛，如"痫发癫狂兮，凭后溪而疗理""头项痛，拟后溪以安然"。针刺肺经络穴列缺（通于任脉）治寒痰咳嗽，如"咳嗽寒痰，列缺堪治"。针刺足临泣（通于阳维脉）治疗眵冷泪，如"眵冷泪，临泣尤准"。针刺足少阴肾经照海（通于阴跷脉）治疗四肢懈惰，如"四肢之懈惰，凭照海以消除"。

（4）俞穴、募穴

取募穴、俞穴属于邻近取穴法，肝病取足厥阴肝经募穴期门，如"期门罢胸满血臌而可已"。腰痛选取足太阳膀胱经背俞穴肾俞，如"肾俞把腰疼而泻尽"，泻尽指泻尽病邪。

3. 其他

遵循《内经》的病因病机辨证取穴，如根据"诸暴强直，皆属于风""诸风掉眩，皆属于肝"，取风府穴、风池穴分别治疗颈项僵直和头晕目眩的病证。循经远部取穴，如"人中除脊膂之强痛"。

第六节 金 针 赋

【原文】

观夫针道，捷法最奇，须要明于补泻，方可起于倾危。先分病之上下，次定穴之高低。头有病而足取之，左有病而右取之。男子之气，早在上而晚在下，取之必明其理；女子之气，早在下而晚在上，用之必识其时。午前为早属阳，午后为晚属阴，男女上下，凭腰分之。手足三阳，手走头而头走足；手足三阴，足走腹而胸走手。阴升阳降，出入之机。逆之者为泻、为迎，顺之者为补、为随。春夏刺浅者以瘦，秋冬刺深者以肥。更观元气厚薄，浅深之刺犹宜。

原夫补泻之法，妙在呼吸手指。男子者，大指进前左转，呼之为补，退后右转，吸之为泻，提针为热，插针为寒；女子者，大指退后右转，吸之为补，进前左转，呼之为泻，插针为热，提针为寒。左与右各异，胸与背不同，午前者如此，午后者反之。是故爪而切之，下针之法；摇而退之，出针之法；动而进之，催针之法；循而摄之，行气之法。搓而去病，弹则补虚。肚腹盘旋，扪为穴闭。重沉豆许曰按，轻浮豆许曰提。一十四法，针要所备。补者一退三飞，真气自归；泻者一飞三退，邪气自避。补则补其不足，泻则泻其有余。有余者为肿为痛，曰实，不足者为痒为麻，曰虚。气速效速，气迟效迟……

且夫下针之先，须爪按重而切之，次令咳嗽一声，随咳下针。凡补者呼气，初针刺至皮内，乃曰天才；少停进针，刺至肉内，是曰人才；又停进针，刺至筋骨之间，名曰地才。此为极处，就当补之，再停良久，却须退针至人之分，待气沉紧，倒针朝病，进退往来，飞经走气，尽在其中矣。凡泻者吸气，初针至天，

293

少停进针，直至于地，得气泻之，再停良久，即须退针，复至于人，待气沉紧，倒针朝病，法同前矣。其或晕针者，神气虚也，以针补之，口鼻气回，热汤与之，略停少顷，依前再施。

及夫调气之法，下针至地之后，复人之分，欲气上行，将针右捻，欲气下行，将针左捻；欲补先呼后吸，欲泻先吸后呼。气不至者，以手循摄，以爪切掐，以针摇动，进捻搓弹，直待气至。以龙虎升腾之法，按之在前，使气在后，按之在后，使气在前。运气走至疼痛之所，以纳气之法，扶针直插，复向下纳，使气不回。若关节阻涩，气不过者，以龙虎龟凤通经接气，大段之法，驱而运之，仍以循摄爪切，无不应矣。此通仙之妙。

况夫出针之法，病势既退，针气微松，病未退者，针气如根，推之不动，转之不移，此为邪气吸拔其针，乃真气未至，不可出之；出之者其病即复，再须补泻，停以待之，直候微松，方可出针豆许，摇而停之。补者吸之去疾，其穴急扪；泻者呼之去徐，其穴不闭。欲令腠密，然后吸气，故曰：下针贵迟，太急伤血；出针贵缓，太急伤气。以上总要，于斯尽矣。

考夫治病，其法有八：一曰烧山火，治顽麻冷痹，先浅后深，用九阳而三进三退，慢提紧按，热至，紧闭插针，除寒之有准。二曰透天凉，治肌热骨蒸，先深后浅，用六阴而三出三入，紧提慢按，寒至，徐徐举针，退热之可凭，皆细细搓之，去病准绳。三曰阳中隐阴，先寒后热，浅而深，以九六之法，则先补后泻也。四曰阴中隐阳，先热后寒，深而浅，以六九之方，则先泻后补也。补者直须热至，泻者务待寒侵，犹如搓线，慢慢转针，法浅则用浅，法深则用深，二者不可兼而紊之也。五曰子午捣白，水蛊膈气，落穴之后，调气均匀，针行上下，九入六出，左右转之，十遭自平。六曰进气之诀，腰背肘膝痛，浑身走注疼，刺九分，行九补，卧针五七吸，待气上下，亦可龙虎交战，左捻九而右捻六，是亦住痛之针。七曰留气之诀，痃癖癥瘕，刺七分，用纯阳，然后乃直插针，气来深刺，提针再停。八曰抽添之诀，瘫痪疮癞，取其要穴，使九阳得气，提按搜寻，大要运气周遍，扶针直插，复向下纳，回阳倒阴，指下玄微，胸中活法，一有未应，反复再施。

若夫过关过节催运气，以飞经走气，其法有四：一曰青龙摆尾，如扶船舵，不进不退，一左一右，慢慢拨动。二曰白虎摇头，似手摇铃，退方进圆，兼之左右，摇而振之。三曰苍龟探穴，如入土之象，一退三进，钻剔四方。四曰赤凤迎源，展翅之仪，入针至地，提针至天，候针自摇，复进其原，上下左右，四围飞旋，病在上吸而退之，病在下呼而进之。

至夫久患偏枯，通经接气之法，已有定息寸数。手足三阳，上九而下十四，过经四寸；手足三阴，上七而下十二，过经五寸，在乎摇动出纳，呼吸同法，驱运气血，顷刻周流，上下通接，可使寒者暖而热者凉，痛者止而胀者消。若开渠之决水，立时见功，何倾危之不起哉？虽然，病有三因，皆从气血，针分八法，不离阴阳。盖经脉昼夜之循环，呼吸往来之不息，和则身体康健，否则疾病竞生。譬如天下国家地方，山海田园，江河溪谷，值岁时风雨均调，则水道疏利，民安物阜；其或一方一所，风雨不均，遭以旱涝，使水道涌竭不通，灾忧遂至。人之气血，受病三因，亦犹方所之于旱涝也。盖针砭所以通经脉，均气血，蠲邪扶正，故曰捷法，最奇者哉……

【源流】

《金针赋》最早载于明代徐凤《针灸大全》卷五，但并非徐凤所作。此赋全名《梓岐风谷飞经走气撮要金针赋》，赋文作者是江西席弘流派，兼吸收窦汉卿针法及何若愚所倡用的"通经接气"法。赋文概括了元明时南北方针灸流派的针法内容，故被称为"秘传之要法"。

【针灸学术特点】

1. 记载了席弘一派的针法

如将刺法捻转作了男女、上下、左右的区分。明代如高武、汪机、杨继洲等人都持批判态度。后人习用多不区分男女，只采取"大指进前左转，呼之为补，退后右转，吸之为泻"，以及"插针为热，提针为寒"，即以顺转及下按为补法，逆转及上提为泻法，并相应配合病人的呼吸进行补泻，补法于呼时进针、吸时退针，泻法于呼时进针、呼时退针。

2. 发扬窦氏针法

如将十二经气血流注概括为"手足三阳，手走头而头走足；手足三阴，足走腹而胸走手。阴升阳降，出入之机。逆之者为泻为迎，顺之者为补为随……"，是对《标幽赋》的阐发，"阴升阳降"如以两手上举来表示，则十二经和任督脉都符合阴经升而阳经降的走向；泻法都属迎，补法都属随。还有将窦氏的"手指补泻"归纳为"十四法"，即爪、切、摇、退、动、进、循、摄、搓、弹、旋、扪、按、提等，将呼吸与手指放在同等重要的地位。此外，《金针赋》将窦氏《通玄指要赋》句"察麻与痛，分实与虚。实则自外而入也，虚则自内而出欤"，简述为"有余者为肿、为痛，曰实；不足者为痒、为麻，曰虚。"使原句更好理解。

3. 阐发《内经》《难经》浅深刺法

《灵枢》分皮肤、肌肉、筋骨"三刺"，《难经》分别称"肺心之部"和"肾肝之部"，《金针赋》将此表述为"天才""人才""地才"，即指皮、肉、筋骨的三个层次，皮下的浅部为天才，其次为人才，骨上的深部为地才，合称三才。其中特别重视中层的"人才"，认为"针至人之分，待气沉紧倒针朝病，进退往来，飞经走气，尽在其中矣。"即将皮、肉、筋、骨层次以其中间层为主，也就是说的"肉内""筋肉"。《灵枢》注重的是从深层的"分肉之间"取谷气，《金针赋》则注重在中层的"人才"运用针法。不是所有穴位都可分出三才，汪机说"且针出内（纳）而分三才，肉厚穴分，用之无碍，肉薄去处，法将何施"即肉薄之处只有皮包骨，其间几无肌肉分布，也就不成其为三才。因而按三才来分别补泻不是所有穴位都适用。应按皮、肉、筋、骨的实际情况来分，深厚者可分为三，浅薄者只分为二。《难经》所以分二部而不分三部者，可能也是由此之故。对浅部的刺法，既不能直刺深刺，那就只有用浅刺或卧针而刺之。

4. 飞经走气补泻之法

赋文"飞经走气"诸名是从《灵枢》所称的"调气""导气"衍化而来。在"人部"运用手法，作"进退往来"以达"飞经走气"，使针感扩散。这些方法包括沿皮下斜刺作横向摆动的"青龙摆尾"、直刺作紧按摇动针头的"白虎摇头"、向不同方向探取感应的"苍龟探穴"、直刺一上一下并于中部作反复捻转的"赤凤迎源"，通过这些浅深进退的方法以促使其气行，用于气滞不行的部位又可称为"通经接气"，如"关节阻涩，气不过者，以龙、虎、龟、凤通经接气大段之法驱而运之，仍以循摄爪切，无不应矣"。

补泻之法是针对病人的寒热虚实而设，故称"治病之法"。赋中"治病八法"包括热补法的"烧山火"，凉泻法的"透天凉"，先补后泻的"阳中隐阴"，先泻后补的"阴中隐阳"，提插捻转补泻相结合的"子午捣臼"，以按纳为主用于驱寒止痛的"进气法"，以伸提为主用于疮癖气块的"留气法"，提按相结合伸气达病所以治瘫痪等症的"抽添法"。如汪机曰："所立诸法，亦不出乎提按、疾徐、左捻、右捻之外，或以彼而参此，或移前而挪后，无非将此……交错而用之耳。"其交错而用也有一定的原则，如按纳法使其气入，伸提法使其气出，捻转则以顺捻而按使气入，逆捻而退使气出。通过这些手法或补或泻或补泻结合，以调其气的盛衰。

第七节　马丹阳天星十二穴并治杂病歌

【原文】

三里内庭穴，曲池合谷接，委中配承山，太冲昆仑穴，环跳与阳陵，通里并列缺。合担用法担，合截用法截，三百六十穴，不出十二诀……

其一：三里膝眼下，三寸两筋间。能通心腹胀，善治胃中寒，肠鸣并泄泻，腿肿膝胻酸，伤寒羸瘦损，气蛊及诸般。年过三旬后，针灸眼更宽。取穴当审的，八分三壮安。

其二：内庭次趾外，本属足阳明。能治四肢厥，喜静恶闻声，瘾疹咽喉痛，数欠及牙疼，疟疾不能食，针着便惺惺。

其三：曲池拱手取，屈肘骨边求。善治肘中痛，偏风手不收，挽弓开不得，筋缓莫梳头，喉闭促欲死，发热史无休，偏身风癣癞，针着即时瘳。

其四：合谷在虎口，两指歧骨间。头疼并面肿，疟疾热还寒，齿龋鼻衄血，口噤不开言。针入五分深，令人即便安。

其五：委中曲䐐里，横纹脉中央。腰痛不能举，沉沉引脊梁，酸疼筋莫展，风痹复无常，膝头难伸屈，针入即安康。

其六：承山名鱼腹，腨肠分肉间。善治腰疼痛，痔疾大便难，脚气并膝肿，辗转战疼酸，霍乱及转筋，穴中刺便安。

其七：太冲足大趾，节后二寸中。动脉知生死，能医惊痫风，咽喉并心胀，两足不能行，七疝偏坠肿，眼目似云朦，亦能疗腰痛，针下有神功。

其八：昆仑足外踝，跟骨上边寻。转筋腰尻痛，暴喘满冲心，举步行不得，一动即呻吟，若欲求安乐，须于此穴针。

其九：环跳在髀枢，侧卧屈足取。折腰莫能顾，冷风并湿痹，腿胯连腨痛，转侧重欷歔。若人针灸后，顷刻病消除。

其十：阳陵居膝下，外臁一寸中。膝肿并麻木，冷痹及偏风，举足不能起，坐卧似衰翁。针入六分止，神功妙不同。

其十一：通里腕侧后，去腕一寸中。欲言声不出，懊憹及怔忡。实则四肢重，头腮面颊红，虚则不能食，暴喑面无容。毫针微微刺，方信有神功。

其十二：列缺腕侧上，次指手交叉。善疗偏头患，遍身风痹麻。痰涎频壅上，口噤不开牙，若能明补泻，应手即如拿。

【源流】

《天星十一穴歌诀》首载于元代王国瑞《扁鹊神应针灸玉龙经》，至明代徐凤《针灸大全》则载作《马丹阳天星十二穴并治杂病歌》，比前者增加太冲一穴。自此就以宋代马丹阳为本歌作者。原十一穴歌词是以《铜人腧穴针灸图经》文字为据，太冲穴歌词却采自窦汉卿语。

【针灸学术特点】

天星十二穴是古人总结全身要穴的一个类别，各穴并在其他要穴类别中多居主要地位。它们多数为十二经五输穴的其中一穴。古代常用四总穴，即足三里、委中、列缺、合谷穴均在十二穴内；足三里、合谷、环跳又各为回阳九针之一穴；阳陵泉为八会穴之筋会，列缺是八脉交会穴之一。十二穴在全身要穴归类中居主要地位，是历代针灸家为了以少代多，便于临床应用，通过实践对其作用及功能进行验证，为人体几百个穴位中精选出来的。

歌诀用穴属于一种优选法，即：选取临床选用率高，作用适应性较大的穴位。如选取选用率最高，对其作用认识最为一致的穴，如同属足阳明胃经的三里、内庭，均主治肚腹病；同属手阳明大肠经的曲池、合谷，均主治头面病，根据经络的联系都是作用于身体前面。同属足太阳膀胱经的委中、承山、昆仑，均主治腰背痛，各穴根据经络的联系都是作用于身体后面。同属足少阳胆经环跳、阳陵，《针灸大全》记载主治"膝前兼腋胁"，各穴根据经络的联系都是作用于身体的侧面。余下各穴，通里属手少阴心经，适用于心胸证，列缺属手太阴肺经，适用于肺喉证，太冲属足厥阴肝经，多用于头目证，后溪属手太阳小肠经，多用于头项证。这些都是以经络联系为依据治疗疾病的。

　　首创"合担用法担、合截用法截"的担截配穴法，即后世所谓的单双上下配穴法。根据病情需要，适合取二穴则用担法，适合取一穴则用截法。如牙痛取两侧合谷为担，取一侧合谷为截。病在上者，如心、胸、胃病取上肢两侧内关，配以下肢一侧公孙，此为上担下截配穴法；病在下者，如痛经病取下肢两侧三阴交，配以上肢一侧合谷，此为下担上截配穴法。后人按此法又加以演变，经脉两端取穴为担，中间取穴为截，如气喘取天突、气海两穴为担，取膻中一穴为截；反唇疔取商阳、迎香两穴为担，取曲池一穴为截；腰脊痛取人中、长强两穴为担，取命门一穴为截，其他经穴配方时均依此类推。马氏创制的这种担截配穴法，穴简针疏，功专效宏，对指导后世针灸处方配穴有很大影响。

第十二章　行针手法评析

行针法是指以得气为目的，从持针到出针的操作手法。据有关调查，目前我国针灸医生在临床上真正使用行针法较少。究其原因可能涉及行针手法的运用缺乏临床操作整体思路及规范化，加之针刺手法深奥难懂、不易学习与操作等原因。故此，本书从行针法的古代文献论述结合现代临床操作整体思路着手，对行针法操作规范提出几点思考和建议。

【行针法操作规范制定中需要思考的问题】

1. 对基本行针法左、右手操作手法的归类

历代医家不仅重视刺手（多用右手）的行针法，更注重押手（多用左手）的行针法。如《难经·七十八难》："知为针者信其左，不知为针者信其右。"元代窦汉卿《标幽赋》："补泻之法，非呼吸而在手指。"窦氏所称的"手指补泻"，实际包括针刺的基本手法。这是对《内经》《难经》针刺手法的阐释，包括切、爪、扪、循、按、弹、动、摇等法的具体运用，还初次提出了搓、捻、盘、摄等法，对后世影响深远。明代汪机《针灸问对》对古今针法的十四字辅助手法加以对比，曰："古人针法，压按弹怒爪切，多用左手，施之于未刺之先，以致其气。气至，顺针刺之，别无法也。今之针法，虽十有四，多用右手，施之于既针之后，未针之前。"故笔者认为基本行针法以十四字辅助手法为基础，强调押手、刺手的配合，把揣法、切法、爪法、掐法、循法、弹法、按法、扪法，多用左手，归为押手行针法；动法、进法、提法、捻法、搜法、搓法、刮法、颤法、摄法、努法、飞法、盘法、退法、摇法，多用右手，归为刺手行针法。

2. 行针法分类

基本行针法包括押手行针法、刺手行针法。还有在此基础上专为"通经交气"而设的行针法包括飞经走气法，即青龙摆尾、白虎摇头、苍龟探穴、赤凤迎源；和交经针法，即隔角交经、五脏交经、通关交经、关节交经。以及从"气至

有效"角度而设的行针法包括取气、催气、候气、守气、调气、接气通经、三刺法，因多具有特定作用及固定式式，故统称为特定行针法。具体分类如下：

（1）基本行针法

①押手行针法

《标幽赋》有云："左手重而多按，欲令气散；右手轻而徐入，不痛之因。"杨继洲注解："下针之时，必先以左手大指爪甲于穴上切之，则令其气散，以右手持针，轻轻徐入，此乃不痛之因也。"由此可见杨氏十分重视押手的作用。后世医家对押手又有所发挥，押手的应用已不仅仅限于进针之前，而是贯穿于整个针刺过程中。多用押手的行针法统称为押手行针法，包括揣法、切法、爪法（掐法）、循法、弹法、按法、扪法。押手行针法施予针刺前，有探明穴位、减少针刺疼痛、分散卫气和固定输穴局部的作用；针刺中，有配合刺手进针、行气和改变经气运行方向的作用；出针后，有防止经气外泄和解除滞针现象的作用。其中揣法多属取穴手法；切法、爪法（掐法）属进针手法；循法、弹法、按法属行气手法；扪法属出针手法。见表12-1。

②刺手行针法

《针灸问对》指出"今之针法，虽十有四，多用右手，施之于既针之后"。一般将持针的右手称为刺手。多用刺手的行针法统称为刺手行针法，包括动法、进法、提法、捻法、搜法、搓法、刮法、颤法、摄法、努法、飞法、盘法、退法、摇法。刺手行针法施于既针之后，具有催气、行气、补虚泻实的作用。其中动法、搓法、摄法、捻法属行气手法；进法、颤法、搜法属催气手法；提法、刮法、努法、飞法属催气、行气手法；盘法属调气手法；退法、摇法属出针手法。见表12-1。

表12-1 基本行针法分类及操作步骤

分类	取穴	下针	催气	行气	调气	出针
押手行针法	揣	切、爪（掐）	——	循、弹、按	——	扪
刺手行针法	——	——	进、颤、搜	动、搓、摄、捻	盘	退、摇
			提、刮、努、飞			

（2）飞经走气法与交经针法

飞经走气包括青龙摆尾、白虎摇头、苍龟探穴、赤凤迎源四法，简称"龙虎龟凤"，均属于"通经接气之法"。《金针赋》首载"若夫过关过节催运气，以飞经走气，其法有四……若关节阻涩，气不过者，以龙虎龟凤通经接气"。《针灸聚英·过关歌》："苍龙先摆尾，赤凤后摇头，上下伸提切，关节至交流。"认为"飞经走气"以通经接气，"若关节阻涩，气不过者"，可促使针感通经过关而达病所。在临床应用中，"飞经走气法"可结合迎随补泻治疗各种痛症，能收到立止疼痛的效果。具体操作中，首先应视患者的患处属于哪条经脉，选取恰当的穴位，并辨明虚实后再行手法。施术时针下用提插捣臼，同时患者配合吸气或呼气，如疼痛部位在经脉流注方向之前针时可令患者吸多呼少，退针待之然后用手压穴位后方闭其下气，开其上气，以使气血上行至病所。若疼痛部位在经脉流注方向之后，针时可令患者多呼少吸，将针深入后以手压穴位前方，闭其上气，开其下气，使气血下行至病所。然后再按经脉走向行迎随补泻手法，盛则用泻法，迎而夺之，泻其邪实，邪盛则经气阻滞不通，不通则痛，靠针力牵制以达抑制功效，使疼痛得以减；虚则用补法，正气不足则经气运行迟缓，补则随济之，借针力推送使气行血则行，也达止痛的目的。大量临床观察发现，针刺行飞经走气法对经络壅滞、气血不通尤为适宜。再复合其他针刺手法可达行营血，疏调经气，气至病所致使气由病所宣散，而使痛得以立解。

交经针法，是使用不同的选穴方法，将经气与脏腑、病灶交互沟通，与另一段经脉交接，从而提高治病效果的方法。明代杨继洲《针灸大成》首次提出了四种交经方法，即隔角交经、五脏交经、通关交经、关节交经。这里的"交"是交接，交通之义，以"交"字为主体，一切手法的操作都是为了交气。

（3）特定行针法

特定行针法，是针刺过程中具有特定作用及固定术式的一系列行针手法，也是提高针刺疗效的重要原则。包括取气、催气、候气、守气、调气、接气通经、三刺法。《灵枢·九针十二原》提出"刺之要，气至而有效"。取气是"以不病者为主，病者为应"的取穴方法，多用以通调健侧经脉气血来代偿性濡养患侧经脉。针刺过程中采用催气、候气、守气、调气才能达到"气至病所""若关节阻涩，气不过者"可采用接气通经法以达到疏通经络、畅行气血的目的。总之，各种复式补泻法均应在三刺法（三才法）得气的基础上实施，才能达到补虚泻实的效果。具体如下：

①取气，指先针患处或患肢对侧或远端的腧穴，得气后再针患处局部或近端腧穴的取穴方法。李梴《医学入门》"以不病者为主，病者为应"，是指导针刺取气的具体原则。② 催气，指针刺未得气时搓转或摇动针体的方法。陈会《神应经·泻诀直说》："候数穴针毕，停少时用右手大指及食指持针，细细动摇进退，搓捻其针如手颤之状，谓之'催气'。"③ 候气，又名待气，指针刺未能得气时，停针静候以待气至的方法。《标幽赋》首次提到针刺过程中要"候气"，如"未至者，据虚实而候气"。④守气，指针刺得气后须施用适当的手法，不使已得之气消失的方法。《素问·宝命全形论》指出"经气已至，慎守勿失"，只有守住针下经气，才能在此基础上施以不同手法，使针刺对机体继续发生作用。《针经指南》提出"以手按针，无得进退"，认为得气后用刺手按压针柄，不得进退，以维持加强针感，实则为守气法。⑤调气，指将针下插入地部，再提针至人部，施用适当的手法以气至病所，然后将针直插入地部使气传导的方法。《金针赋》指出"调气之法，下针至地之后，复人之分……运气走至疼痛之所，以纳气之法，挟针直插，复向下纳，使气不回"，本法包括捻法配合呼吸或龙虎升腾配合按压行气法，可促使针感传至疼痛之病所，当针感到达病所后再将针直插按纳，使气不回流，称为"纳气法"。⑥接气通经，又名通经接气，指针刺得气后，依据各经长度而定的呼吸次数为行针时间，施行呼吸、提插补泻相结合的方法。《金针赋》："通经接气之法，已有定息寸数……在乎动摇出纳，呼吸同法，驱运气血，顷刻周流，上下通接……"本法可使经气流通，上下相接，从而达到气至病所。⑦三刺法，指视腧穴深浅，分浅、中、深三层进行针刺的方法。张景岳《类经·针刺类》对《灵枢·官针》"三刺则谷气出"的内容加以注释，指出谷气即正气，亦曰神气。凡刺之浅深，其法有三：先刺透皮，取卫中之阳邪也；再刺稍深，取营中之阴邪也；三刺最深，及于分肉之间，则谷气始见。如此分层操作，可扶正祛邪，调和阴阳营卫，使针刺得气即得谷气。

【行针法操作规范制定的建议 】

1. 行针法指导原则及其操作流程

行针法以"气至而有效"为目的，施行催气、调气、行气等操作作为临床指导原则。在针灸临床中，采用基本行针法以催气、行气；"若关节阻涩，气不过者"采用飞经走气法、交经针法以"通经交气";若针刺疗效不佳时采用特定行针法以达到"气至病所",特定行针法也是提高针刺疗效的重要原则。如图 12-1。

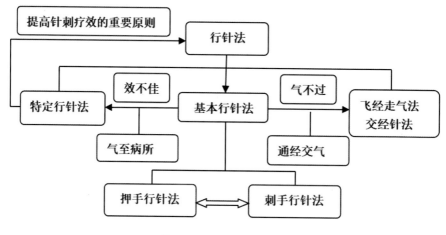

图 12-1 行针法操作流程

2. 基本行针法操作步骤

基本行针法注重押手、刺手的配合,包括押手行针法、刺手行针法。其具体操作步骤一般分以下五步:取穴、下针、催气、行气、调气、出针(见表 12-1)。催气,催促气至之义,进针之后候气仍不能达到得气之时,则需作催气手法。行气,催得气至针下使气能使之手法。调气,即"疏其血气,令其条达,而致和平"的手法。就其操作步骤而言,押手行针法无催气、调气;刺手行针法无取穴、下针;押手行针法、刺手行针法均有行气、出针。在针灸临床中,需根据临床特点,灵活运用组合各部行针法。具体如下:

(1)取穴

揣法,指以押手揣摸穴位的方法,属押手行针法。《针灸大成》列为下手八法之一,"揣而寻之,凡点穴,以手揣摸其处"。

(2)下针

《金针赋》:"是故爪而切之,下针之法。"属押手行针法。①切法,指进针前用押手指甲切压穴位四周以宣散气血,便于进针的方法。②爪法,指针刺时用押手指甲爪掐穴位便于准确进针的方法。③掐法,指以押手指甲进行按压的方法。《针灸问对·十四法》提出"爪者,掐也"。

（3）催气

刺手行针法：①进法，指下针后，用刺手边捻边进针至一定深度以催气的方法。《针经指南》："进者，凡不得气，男外女内者，及春夏秋冬各有进退之理，此之为进也。"《针灸问对》遵循此法。本法分为男左转而进，女右转而进，并结合四时分别浅深，以此催气。②颤法，指下针后，以刺手拇、食指持针，微作快速左右捻转并上下提插动作，如手颤般地使针体震动的方法。《神应经·泻诀直说》："候数穴针毕，停少时用右手大指及食指持针，细细动摇进退，搓捻其针如手颤之状，谓之'催气'。"③搜法，下针后，以刺手拇、食指持针作向前、后或左、右动作使针刺方向改变的方法。宋代琼瑶真人《琼瑶神书》："缘气不行搜则奇""左搜搜，右搜搜，中搜搜，上搜搜，下搜搜。"其目的是激发经气或催促气至。

（4）行气

押手行针法：①循法，指进针前后用押手手指沿针刺穴位所在经络上下或穴位上下左右按揉叩打，以促使得气的方法。《针经指南》指出："循者，凡下针于穴部分经络之处，用手上下循之，使气血往来而已。"②弹法，指针刺后用押手弹动针柄，以增强针感。《素问·离合真邪论》"弹而怒之"，《针经指南》引申为弹叩针柄，以"使气疾行"。③按法，针刺得气后，用押手手指按压穴位上、下，以控制针感传导方向的方法。《金针赋》"按之在前使气在后，按之在后使气在前，运气走至疼痛之所"，认为在行针时用押手按压穴位上、下，可以控制针感传导方向。

刺手行针法：①动法，指针刺得气后，用刺手将针微摇动外提以行气的方法。《针经指南》指出"动者，如气不行，将针伸提而已"。②搓法，指下针后，以刺手拇、食指持针如搓线状作单方向动作使针转动的方法。《针灸问对》："下针之后，将针或内或外，如搓线之状，勿转太紧……故曰搓以使气。"③摄法，下针后，以刺手拇指、食指、中指指甲在针刺腧穴所在经络上、下进行切压的方法。《针经指南》："摄者，下针如气涩滞，随经络上下用大指甲上下切，其气血自得通也。"可见摄法可促使气血运行，加强得气程度。④捻法，指下针后，以刺手拇、食指持针作前后交替动作使针转动的方法。《针灸大成·三衢杨氏补泻》提出"治上大指向外捻，治下大指向内捻。外捻者，令气向上而治病；内捻者，令气至下而治病"。

305

刺手行针法操作中同时具有催气、行气的行针法，主要包括提、刮、努、飞，具体如下：

①提法，指下针后，在所要求的层次或幅度内，用刺手缓慢向上提针的方法。明代刘瑾《神应经》用以催气，杨继洲《针灸大成》用以行气，"徐推其针气自往，微引其针气自来"。②刮法，指下针后，用刺手指甲向上或向下频频刮动针柄的方法。《医学入门·[内集·针灸]附：杂病穴法》卷一："又将大指爪从针尾刮至针腰，此刮法也。又云：'病在上刮向上，病在下刮向下。'……气血各循经络，飞走之妙。"③努法，一是指下针后，以刺手拇、食指捻针并令病人闭气以催气的方法。如《针灸问对》将本法又名"飞针"，"如气不至，令病人闭气一口，著力努之，外以飞针引之，则气至矣。"二是指下针后，以刺手拇、食指持针并捻住不转，再以中指侧压针体如弓弩状以行气的方法。如《针灸问对·十四法》："八努如欲上行，将大指、次指捻住针头，不得转动，却用中指将针腰轻轻按之，四五息久，如拨弩机之状；按之在前，使气在后；按之在后，使气在前。"④飞法，指以刺手拇、食指持针，搓捻针柄，一搓一放或三搓一放，使针颤动有如飞鸟展翅的方法。如《神应经》"用右手大指、食指持针，却用食指连搓三下，谓之飞"。《针灸大成·南丰李氏补泻》："紧战者，连用飞法三下，如觉针下紧满，其气易行。"

（5）调气

盘法，指下针后，以刺手拇、食指持针作圆环形摇转动作使针体盘旋的方法，属刺手行针法。《针经指南》："盘者，为如针腹部，于穴内轻盘摇而已，为盘之也。"后《金针赋》有"肚腹盘旋"之法，可见本法主要为肚腹部而设。《针灸问对》提出每次盘转时需运转五次，并以盘法与提插结合，即左盘插针为补，右盘提针为泻，起到"盘以和气"的作用，且可控制针感传导方向。

（6）出针

押手行针法：扪法，指出针后，以押手扪按腧穴，掩闭针孔，勿令正气外泄的方法。近代针灸家赵缉庵重视本法的应用，认为不论补泻，均需在出针后按摩针穴，用以止痛。

刺手行针法：《金针赋》："摇而退之，出针之法。"①摇法，指以刺手拇食指持针摇动针体出针的方法。②退法，指以刺手拇食指持针将针从深部退至皮下出针的方法。《针灸大成》指出本法需分三部按部缓退，必须行完补泻手法再退针。

目前退针的方法，宜从深部缓缓退至皮下，留置片刻以待气缓，当针下不觉沉紧时随即拔出。

总之，基本行针法的临床操作，必须重视押手行针法与刺手行针法的配合，各部行针法可灵活组合使用。在本次行针法临床操作规范的建议中，笔者主要对行针法分类及基本行针法左、右手操作手法做出了归类的建议，最重要的是以此为依据，提出了行针法的操作流程及基本行针法操作步骤的建议，使得针灸医生对行针法临床操作有了整体认识，便于临床操作，在针灸临床应用中起到了提纲挈领的作用。但是针刺操作技术的标准化是一项复杂的系统工程，还需有针对性地探索适合定量评估针刺操作技术的途径和方法，从而建立起完备的针刺操作技术标准化考核体系。

第十三章 十二经脉、奇经八脉循行及主治概要

经络是人体内运行气血的通道，包括经脉和络脉。"经"，有路径的含义，为直行的主干；"络"，有网络的含义，为侧行的分支。经脉以上下纵行为主，系经络的主体部分；络脉从经脉中分出侧行，系经络的细小部分。《灵枢·脉度》指出："经脉为里，支而横者为络，络之别者为孙。"经络系统是由经脉与络脉相互联系、彼此衔接而构成的体系。经络系统将人体的组织器官、四肢百骸联络成一个有机的整体，并通过经气的活动，调节全身各部的机能，运行气血、协调阴阳，从而使整个机体保持协调和相对平衡。经络系统由经脉和络脉组成，其中经脉包括十二经脉、奇经八脉，以及附属于十二经脉的十二经别、十二经筋、十二皮部；络脉包括十五络脉和难以计数的浮络、孙络等。

十二经脉的循行走向总的规律是：手三阴经从胸走手，手三阳经从手走头，足三阳经从头走足，足三阴经从足走腹胸。十二经脉循行交接规律是：相表里的阴经与阳经在手足末端交接，如手太阴肺经与手阳明大肠经交接于食指端；同名的阳经与阳经在头面部交接，如手阳明大肠经与足阳明胃经交接于鼻旁；相互衔接的阴经与阴经在胸中交接，如足太阴脾经与手少阴心经交接于心中。十二经脉的气血流注从肺经开始逐经相传，其顺序为手太阴肺经、手阳明大肠经、足阳明胃经、足太阴脾经、手少阴心经、手太阳小肠经、足太阳膀胱经、足少阴肾经、手厥阴心包经、手少阳三焦经、足少阳胆经，至足厥阴肝经而终，再由肝经复传于肺经，流注不已，从而构成了周而复始、如环无端的循环传注系统。

奇经八脉指别道奇行的经脉，包括督脉、任脉、冲脉、带脉、阴维脉、阳维脉、阴跷脉、阳跷脉共8条，故称奇经八脉。奇经八脉除带脉横向循行外，均为纵向循行，纵横交错地循行分布于十二经脉之间。

十二经脉和奇经八脉都有一定的循行路线，十二经脉的循行主要记载于《灵枢·经脉》篇。现分述如下。

第一节 十二经脉

一、手太阴肺经

（一）经脉循行

手太阴肺经起于中焦，属肺、络大肠，联系胃及肺系；从肺系出来，外行线起于侧胸上部，循行于上肢内侧前缘，经过寸口，止于拇指桡侧端；分支从腕后分出，止于食指桡侧端。

（二）主治概要

本经腧穴（11穴）主治咳、喘、咯血、咽喉痛等肺系疾患，及经脉循行部位的其他病证。

二、手阳明大肠经

（一）经脉循行

手阳明大肠经起于食指桡侧端，循行于上肢外侧的前缘，上走肩，入缺盆，络肺属大肠；从缺盆上走颈，经颈部入下齿，过人中沟，止于对侧鼻旁。

（二）主治概要

本经腧穴（20穴）主治头面五官疾患、热病、皮肤病、肠胃病、神志病等及经脉循行部位的其他病证。

三、足阳明胃经

（一）经脉循行

足阳明胃经起于鼻旁，上行鼻根，沿着鼻外侧（承泣）下行，入上齿，环绕口唇，交会承浆，循行过下颌、耳前，止头角；主干线从颈下胸，内行部分入缺盆，属胃络脾；外行部分循行于胸腹第2侧线，抵腹股沟处，下循下肢外侧前缘，止于第2趾外侧端；分支从膝下3寸和足背分出，分别到中趾和足大趾。

（二）主治概要

本经腧穴（45穴）主治胃肠病、头面五官病、神志病、皮肤病、热病及经脉循行部位的其他病证。

四、足太阴脾经

（一）经脉循行

足太阴脾经起于足大趾，循行于小腿内侧的中间，至内踝上8寸后循行于小腿内侧的前缘，经膝股部内侧前缘，入腹属脾络胃，上膈，经过咽，止于舌；分支从胃注心中；另有一条分布于胸腹部第3侧线，经锁骨下，止于腋下大包穴。

（二）主治概要

本经腧穴（21穴）主治脾胃病、妇科病、前阴病及经脉循行部位的其他病证。

五、手少阴心经

（一）经脉循行

手少阴心经起于心中，联系心系、肺、咽及目系，属心络小肠，从肺部浅出腋下，循行于上肢内侧后缘，至掌后豌豆骨部，入掌内，止于小指桡侧端。

（二）主治概要

本经腧穴（9穴）主治心、胸、神志及经脉循行部位的其他病证。

六、手太阳小肠经

（一）经脉循行

手太阳小肠经起于小指尺侧端，循行于上肢外侧的后缘，绕行肩胛部，内行线从缺盆进入，下行络心，属小肠，联系胃、咽；上行线从缺盆至目外眦、耳，分支从面颊抵鼻，止于目内眦。

（二）主治概要

本经腧穴（19穴）主治头面五官病、热病、神志病及经脉循行部位的其他病证。

七、足太阳膀胱经

（一）经脉循行

足太阳膀胱经起于目内眦，循行至头顶并入络脑；分支至耳上角；主干经脉从头顶向下到枕部，循行于脊柱两侧，经过背腰臀部，入内属膀胱络肾，向下贯臀，止腘窝；枕部分支向下循行于背腰部主干经线外侧，至腘窝部相合后循行于小腿后侧，经过外踝之后，前行止于小趾外侧端。

（二）主治概要

本经腧穴（67穴）主治头面五官病，项、背、腰、下肢病证及神志病；位于背部两条侧线的背俞穴及其他腧穴主治相应的脏腑病证和有关的组织器官病证。

八、足少阴肾经

（一）经脉循行

足少阴肾经起于足小趾之下，斜走足心，经舟骨粗隆下、内踝后侧，沿小腿、腘窝、大腿的内后侧上行，穿过脊柱，属于肾，络膀胱；另有分支向上行于腹部前正中线旁0.5寸，胸部前正中线旁2寸，止于锁骨下缘。肾部直行脉向上穿过肝、膈，进入肺中，再沿喉咙上行，止于舌根两旁；肺部支脉，联络于心，流注于胸中。

（二）主治概要

本经腧穴（27穴）主治妇科病、前阴病、肾脏病，以及与肾有关的肺、心、肝、脑病及咽喉、舌等经脉循行经过部位的其他病证。

九、手厥阴心包经

（一）经脉循行

手厥阴心包经起于胸中，属心包，下膈，联络三焦；外行支从胸中出于侧胸上部，循行于上肢内侧面的中间部，入掌止于中指端；掌中分支止于无名指末端。

（二）主治概要

本经腧穴（9穴）主治心、心包、胸、胃、神志病，以及经脉循行经过部位的其他病证。

十、手少阳三焦经

（一）经脉循行

手少阳三焦经起于无名指末端，沿手背第 4、5 掌骨间上行于上肢外侧中间部，上肩，经颈部上行联系耳内及耳前后、面颊、目外眦等部；体腔支从缺盆进入，分布于胸中，联系心包、膻中、三焦等。

（二）主治概要

本经腧穴（23 穴）主治头、目、耳、颊、咽喉、胸胁病和热病，以及经脉循行经过部位的其他病证。

十一、足少阳胆经

（一）经脉循行

足少阳胆经起于目外眦，向上到达额角，向后行至耳后（风池），经颈、肩部后下入缺盆。耳部支脉从耳后进入耳中，经过耳前到达目外眦后方；外眦部支脉，从外眦部下行至大迎，再向上到颧骨部，下行经颊车、经颈部向下与前脉合于缺盆；从缺盆部发出内行支进入胸中，通过横膈，联系肝胆，经胁肋内，下达腹股沟动脉部，再经过外阴毛际，横行入髋关节部（环跳）；从缺盆部发出的外行支，下经腋、侧胸、季胁部与前脉会合于髋关节部，再向下沿着大腿外侧下行到外踝前至足背，止于第 4 趾外侧；足背分支止于足大趾。

（二）主治概要

本经腧穴（44 穴）主治肝胆病，侧头、目、耳、咽喉、胸胁病，以及经脉循行经过部位的其他病证。

十二、足厥阴肝经

（一）经脉循行

足厥阴肝经起于足大趾外侧，经足背、内踝前（在内踝上 8 寸处与足太阴相交而循行于其后侧）上行于大腿内侧，联系阴部，入体腔，联系于胃、肝、胆、膈、胁肋，经咽喉上联目系，上行出于额部，与督脉交会于巅顶部。目系支脉下经颊里，环绕唇内。肝部支脉上膈，注于肺中。

（二）主治概要

本经腧穴（14 穴）主治肝、胆、脾、胃病，妇科病，少腹、前阴病，以及经脉循行经过部位的其他病证。

第二节　奇经八脉

一、督脉

（一）经脉循行

起于小腹内，下出于会阴部，向后、向上行于脊柱的内部，上达项后风府，进入脑内，

上行巅顶，沿前额下行鼻柱，止于上唇内龈交穴。

（二）主治概要

本经腧穴（28 穴）主治神志病，热病，腰、背、头项等局部病证及相应的内脏病证。

二、任脉

（一）经脉循行

任脉起于小腹内，下出会阴部，向前上行于阴毛部，在腹内沿前正中线上行，经关元等穴至咽喉部，再上行环绕口唇，经过面部，进入目眶下，联系于目。

（二）主治概要

本经腧穴主治少腹、脐腹、胃脘、胸、颈、咽喉、头面等局部病证和相应的内脏病证，部分腧穴有强壮作用或可治疗神志病。

三、冲脉

（一）经脉循行

冲脉起于小腹内，下出于会阴部，向上行于脊柱内；其外行者经气冲与足少

阴经交会，沿着腹部两侧，上行至胸中而散，并上达咽喉，环绕口唇。

（二）主要病证

月经失调、不孕等妇科病证及腹部气逆上冲等。

（三）交会腧穴

会阴、阴交（任脉），气冲（足阳明胃经），横骨、大赫、气穴、四满、中注、肓俞、商曲、石关、阴都、通谷、幽门（足少阴肾经）。

四、带脉

（一）经脉循行

带脉起于季胁部的下面，斜向下行到带脉、五枢、维道穴，横行绕身一周。

（二）主要病证

月经不调、赤白带下等妇科经带病证及痿证等。

（三）交会腧穴

带脉、五枢、维道（均属足少阳胆经）。

五、阴维脉

（一）经脉循行

阴维脉起于小腿内侧，沿大腿内侧上行到腹部，与足太阴经相合，过胸部，与任脉会于颈部。

（二）主要病证

心痛、胃痛、胸腹痛、忧郁等。

（三）交会腧穴

筑宾（足少阴肾经），府舍、大横、腹哀（足太阴脾经），期门（足厥阴肝经），天突、廉泉（任脉）。

六、阳维脉

（一）经脉循行

阳维脉起于足跟外侧，向上经过外踝，沿足少阳经上行至髋关节部，经胁肋后侧，从腋后上肩，至前额，再到项后，合于督脉。

（二）主要病证

恶寒发热等外感病及腰痛等。

（三）交会腧穴

金门（足太阳膀胱经），阳交（足少阳胆经），臑俞（手太阳小肠经），天髎（手少阳三焦经），肩井（足少阳胆经），头维（足阳明胃经），本神、阳白、头临泣、目窗、正营、承灵、脑空、风池（足少阳胆经），风府、哑门（督脉）。

七、阴跷脉

（一）经脉循行

阴跷脉起于足舟骨的后方，上行内踝的上面，沿小腿、大腿的内侧直上，经过阴部，向上沿胸部内侧，进入锁骨上窝，上经人迎的上面，过颧部，到目内眦，与足太阳膀胱经和阳跷脉相会合。

（二）主要病证

多眠、癃闭及肢体筋脉出现阳缓阴急。

（三）交会腧穴

照海、交信（足少阴肾经），睛明（足太阳膀胱经）。

八、阳跷脉

（一）经脉循行

阳跷脉起于足跟外侧，经外踝上行腓骨后缘，沿股部外侧和胁后上肩，过颈部上夹口角，进入目内眦，再沿足太阳膀胱经上额，与足少阳经合于风池。

（二）主要病证

不眠及肢体筋脉出现阴缓阳急。

（三）交会腧穴

申脉、仆参、跗阳（足太阳膀胱经），居髎（足少阳胆经），臑俞（手太阳小肠经），肩髃、巨骨（手阳明大肠经），天髎（手少阳三焦经），地仓、巨髎、承泣（足阳明胃经），睛明（足太阳膀胱经）。

参考文献

[1] 薛智慧，李洪亮，陈果，等.从《标幽赋》浅析窦汉卿针刺学术思想 [J]. 中医药导报，2014，20（14）：4-6.

[2] 艾莹.古代针灸歌赋的文献研究 [D]. 山东：山东中医药大学，2011：13.

[3] 贺新兰，焦琳，钟根平，等.《标幽赋》学术思想浅析 [J]. 江西中医药，2018，49（1）：16-18.

[4] 陈霈璇，莫炜维.窦汉卿与《标幽赋》要文刍议 [J]. 环球中医药，2019，12（7）：1064-1066.

[5] 任乃宏.《窦默神道碑》辑录汇校 [J] 文物春秋，2011，23（5）：72-77.

[6] 李鼎，王罗珍，李磊.子午流注针经针经指南合注 [M]. 上海：上海科学技术出版社，1998：134-320.

[7] 李宝金.窦汉卿生平及其学术思想源流考辨 [D]. 北京：北京中医药大学，2007：7-11.

[8] 张永臣.《标幽赋》腧穴运用特点浅析 [J]. 山东中医药大学学报，2009，33（3）：237-238.

[9] 包大鹏，张霁.中医传世经典评注丛书·《针灸歌赋》选评 [M]. 北京：人民军医出版社，2011：1-30.

[10] 张永臣.窦汉卿《标幽赋》针灸禁忌浅析 [J]. 针灸临床杂志，2011，27（4）：5-6.

[11] 孙令军.《百症赋》取穴规律探析 [J]. 河北中医，2008，30（11）：1199+1202.

[12] 李成文，潘思安，卢享君，等.《百症赋》的针灸学术思想探源 [J]. 湖南中医杂志，2014，30（3）：1-3.

[13] 吴富东，常小荣.针灸医籍选读 [M]. 北京：中国中医药出版社，2012.

[14] 段锦绣，刘志顺.《百症赋》症状针灸诊疗特点和规律浅析 [J]. 江苏中医药，2009，41（6）：57-58.

[15] 赖显荣.《百症赋》的处方配穴原则 [J]. 上海针灸杂志，1992，11（4）：29 -30.

[16] 陈璧琉，卓人.针灸歌赋选解 [M]. 北京：人民卫生出版社，2012.

[17] 姚玉芳，吴成长.《玉龙歌》证治特点探析 [J]. 针灸临床杂志，1995，11（5）：5-7.

[18] 杜晓山.《玉龙歌》浅析 [J]. 中国针灸，1985，27（3）：36.

[19] 张潮，徐平，王静，等.《玉龙歌》各传本的比较研究 [J]. 中医文献杂志，2012，30（5）：1-5.

[20] 施永正，施曼华. 高武《肘后歌》学用心得 [J]. 浙江中医学院学报，1999，23（5）：44.

[21] 明·高武著. 闫志安，张黎临，李惠清校注. 针灸聚英 [M]. 北京：中国中医药出版社，1997：236-237.

[22] 明·杨继洲著. 黑龙江省祖国医药研究所校释. 针灸大成 [M]. 北京：人民卫生出版社，1999：359.

[23] 沈峰，胡珊.《肘后歌》证治特点浅析 [J]. 长江大学学报（自然科学版），2013，10（6）：33-35.

[24] 张永臣，贾红玲，张学成. 窦汉卿及其《通玄指要赋》学术特点探析 [J]. 山东中医药大学学报，2016，40（4）：357-359+368.

[25] 李会敏，董尚朴，邓国兴. 窦默医著内容与版本考［J］. 河北中医，2002，24（5）：392-393.

[26] 智勇，于苗，刘智艳.《通玄指要赋》浅悟 [J]. 针灸临床杂志，2013，29（11）：53-54.

[27] 车依檀，张聪，张永臣. 窦汉卿《流注通玄指要赋》浅析 [J]. 四川中医，2016，34（8）：16-19.

[28] 石学敏. 针灸学 [M]. 北京：中国中医药出版社，2002.8（2009.8 重印）.

[29] 李鼎. 谁为金针赋一篇？——《金针赋》的作者及其内容评析 [J]. 上海中医药杂志，1994，25（7）：38-40.

[30] 王树玲.《金针赋》对针法的贡献 [J]. 中医研究，1989，2（3）：46-47.

[31] 李鼎. 何来歌诀马丹阳？——天星十一穴、十二穴的由来 [J]. 上海中医药杂志，1993，17（3）：29-31.

[32] 刘瑞华. 马丹阳天星十二穴应用体会 [J]. 实用中西医结合临床，2004，4（2）：53-65.

[33] 来心平. 对马丹阳天星十二穴的临床体会 [J]. 中医杂志，1984，36（5）：

59–60.

[34] 杨介宾.马丹阳对针灸医学的贡献 [J].四川中医,1985,（12）：19.

[35] 张永旺,图娅.传统针刺手法临床运用情况医师调查问卷分析 [J].中国中医药信息杂志,2010,17（3）：1–3.

[36] 刘炜宏,齐淑兰,成平,等.全国针灸临床现状初步调查与研究 [J].中国中医药信息志,2008,15（5）：2–3.

[37] 李靖,Mary X Wu.针刺操作技术标准化考核之构想——来自欧美外科技术定量评估的启示 [J].针刺研究,2011,36（6）：449–452.

[38] 刘炜宏.我国针灸标准及标准化的现状与思考 [J].中国针灸,2009,29（1）：40–43.

[39] 马元.针刺操作本义心识 [J].中国针灸,2009,29（11）：893–896.

[40] 张缙.练针的意义及二十四式单式手法 [J].中国针灸,2014,34（3）：253–256.

[41] 李鼎.非呼吸而在手指—手指补泻法的由来和应用 [J].上海中医药杂志,1993,（7）：40–43.

[42] 王克键,孙海舒.“知为针者信其左”的古代文献证据及临床意义 [J].中国针灸,2012,32（1）：39–40.

[43] 高晖.飞经走气法立止疼痛案 [J].上海针灸杂志,2004,23（8）：42.

[44] 刘成禹,王富春.论杨继洲交经针法技术 [J].长春中医药大学学报,2010,26（2）：173–174.

[45] 陈子富.行针析 [J].中国针灸,1996,16（8）：34–35.

[46] 樊海龙,任玉兰,赵凌,等.关于行针法临床操作规范的思考和建议 [J].针灸临床杂志,2015,31（9）：76–79.

[47] 梁繁荣,曾芳.中国古代针具针法 [M].长沙：湖南科学技术出版社,2015.

[48] 郑魁山.略谈行针与得气 [J].中医杂志,1987,总229（3）：69.

[49] 石学敏.针灸学 [M].北京：中国中医药出版社,2002.8（2009.8重印）：29–118.

附录：常用穴位定位

检索方法：穴位之后括号内，第二个数字编号对应后文定位编号。

一、腧穴

索引

319

定位

1. 阿是穴

既无固定名称，亦无固定位置，是以压痛点或病变局部或其他反应点等作为针灸施术部位的一类腧穴。

2. 百会（督脉）

[定位] 后发际正中直上 7 寸，或当头部正中线与两耳尖连线的交点处。

[解剖] 在帽状腱膜中；有左右颞浅动、静脉及左右枕动、静脉吻合网；布有枕大神经及额神经分支。

321

3. 不容（足阳明胃经）

[定位] 脐中上 6 寸，前正中线旁开 2 寸。

[解剖] 当腹直肌及其鞘处，深层为腹横肌；有第 7 肋间动、静脉分支及腹壁上动、静脉；当第 7 肋间神经分支处。

4. 髀关（足阳明胃经）

[定位] 在髂前上棘与髌骨底外缘连线上，屈髋时平会阴，居缝匠肌外侧凹陷处。

[解剖] 在缝匠肌和阔筋膜张肌之间；深层有旋股外侧动、静脉分支；布有股外侧皮神经。

5. 臂臑（手阳明大肠经）

[定位] 在曲池穴与肩髃穴连线上，曲池穴上 7 寸，三角肌止点处。

[解剖] 在肱骨桡侧，三角肌下端，肱三头肌外侧头的前缘；有旋肱后动脉的分支及肱深动脉；布有前臂背侧皮神经，深层有桡神经本干。

6. 承满（足阳明胃经）

[定位] 脐中上 5 寸，前正中线旁开 2 寸。

[解剖] 当腹直肌及其鞘处，深层为腹横肌；有第 7 肋间动、静脉分支及腹壁上动、静脉分布；当第 7 肋间神经分支处。

7. 承山（足太阳膀胱经）

[定位] 腓肠肌两肌腹之间凹陷的顶端处，约在委中穴与昆仑穴连线之中点。

[解剖] 在腓肠肌两肌腹交界下端；有小隐静脉，深层为股后动、静脉；布有腓肠内侧皮神经，深层为腓神经。

8. 次髎（足太阳膀胱经）

[定位] 第 2 骶后孔中，约当髂后上棘下与后正中线之间。

[解剖] 在臀大肌起始部；当骶外侧动、静脉后支处；为第 2 骶神经后支通过处。

9. 长强穴（督脉）

[定位] 跪伏或胸膝位，会阴区，当尾骨尖端与肛门连线的中点处。

[解剖] 在肛尾韧带中；有肛门动、静脉分支，棘突间静脉丛的延续部；布有尾神经后支及肛门神经。

10. 承扶（足太阳膀胱经）

[定位] 臀横纹的中点。

[解剖] 在臀大肌下缘；有坐骨神经伴行的动、静脉；布有股后皮神经，深层为坐骨神经。

11. 承浆（任脉）

[定位] 颏唇沟的正中凹陷处。

[解剖] 在口轮匝肌和颏肌之间；有下唇动、静脉分支；布有面神经的下颌支及颏神经分支。

12. 攒竹（足太阳膀胱经）

[定位] 眉头凹陷中，约在目内眦直上。

[解剖] 有额肌及皱眉肌；当额动、静脉处；布有额神经内侧支。

13. 大肠俞（足太阳膀胱经）

[定位] 第 4 腰椎棘突下，后正中线旁开 1.5 寸。

[解剖] 在腰背筋膜、最长肌和髂肋肌之间；有第 4 腰动、静脉后支；布有第 4、5 腰神经皮支，深层为第 4、5 腰神经后支的肌支。

14. 大椎（督脉）

[定位] 后正中线上，第 7 颈椎棘突下凹陷中。

[解剖] 在腰背筋膜、棘上韧带及棘间韧带中；有颈横动脉分支和棘间皮下静脉丛；布有第 8 颈神经后支的内侧支，深部为脊髓。

15. 大敦（足厥阴肝经）

[定位] 足大趾外侧趾甲根角旁约 0.1 寸。

[解剖] 有趾背动、静脉；布有腓深神经的趾背神经。

16. 大赫（足少阴肾经）

[定位] 脐下 4 寸，前正中线旁开 0.5 寸。

[解剖] 有腹内、外斜肌腱膜，腹横肌腱膜和腹直肌；有腹壁下动、静脉肌支；布有第 12 肋间神经及髂腹下神经。

17. 大杼（足太阳膀胱经）

[定位] 第 1 胸椎棘突下，后正中线旁开 1.5 寸。

[解剖] 有斜方肌、菱形肌、上后锯肌，最深层为最长肌；有第 1 肋间动、静脉的分支；浅层布有第 1、2 胸神经后支的内侧皮支，深层为第 1、2 胸神经后支

的肌支。

18. 督俞（足太阳膀胱经）

[定位] 第 6 胸椎棘突下，后正中线旁开 1.5 寸。

[解剖] 有斜方肌、背阔肌肌腱、最长肌；有第 6 肋间动、静脉的分支，颈横动脉降支；布有肩胛背神经，第 6、7 胸神经后支的内侧皮支，深层为第 6、7 胸神经后支的肌支。

19. 大横（足太阴脾经）

[定位] 脐中旁开 4 寸。

[解剖] 在腹外斜肌肌部及腹横肌肌部；布有第 10 肋间动、静脉；布有第 10 肋间神经。

20. 膻中（任脉）

[定位] 前正中线上，平第 4 肋间隙，或两乳头连线与前正中线的交点处。

[解剖] 在胸骨体上；有胸廓内动、静脉的前穿支；布有第 4 肋间神经前皮支的内侧支。

21. 犊鼻（足阳明胃经）

[定位] 膝前区，屈膝，在髌韧带外侧凹陷中。又名外膝眼。

[解剖] 在髌韧带外缘；有膝关节动、静脉网；布有腓肠外侧皮神经及腓总神经关节支。

22. 地机（足太阴脾经）

[定位] 位于小腿内侧，阴陵泉穴下 3 寸，胫骨内侧缘后际。

[解剖] 在胫骨后缘与比目鱼肌之间；前方有大隐静脉及膝最上动脉的末支，深层有胫后动、静脉；布有小腿内侧皮神经，深层后方有胫神经。

23. 地仓（足阳明胃经）

[定位] 口角旁约 0.4 寸，上直对瞳孔。

[解剖] 在口轮匝肌中，深层为颊肌；有面动、静脉；布有面神经和眶下神经分支，深层为颊神经的末支。

24. 丰隆（足阳明胃经）

[定位] 外踝尖上 8 寸，条口穴外 1 寸，胫骨前嵴外 2 横指（中指）处。

[解剖] 在趾长伸肌外侧和腓骨短肌之间；有胫前动脉分支；当腓浅神经处。

25. 风池（足少阳胆经）

[定位] 位于颈后区，枕骨之下，胸锁乳突肌与斜方肌上端之间的凹陷中，平风府穴。

[解剖] 在胸锁乳突肌与斜方肌上端附着部之间的凹陷中，深部为头夹肌；有枕动、静脉分支；布有枕小神经分支。

26. 风府（督脉）

[定位] 位于颈后区，枕外隆突直下，两侧斜方肌之间凹陷处。取穴时正坐，头微前倾，后正中线上，入后发际上1寸。

[解剖] 在项韧带和项肌中，深部为环枕后膜和小脑延髓池；有枕动、静脉分支及棘间静脉丛；布有第3颈神经和枕大神经分支。

27. 伏兔（足阳明胃经）

[定位] 股前区，在髂前上棘与髌骨底外缘连线上，髌骨外上缘上6寸。

[解剖] 在股直肌的肌腹中；有旋股外侧动、静脉分支；布有股前皮神经、股外侧皮神经。

28. 跗阳（足太阳膀胱经）

[定位] 位于小腿后区，昆仑穴直上3寸，腓骨与跟腱之间。

[解剖] 在腓骨的后部，跟腱外前缘，深层为拇长屈肌；有小隐静脉，深层为腓动脉末支；布有腓肠神经。

29. 腹通谷（足少阴肾经）

[定位] 脐上5寸，前正中线旁开0.5寸。

[解剖] 在腹直肌内缘，有腹壁上动、静脉分支；布有第8肋间神经。

30. 府舍（足太阴脾经）

[定位] 在下腹部，当脐下4寸，冲门穴外上方0.7寸，前正中线旁开4寸。

[解剖] 在腹股沟韧带上方外侧，腹外斜肌腱膜及腹内斜肌下部，深层为腹横肌下部；布有腹壁浅动脉，肋间动、静脉；布有髂腹股沟神经（右当盲肠下部，左当乙状结肠下部）。

31. 腹哀（足太阴脾经）

[定位] 脐中上3寸，前正中线旁开4寸。

[解剖] 在腹内外斜肌及腹横肌肌部；布有第8肋间动、静脉；布有第8肋间神经。

32. 腹结（足太阴脾经）

[定位] 下腹部，大横穴下 1.3 寸，距前正中线 4 寸。

[解剖] 在腹内、外斜肌及腹横肌肌部；有第 11 肋间动、静脉；布有第 11 肋间神经。

33. 膈俞（足太阳膀胱经）

[定位] 第 7 胸椎棘突下，后正中线旁开 1.5 寸。

[解剖] 在斜方肌下缘，有背阔肌、最长肌；布有第 7 肋间动、静脉的分支；布有第 7、8 胸神经后支的内侧皮支，深层为第 7、8 胸神经后支的肌支。

34. 肝俞（足太阳膀胱经）

[定位] 第 9 胸椎棘突下，后正中线旁开 1.5 寸。

[解剖] 在背阔肌、最长肌和髂肋肌之间；有第 9 肋间动、静脉的分支；布有第 9、10 胸神经后支的皮支，深层为第 9、10 胸神经后支的肌支。

35. 公孙（足太阴脾经）

[定位] 第 1 跖骨基底部的前下方，赤白肉际处。

[解剖] 在拇趾展肌中；有足跗内侧动脉分支、足底内侧动脉及足背静脉网；布有隐神经及腓浅神经分支。

36. 关元（任脉）

[定位] 前正中线上，脐下 3 寸。

[解剖] 在腹白线上，深部为小肠；有腹壁浅动、静脉分支和腹壁下动、静脉分支；布有第 12 肋间神经前皮支的内侧支。

37. 归来穴（足阳明胃经）

[定位] 脐中下 4 寸，前正中线旁开 2 寸。

[解剖] 在腹直肌外缘，有腹内斜肌，腹横肌腱膜；外侧有腹壁下动、静脉；布有髂腹下神经。

38. 关元俞（足太阳膀胱经）

[定位] 第 5 腰椎棘突下，后正中线旁开 1.5 寸。

[解剖] 有骶棘肌；有腰最下动、静脉后支的内侧支；布有第 5 腰神经后支。

39. 合谷（手阳明大肠经）

[定位] 在手背，第 1、2 掌骨间，当第 2 掌骨桡侧的中点处。简便取穴法：以一手的拇指指间关节横纹，放在另一手拇、食指之间的指蹼缘上，当拇指尖下

是穴。

[解剖] 在第 1、2 掌骨之间，第 1 骨间背侧肌中，深层有拇收肌横头；有手背静脉网，腧穴近侧正当桡动脉从手背穿向手掌之处；布有桡神经浅支的掌背侧神经，深部有正中神经的指掌侧固有神经。

40. 后溪（手太阳小肠经）

[定位] 微握拳，第 5 掌指关节后尺侧的远侧掌横纹头赤白肉际。

[解剖] 在小指尺侧，第 5 掌骨小头后方，当小指展肌起点外缘；有指背动、静脉，手背静脉网；布有尺神经手背支。

41. 肓俞（足少阴肾经）

[定位] 脐旁 0.5 寸。

[解剖] 有腹内、外斜肌腱膜，腹横肌腱膜和腹直肌；有腹壁下动、静脉肌支；布有第 10 肋间神经。

42. 会阳（足太阳膀胱经）

[定位] 尾骨端旁开 0.5 寸。

[解剖] 有臀大肌；有臀下动、静脉分支；布有尾骨神经，深部有阴部神经干。

43. 华佗夹脊穴（经外奇穴）

[定位] 在背腰部脊柱区，当第 1 胸椎至第 5 腰椎棘突下两侧，后正中线旁开 0.5 寸，一侧 17 穴，左右共 34 穴。

[解剖] 在背肌浅层（斜方肌、菱形肌、胸腰筋膜、后锯肌）及背肌深层（竖脊肌）中。穴区浅层有胸或腰神经后支的皮支分布；深层有胸或腰神经后支和肋间后动脉、腰动脉分布。

44. 环跳（足少阳胆经）

[定位] 侧卧屈股，当股骨大转子高点与骶管裂孔连线的外 1/3 与内 2/3 交点处。

[解剖] 在臀大肌、梨状肌下缘；内侧为臀下动、静脉；布有臀下皮神经、臀下神经，深部正当坐骨神经。

45. 鹤顶（经外奇穴）

[定位] 在膝上部，髌底的中点上方凹陷处。

[解剖] 在股四头肌腱中，穴区浅层有股神经前皮支分布；深层有股神经肌支

和膝关节动脉网分布。

46. 建里（任脉）

[定位] 前正中线上，脐上 3 寸。

[解剖] 在腹白线上，深部为横结肠；有腹壁上、下动、静脉交界处的分支；布有第 8 肋间神经前皮支的内侧支。

47. 巨阙（任脉）

[定位] 前正中线上，脐上 6 寸，或胸剑联合下 2 寸。

[解剖] 在腹白线上，深部为肝脏；有腹壁上动、静脉分支；布有第 7 肋间神经前皮支的内侧支。

48. 颈夹脊穴

[定位] 在颈部，当第 1 颈椎至第 7 颈椎棘突下两侧，后正中线旁开 0.5 寸，一侧 7 穴，左右共 14 穴。

[解剖] 浅层为斜方肌、背阔肌、菱形肌；中层为上下锯肌；深层为竖脊肌、横突棘肌；每穴都有相应椎骨下方发出的脊神经后支及其伴行的静脉和动脉分布。

49. 肩髃（手阳明大肠经）

[定位] 肩峰端下缘，当肩峰与肱骨大结节之间，三角肌上部中央。臂外展或平举时，肩部出现两个凹陷，当肩峰前下方凹陷处。

[解剖] 有旋肱后动、静脉；布有锁骨上神经、腋神经。

50. 箕门（足太阴脾经）

[定位] 在血海穴与冲门穴的连线上，血海穴直上 6 寸。（股前区，髌底内侧端与冲门的连线上 1/3 与下 2/3 交点处，长收肌和缝匠肌交角的动脉搏动处。）

[解剖] 在缝匠肌内侧缘，深层有大收肌；有大隐静脉，深层之外方有股动、静脉；布有股前皮神经，深部有隐神经。

51. 筋缩（督脉）

[定位] 后正中线上，第 9 胸椎棘突下凹陷中

[解剖] 在腰背筋膜、棘上韧带及棘间韧带中；有第 9 肋间动脉后支和棘间皮下静脉丛；布有第 9 胸神经后支的内侧支，深部为脊髓。

52. 交信（足少阴肾经）

[定位] 在小腿内侧，太溪穴上 2 寸，胫骨内侧面后缘，约当复溜穴前 0.5 寸。

[解剖] 在趾长屈肌中；深层为胫后动、静脉；布有小腿内侧皮神经，后方为胫神经本干。

53. 金津（经外奇穴）

[定位] 在口腔内，当舌系带两侧静脉上，左为金津。

[解剖] 穴区浅层有舌神经（发自下颌神经）和舌深静脉干经过；深层有舌神经、舌下神经和舌动脉分布。

54. 减肥穴

[定位] 同侧髂前上棘至天枢中点。

[解剖] 在腹外斜肌及腹横肌部。

55. 颊车（足阳明胃经）

[定位] 在下颌角前上方约1横指，按之凹陷处，当咀嚼时咬肌隆起最高点处。

[解剖] 在下颌角前方，有咬肌；有咬肌动、静脉；布有耳大神经，面神经颊支及咬肌神经。

56. 梁门（足阳明胃经）

[定位] 脐中上4寸，前正中线旁开2寸。

[解剖] 当腹直肌及其鞘处，深层为腹横肌；有第7肋间动、静脉分支及腹壁上动、静脉；当第8肋间神经分支处（右侧深部当肝下缘，胃幽门部）。

57. 梁丘（足阳明胃经）

[定位] 位于股前区，屈膝，在髂前上棘与髌骨外上缘连线上，髌骨外上缘上2寸。

[解剖] 在股直肌和股外侧肌之间；有旋股外侧动脉降支；布有股前皮神经、股外侧皮神经。

58. 廉泉（任脉）

[定位] 微仰头，在喉结上方，当舌骨体上缘的中点处。

[解剖] 在舌骨上方，左右颏舌骨肌之间，深部为会厌，下方为喉门，有甲状舌骨肌、舌肌；有颈前浅静脉，甲状腺上动、静脉；布有颈皮神经的分支，深层为舌根，有舌下神经及舌咽神经的分支。

59. 命门（督脉）

[定位] 后正中线上、第2腰椎棘突下凹陷中。

[解剖] 在腰背筋膜、棘上韧带及棘间韧带中；有腰动脉后支和棘间皮下静脉

丛；布有腰神经后支的内侧支。

60. 内关（手厥阴心包经）

[定位] 前臂前区，掌侧远端腕横纹上 2 寸，掌长肌腱与桡侧腕屈肌腱之间。

[解剖] 在桡侧腕屈肌腱与掌长肌腱之间，有指浅屈肌，深部为指深屈肌；有前臂正中动、静脉，深部为前臂掌侧骨间动、静脉；布有前臂内侧皮神经，其下为正中神经，深层有前臂掌侧骨间神经。

61. 内庭（足阳明胃经）

[定位] 足背第 2、3 趾间趾蹼缘后方赤白肉际处。

[解剖] 有足背静脉网；布有足背内侧皮神经的趾背神经。

62. 臑会（手少阳三焦经）

[定位] 肩髎穴与天井穴连线上，肩髎穴下 3 寸，三角肌后下缘。

[解剖] 在肱三头肌长头与外侧头之间；有中侧副动、静脉末支；布有前臂背侧皮神经和桡神经肌支，深层为桡神经。

63. 脑户（督脉）

[定位] 风府穴直上 1.5 寸，当枕骨粗隆上缘凹陷处。

[解剖] 在左右枕骨肌之间；有左右枕动、静脉分支；布有枕大神经分支。

64. 内膝眼（经外奇穴）

[定位] 屈膝，在髌韧带内侧凹陷处。在内侧的称内膝眼。

[解剖] 浅层有隐神经分支和股神经前皮支分布；深层有股神经关节支和膝关节动脉网分布。

65. 脾俞（足太阳膀胱经）

[定位] 第 11 胸椎棘突下，后正中线旁开 1.5 寸。

[解剖] 在背阔肌、最长肌和髂肋肌之间；有第 11 肋间动、静脉的分支；布有第 11、12 胸神经后支的皮支，深层为第 11、12 胸神经后支的肌支。

66. 偏历（手阳明大肠经）

[定位] 屈肘，在阳溪穴与曲池穴连线上，腕背侧远端横纹上 3 寸处。

[解剖] 在桡骨远端，桡侧腕短伸肌腱与拇长展肌腱之间；有头静脉；掌侧为前臂外侧皮神经和桡神经浅支，背侧为前臂背侧皮神经和前臂骨间背侧神经。

67. 气海（任脉）

[定位] 前正中线上，脐下 1.5 寸。

[解剖] 在腹白线上，深部为小肠；有腹壁浅动、静脉分支和腹壁下动、静脉分支布；有第 11 肋间神经前皮支的内侧支分布。

68. 曲池（手阳明大肠经）

[定位] 屈肘成直角，在肘横纹外侧端与肱骨外上髁连线中点。

[解剖] 桡侧腕长伸肌起始部，肱桡肌的桡侧；有桡返动脉的分支；布有前臂背侧皮神经，内侧深层为桡神经本干。

69. 曲骨（任脉）

[定位] 前正中线上，脐下 5 寸，当耻骨联合上缘中点处。

[解剖] 在腹白线上；有腹壁下动脉及闭孔动脉的分支；布有髂腹下神经的分支。

70. 气海俞（足太阳膀胱经）

[定位] 第 3 腰椎棘突下，后正中线旁开 1.5 寸。

[解剖] 在腰背筋膜、最长肌和髂肋肌之间；有第 3 腰动、静脉后支；浅层布有第 3、4 腰神经后支的皮支，深层为第 3、4 腰神经后支的肌支。

71. 丘墟（足少阳胆经）

[定位] 外踝前下方，趾长伸肌腱的外侧凹陷中。

[解剖] 在趾短伸肌起点处；有外踝前动、静脉分支；布有足背外侧皮神经分支及腓浅神经分支。

72. 曲泉（足厥阴肝经）

[定位] 屈膝，当膝内侧横纹头上方，半腱肌、半膜肌止端前缘凹陷中。

[解剖] 在胫骨内侧髁后缘，半膜肌、半腱肌止点前上方，缝匠肌后缘；浅层有大隐静脉，深层有腘动、静脉；布有隐神经、闭孔神经，深向腘窝可及胫神经。

73. 气穴（足少阴肾经）

[定位] 脐下 3 寸，前正中线旁开 0.5 寸。

[解剖] 在腹内、外斜肌腱膜，腹横肌腱膜和腹直肌中；有腹壁下动、静脉肌支；布有肋间神经及髂腹下神经。

74. 颧髎（手太阳小肠经）

[定位] 目外眦直下，颧骨下缘凹陷处。

[解剖] 在颧骨下颌突的后下缘稍后，咬肌的起始部，颧肌中；有面横动、静

脉分支；布有面神经及眶下神经。

75. 人中（督脉）

[定位] 在人中沟的上 1/3 与中 1/3 交点处。

[解剖] 在口轮匝肌中；有上唇动、静脉；布有眶下神经的分支及面神经颊支。

76. 少海（手少阴心经）

[定位] 屈肘，当肘横纹内侧端与肱骨内上髁连线的中点处。

[解剖] 有旋前圆肌、肱肌；有贵要静脉、尺侧上下副动脉、尺侧返动脉；布有前臂内侧皮神经，外前方有正中神经。

77. 神阙（任脉）

[定位] 脐窝中央。

[解剖] 在脐窝正中，深部为小肠；有腹壁下动、静脉；布有第 10 肋间神经前皮支的内侧支。

78. 上脘（任脉）

[定位] 前正中线上，脐上 5 寸。

[解剖] 在腹白线上，深部为肝下缘及胃幽门部；有腹壁上动、静脉分支；布有第 7 肋间神经前皮支的内侧支。

79. 三焦俞（足太阳膀胱经）

[定位] 第 1 腰椎棘突下，后正中线旁开 1.5 寸。

[解剖] 在腰背筋膜、最长肌和髂肋肌之间；有第 1 腰动、静脉的分支；布有第 1、2 腰神经后支的皮支，深层为第 1、2 腰神经后支的肌支。

80. 上巨虚（足阳明胃经）

[定位] 在犊鼻穴下 6 寸，足三里穴下 3 寸（犊鼻与解溪的连线上）。

[解剖] 在胫骨前肌中；有胫前动、静脉；布有腓肠外侧皮神经及隐神经的皮支，深层当腓深神经。

81. 三阴交（足太阴脾经）

[定位] 内踝尖上 3 寸，胫骨内侧面后缘。

[解剖] 在胫骨后缘和比目鱼肌之间，深层有趾长屈肌；有大隐静脉，胫后动、静脉；有小腿内侧皮神经，深层内侧后方有胫神经。

82. 肾俞（足太阳膀胱经）

[定位] 第 2 腰椎棘突下，后正中线旁开 1.5 寸。

[解剖] 在腰背筋膜、最长肌和髂肋肌之间；有第 2 腰动、静脉的分支；布有第 2、3 腰神经后支的外侧皮支，深层为第 2、3 腰神经后支的肌支。

83. 水道穴（足阳明胃经）

[定位] 脐中下 3 寸，前正中线旁开 2 寸。

[解剖] 当腹直肌及其鞘处；有第 12 肋间动、静脉分支，外侧为腹壁下动、静脉；布有第 12 肋间神经（内部为小肠）。

84. 上髎（足太阳膀胱经）

[定位] 第 1 骶后孔中，约当髂后上棘与后正中线之间。

[解剖] 在骶棘肌起始部及臀大肌起始部；当骶外侧动、静脉后支处；布有第 1 骶神经后支。

85. 神门（手少阴心经）

[定位] 腕掌侧远端横纹尺侧端，尺侧腕屈肌腱的桡侧凹陷处。

[解剖] 在尺侧腕屈肌腱桡侧缘，深层为指深屈肌；有尺动脉通过；布有前臂内侧皮神经，尺侧为尺神经。

86. 水分（任脉）

[定位] 前正中线上，脐上 1 寸。

[解剖] 在腹白线上，深部为小肠；有腹壁下动、静脉；布有第 8、9 肋间神经前皮支的内侧支。

87. 四神聪（经外奇穴）

[定位] 在头顶部，当百会前后左右各 1 寸，共 4 穴。

[解剖] 在帽状腱膜中；有枕动脉、颞浅动脉、额动脉的吻合网分布；有枕大神经、滑车上神经、耳颞神经分布。

88. 率谷（足少阳胆经）

[定位] 耳尖直上，入发际 1.5 寸。

[解剖] 在颞肌中；有颞动、静脉顶支；布有耳颞神经和枕大神经会合支。

89. 神道（督脉）

[定位] 后正中线上，第 5 胸椎棘突下凹陷中。

[解剖] 在腰背筋膜、棘上韧带及棘间韧带中；有第 5 肋间动脉后支和棘间皮

下静脉丛；布有第 5 胸神经后支的内侧支，深部为脊髓。

90. 三阳络（手少阳三焦经）

[定位] 在腕背侧远端横纹上 4 寸，支沟穴上 1 寸，尺骨与桡骨之间。

[解剖] 在指总伸肌与拇长展肌起端之间；有前臂骨间背侧动、静脉；布有前臂背侧皮神经，深层有前臂骨间背侧神经。

91. 上星（督脉）

[定位] 囟会穴前 1 寸或前发际正中直上 1 寸。

[解剖] 在左右额肌交界处；有额动、静脉分支，颞浅动、静脉分支；布有额神经分支。

92. 十七椎（经外奇穴）

[定位] 在腰部，当后正中线上，第 5 腰椎棘突下。

[解剖] 在棘上韧带、棘间韧带中。穴区浅层有第 5 腰神经后支的皮支分布；深层有第 5 腰神经后支的肌支和腰动脉分布。

93. 升胃

[定位] 在上腹部，脐上 2 寸，前正中线旁开 4 寸。

[解剖] 腹外斜肌、腹内斜肌及腹横肌处；有腹壁浅静脉；布有第 9、10 肋间神经外侧支。

94. 天枢（足阳明胃经）

[定位] 脐中旁开 2 寸。

[解剖] 当腹直肌及其鞘处；有第 10 肋间动、静脉分支及腹壁下动、静脉分支；布有第 10 肋间神经分支（内部为小肠）。

95. 太乙（足阳明胃经）

[定位] 脐中上 2 寸，前正中线旁开 2 寸。

[解剖] 当腹直肌及其鞘处；有第 8 肋间动、静脉分支及腹壁下动、静脉分支；布有第 8 肋间神经分支（内部为横结肠）。

96. 太冲（足厥阴肝经）

[定位] 足背，第 1、2 间，跖骨结合部前方凹陷中，或触及动脉搏动。

[解剖] 在拇长伸肌腱外缘；有足背静脉网、第 1 跖背动脉；布有腓深神经的跖背侧神经，深层为胫神经的足底内侧神经。

97. 太溪穴（足少阴肾经）

[定位] 内踝高点与跟腱后缘连线的中点凹陷处。

[解剖] 有胫后动、静脉；布有小腿内侧皮神经，当胫神经经过处。

98. 通里（手少阴心经）

[定位] 腕掌侧远端横纹上 1 寸，尺侧腕屈肌腱的桡侧缘。

[解剖] 在尺侧腕屈肌腱与指浅屈肌之间，深层为指深屈肌；有尺动脉通过；布有前臂内侧皮神经，尺侧为尺神经。

99. 太阳（经外奇穴）

[定位] 在颞部，当眉梢与目外眦之间，向后约 1 横指的凹陷处。

[解剖] 在颞筋膜及颞肌中。浅层有上颌神经颧颞支和颞浅动脉分布，深层有下颌神经肌支和颞浅动脉肌支分布。

100. 天井（手少阳三焦经）

[定位] 屈肘，尺骨鹰嘴（肘尖）上 1 寸凹陷中。

[解剖] 在肱骨下端后面鹰嘴窝中，有肱三头肌腱；有肘关节动、静脉网；布有前臂背侧皮神经和桡神经肌支。

101. 天突（任脉）

[定位] 胸骨上窝正中。

[解剖] 在胸骨切迹中央，左右胸锁乳突肌之间，深层为胸骨舌骨肌和胸骨甲状肌；皮下有颈静脉弓、甲状腺下动脉分支，深部为气管，向下胸骨柄后方为无名静脉及主动脉弓；布有锁骨上神经前支。

102. 提胃（经外奇穴）

[定位] 中脘穴旁开 4 寸。

[解剖] 穴下皮肤→皮下组织→腹外斜肌→腹内斜肌→腹横肌。布有第 8 肋间动、静脉及肋间神经。

103. 胃俞（足太阳膀胱经）

[定位] 第 12 胸椎棘突下，后正中线旁开 1.5 寸。

[解剖] 在腰背筋膜、最长肌和髂肋肌之间；有肋下动、静脉的分支；布有第 12 胸神经和第 1 腰神经后支的皮支，深层为第 12 胸神经和第 1 腰神经后支的肌支。

104. 外关（手少阳三焦经）

[定位] 腕背侧远端横纹上 2 寸，尺骨与桡骨正中间。

[解剖] 在桡骨与尺骨之间，指总伸肌与拇长伸肌之间；深层有前臂骨间背侧动脉和掌侧动、静脉；布有前臂背侧皮神经，深层有前臂骨间背侧神经及掌侧神经。

105. 温溜（手阳明大肠经）

[定位] 屈肘，在阳溪穴与曲池穴连线上，腕背侧远端横纹上 5 寸处。

[解剖] 在桡侧腕伸肌腱与拇长展肌之间；有桡动脉分支及头静脉；布有前臂背侧皮神经与桡神经深支。

106. 委中（足太阳膀胱经）

[定位] 腘横纹中点，当股二头肌肌腱与半腱肌肌腱的中间。

[解剖] 在腘窝正中，有腘筋膜；皮下有股腘静脉，深层内侧为腘静脉，最深层为腘动脉；有股后皮神经，正当胫神经处。

107. 膝眼穴（经外奇穴）

[定位] 屈膝，在髌韧带两侧凹陷处。在外侧的称外膝眼（即犊鼻），内侧为内膝眼。

[解剖] 浅层有隐神经分支和股神经前皮支分布；深层有股神经关节支和膝关节动脉网分布。

108. 下脘（任脉）

[定位] 前正中线上，脐上 2 寸。

[解剖] 在腹白线上，深部为横结肠；有腹壁上、下动、静脉交界处的分支；布有第 8 肋间神经前皮支的内侧支。

109. 行间（足厥阴肝经）

[定位] 足背，当第 1、2 趾间的趾蹼缘上方纹头处。

[解剖] 有足背静脉网；第 1 趾背动、静脉；正当腓深神经的跖背神经分为趾背神经的分歧处。

110. 血海（足太阴脾经）

[定位] 屈膝，在髌骨内上缘上 2 寸，当股四头肌内侧头的隆起处。简便取穴法：患者屈膝，医者以左手掌心按于患者右膝髌骨上缘，第 2 至 5 指向上伸直，拇指约呈 45°斜置，拇指尖下是穴。对侧取法仿此。

[解剖] 在股骨内上髁上缘，股内侧肌中间；有股动、静脉肌支；布有股前皮神经及股神经肌支。

111. 郄门（手厥阴心包经）

[定位] 腕掌侧远端横纹上 5 寸，掌长肌腱与桡侧腕屈肌腱之间。

[解剖] 在桡侧腕屈肌腱与掌长肌腱之间，有指浅屈肌，深部为指深屈肌；有前臂正中动、静脉，深部为前臂掌侧骨间动、静脉；布有前臂内侧皮神经，其下为正中神经，深层有前臂掌侧骨间神经。

112. 悬钟（足少阳胆经）

[定位] 外踝高点上 3 寸，腓骨前缘。

[解剖] 在腓骨短肌与趾长伸肌分歧处；有胫前动、静脉分支；布有腓浅神经。

113. 悬枢（督脉）

[定位] 后正中线上，第 1 腰椎棘突下凹陷中。

[解剖] 在腰背筋膜、棘上韧带及棘间韧带中；有腰动脉后支和棘间皮下静脉丛；布有腰神经后支的内侧支。

114. 新设（经外奇穴）

[定位] 在项部，当第 3、4 颈椎之间，旁开 1.5 寸，左右计 2 穴。

[解剖] 穴下为皮肤、皮下筋膜、项筋膜、斜方肌、头夹肌。皮肤由第 3、4、5 颈神经后支的内侧支分布。皮下筋膜致密，脂肪组织中有许多纤维束连于皮肤和项筋膜之间。斜方肌由副神经支配，头夹肌由颈神经后支支配。

115. 膝眼（经外奇穴）

[定位] 屈膝，在髌韧带两侧凹陷处。在内侧的称内膝眼，在外侧的称外膝眼（即犊鼻）。

[解剖] 浅层有隐神经分支和股神经前皮支分布；深层有股神经关节支和膝关节动脉网分布。

116. 膝阳关（足少阳胆经）

[定位] 阳陵泉上 3 寸，股骨外上髁外上方凹陷中（股二头肌腱与髂胫束之间）。

[解剖] 在髂胫束后方，股二头肌腱前方；有膝上外侧动、静脉；布有股外侧皮神经末支。

117. 下关（足阳明胃经）

[定位] 在耳屏前，下颌骨髁状突前方，当颧弓与下颌切迹所形成的凹陷中。

合口有孔，张口即闭，宜闭口取穴。

[解剖] 当颧弓下缘，皮下有腮腺，为咬肌起始部；有面横动、静脉，最深层为上颌动、静脉；正当面神经颧支及下颌神经耳颞神经分支，最深层为下颌神经。

118. 阴陵泉（足太阴脾经）

[定位] 胫骨内侧髁下方与胫骨内侧缘之间的凹陷中。

[解剖] 在胫骨后缘和腓肠肌之间，比目鱼肌起点上；前方有大隐静脉、膝最上动脉，最深层有胫后动、静脉；布有小腿内侧皮神经本干，最深层有胫神经。

119. 意舍（足太阳膀胱经）

[定位] 第 11 胸椎棘突下，后正中线旁开 3 寸。

[解剖] 有背阔肌、髂肋肌；有第 11 肋间动、静脉背侧支；布有第 10、11 胸神经后支。

120. 阴交（任脉）

[定位] 前正中线上，脐下 1 寸。

[解剖] 在腹白线上，深部为小肠；有腹壁浅动、静脉分支和腹壁下动、静脉分支；布有第 10 肋间神经前皮支的内侧支。

121. 腰阳关（督脉）

[定位] 后正中线上，第 4 腰椎棘突下凹陷中，约与髂嵴相平。

[解剖] 在腰背筋膜、棘上韧带及棘间韧带中；有腰动脉后支、棘间皮下静脉丛；布有腰神经后支的内侧支。

122. 腰奇（经外奇穴）

[定位] 在骶部，当尾骨端直上 2 寸，骶角之间凹陷中。

[解剖] 在棘上韧带中。穴区浅层有臀中皮神经分布；深层有骶神经后支和骶中动脉分布；再深可进入骶管裂孔。

123. 哑门（督脉）

[定位] 第 1 颈椎下，后发际正中直上 0.5 寸（颈后区，第 2 颈椎棘突上际凹陷中，后正中线上）。

[解剖] 在项韧带和项肌中，深部为弓间韧带和脊髓；有枕动、静脉分支及棘间静脉丛；布有第 3 颈神经和枕大神经支。

124. 阳溪（手阳明大肠经）

[定位] 腕背侧远端横纹桡侧，当拇短伸肌腱与拇长伸肌腱之间的凹陷中。

[解剖] 当拇短伸肌腱、拇长伸肌腱之间；有头静脉，桡动脉本干及其腕背支；布有桡神经浅支。

125. 阳陵泉（足少阳胆经）

[定位] 腓骨小头前下方凹陷中。

[解剖] 在腓骨长、短肌中；有膝下外侧动、静脉；当腓总神经分为腓浅神经及腓深神经处。

126. 阴包（足厥阴肝经）

[定位] 股骨内上髁上 4 寸，缝匠肌后缘（股前区，髌底上 4 寸，股薄肌与缝匠肌之间）。

[解剖] 在股内肌与缝匠肌之间，内收长肌中点，深层为内收短肌；有股动、静脉，旋股内侧动脉浅支；布有股前皮神经，闭孔神经浅、深支。

127. 腰俞（督脉）

[定位] 正当骶管裂孔处。

[解剖] 在骶后韧带、腰背筋膜中；有骶中动、静脉后支，棘间静脉丛；布有尾神经分支。

128. 涌泉（足少阴肾经）

[定位] 足趾跖屈时，约当足底（去趾）前 1/3 凹陷处。

[解剖] 有趾短屈肌腱、趾长屈肌腱、第 2 蚓状肌，深层为骨间肌；有来自胫前动脉的足底弓；布有足底内侧神经分支。

129. 玉液（经外奇穴）

[定位] 在口腔内，当舌系带两侧静脉上，左为金津，右为玉液。

[解剖] 穴区浅层有舌神经（发自下颌神经）和舌深静脉干经过；深层有舌神经、舌下神经和舌动脉分布。

130. 翳风（手少阳三焦经）

[定位] 乳突前下方与下颌角之间的凹陷中。

[解剖] 有耳后动、静脉，颈外浅静脉；布有耳大神经，深层为面神经干从茎乳孔穿出处。

131. 阳辅（足少阳胆经）

[定位] 外踝高点上 4 寸，腓骨前缘稍前处。

[解剖] 在趾长伸肌和腓骨短肌之间；有胫前动、静脉分支；布有腓浅神经。

132. 云门（手太阴肺经）

[定位] 在胸前壁外上方，肩胛骨喙突上方，前正中线旁开 6 寸，锁骨下窝凹陷处。

[解剖] 有胸大肌；皮下有头静脉通过，深部有胸肩峰动脉分支；布有胸前神经的分支臂丛外侧束、锁骨上神经中后支。

133. 阳白（足少阳胆经）

[定位] 目正视，瞳孔直上，眉上 1 寸。

[解剖] 在额肌中；有额动、静脉外侧支；布有额神经外侧支。

134. 迎香（手阳明大肠经）

[定位] 在鼻翼外缘中点旁开约 0.5 寸，当鼻唇沟中。

[解剖] 在上唇方肌中，深部为梨状孔的边缘；有面动、静脉及眶下动、静脉分支；布有面神经与眶下神经的吻合丛。

135. 鱼腰（经外奇穴）

[定位] 在额部，瞳孔直上，眉毛正中。

[解剖] 在眼轮匝肌中。浅层有眶上神经分布，深层有面神经颞支和额动脉分布。

136. 中脘（任脉）

[定位] 前正中线上，脐上 4 寸，或脐与胸剑联合连线的中点处。

[解剖] 在腹白线上，深部为胃幽门部；有腹壁上动、静脉；布有第 7、8 肋间神经前皮支的内侧支。

137. 足三里（足阳明胃经）

[定位] 犊鼻穴下 3 寸，胫骨前嵴外 1 横指处。

[解剖] 在胫骨前肌、趾长伸肌之间；有胫前动、静脉；为腓肠外侧皮神经及隐神经的皮支分布处，深层当腓深神经。

138. 左肓俞（足少阴肾经）

[定位] 肓俞位于脐旁 0.5 寸，左右各一，左侧为左肓俞。

[解剖] 有腹内、外斜肌腱膜，腹横肌腱膜和腹直肌；有腹壁下动、静脉肌

支；布有第 10 肋间神经。

139. 章门（足厥阴肝经）

[定位] 第 11 肋游离端下际。

[解剖] 有腹内、外斜肌及腹横肌；有第 10 肋间动脉末支；布有第 10、11 肋间神经；右侧当肝脏下缘，左侧当脾脏下缘。

140. 中府（手太阴肺经）

[定位] 锁骨下窝外侧，前正中线旁开 6 寸，平第 1 肋间隙处。

[解剖] 当胸大肌、胸小肌处，内侧深层为第 1 肋间内、外肌；上外侧有腋动、静脉，胸肩峰动、静脉；布有锁骨上神经中间支，胸前神经分支及第 1 肋间神经外侧皮支。

141. 支沟（手少阳三焦经）

[定位] 腕背侧远端横纹上 3 寸，尺骨与桡骨正中间。

[解剖] 在桡骨与尺骨之间，指总伸肌与拇长伸肌之间；深层有前臂骨间背侧动脉和掌侧动、静脉；布有前臂背侧皮神经，深层有前臂骨间背侧神经及掌侧神经。

142. 秩边穴（足太阳膀胱经）

[定位] 平第 4 骶后孔，骶正中嵴旁开 3 寸。

[解剖] 有臀大肌，在梨状肌下缘；正当臀下动、静脉；布有臀下神经及股后皮神经，外侧为坐骨神经。

143. 中髎（足太阳膀胱经）

[定位] 第 3 骶后孔中，次髎穴下内方，约当中膂俞与后正中线之间。

[解剖] 在臀大肌起始部；当骶外侧动、静脉后支处；为第 3 骶神经后支通过处。

144. 中极（任脉）

[定位] 前正中线上，脐下 4 寸。

[解剖] 在腹白线上，内部为乙状结肠；有腹壁浅动、静脉分支和腹壁下动、静脉分支；布有髂腹下神经的前皮支。

145. 至阳（督脉）

[定位] 后正中线上，第 7 胸椎棘突下凹陷中。

[解剖] 在腰背筋膜、棘上韧带及棘间韧带中；有第 7 肋间动脉后支和棘间皮

下静脉丛；布有第 7 胸神经后支的内侧支。

146. 中膂俞（足太阳膀胱经）

[定位] 第 3 骶椎棘突下，骶正中嵴旁开 1.5 寸，横平第 3 骶后孔。

[解剖] 有臀大肌，深层为骶结节韧带起始部；当臀下动、静脉的分支处；布有臀下皮神经。

147. 照海（足少阴肾经）

[定位] 内踝高点正下缘凹陷处。

[解剖] 在足大趾外展肌的止点处；后方有胫后动、静脉；布有小腿内侧皮神经，深部为胫神经本干。

148. 足临泣（足少阳胆经）

[定位] 第 4 跖趾关节的后方，足小趾伸肌腱的外侧。

[解剖] 有足背静脉网，第 4 跖背侧动、静脉；布有足背中间皮神经。

149. 中封（足厥阴肝经）

[定位] 内踝前 1 寸，胫骨前肌腱内缘凹陷中。

[解剖] 在胫骨前肌腱的内侧；有足背静脉网、内踝前动脉；布有足背内侧皮神经的分支及隐神经。

150. 子宫穴（经外奇穴）

[定位] 在下腹部，当脐中下 4 寸，中极旁开 3 寸。

[解剖] 在腹内、外斜肌中。穴区浅层有髂腹下神经和腹壁浅动脉分布；深层有髂腹股沟神经的肌支和腹壁下动脉分布；再深层可进入腹腔刺及小肠。

151. 胃愈穴（经外奇穴）

[定位] 剑突下 1 寸，旁开 5 分。

152. 胃乐穴（经外奇穴）

[定位] 水分穴上 0.2 寸，旁开 4 寸。

153. 肩后穴

[定位] 位于肩后部，在腋后皱襞头上 1.5 寸初，当小肠经肩贞穴上 0.5 寸处（一说腋后皱襞头上 2 寸），左右计 2 穴。

154. 三健穴

[定位] 三健穴为健步、健中、健下 3 穴，位于承扶旁 2 寸名健步，殷门旁 2 寸为健中，殷门下 2 寸处旁开 2 寸为健下。

155. 三陵穴

[定位] 腓骨小头后 1 寸及其直下 2 寸、4 寸各 1 穴，共计 3 穴。

156. 三阳穴

[定位] 阳陵泉及其直下 2 寸、4 寸各 1 穴，共 3 穴。

157. 下极泉

[定位] 腋横纹正中直下 1.5 寸，即极泉穴沿手少阴经下移 1.5 寸（同身寸）肱骨干尺侧，肱三头肌前侧。

158. 上八邪

[定位] 位于手背部，每两个相邻掌指关节后 1 寸，每只手 4 个穴，共计 8 个穴。

159. 上廉泉

[定位] 位于任脉走行线上，廉泉上 1 寸，当下颌下缘与任脉廉泉穴之间。

160. 上髀关

[定位] 位于股前区，股直肌近端、缝匠肌与阔筋膜张肌 3 条肌肉之间凹陷上 2 ～ 3 cm，即髀关上 2 ～ 3 cm。

161. 肩背

[定位] 位于斜方肌上缘中部，肩井穴前 1 寸。

162. 腰中穴

[定位] 在带脉和腋中线的交点，髂前上棘顶端上一横指。

163. 居髎（足少阳胆经）

[定位] 在髋部，当髂前上棘与股骨大转子最凸点连线的中点处。

[解剖] 有旋髂浅动、静脉分支及旋股外侧动、静脉升支。当股外侧皮神经分布处。

164. 腰宜穴

[定位] 第四腰椎棘突下旁开 3 寸。

165. 外臂臑

[定位] 臂臑穴外上方 5 分，三角肌下端的外上方取之。

二、耳穴

索引

定位

1. 便秘点

[定位] 耳轮角与部分耳轮之间连线处，靠近于耳轮内侧。

2. 大肠

[定位] 在耳轮脚及部分耳轮与 AB 线之间的前 1/3 处，即耳甲 7 区。

3. 肺

[定位] 在心、气管区周围处，即耳甲 14 区。

4. 肝

[定位] 在耳甲艇的后下部，即耳甲 12 区。

5. 交感

[定位] 在对耳轮下脚末端与耳轮内缘相交处，即对耳轮 6 区前端。

6. 饥点

[定位] 位于耳朵靠脸的一侧，突起处下方的凹陷部位，肾上腺穴与外鼻穴连线的中点偏下处，即新眼 2 穴至肾上腺穴连线的中间处，增音穴之下方。

7. 内分泌

[定位] 在屏间切迹内，耳甲腔的前下部，即耳甲 18 区。

8. 脾

[定位] 在 BD 线下方，耳甲腔的后上部，即耳甲 13 区。

9. 皮质下

[定位] 在对耳屏内侧面，即对耳屏 4 区。

10. 膀胱

[定位] 在对耳轮下脚下方中部，即耳甲 9 区。

11. 肾

[定位] 在对耳轮下脚下方后部，即耳甲 10 区。

12. 神门

[定位] 在三角窝后 1/3 的上部，即三角窝 4 区。

13. 三焦

[定位] 在外耳门后下，肺与内分泌区之间，即耳甲 17 区。

14. 臀

[定位] 在对耳轮下脚的后 1/3 处，即对耳轮 7 区。

15. 胃

[定位] 在耳轮脚消失处，即耳甲 4 区。

16. 心

[定位] 在耳甲腔正中凹陷处，即耳甲 15 区。

17. 腰椎

[定位] 腹区后方，即对耳轮 9 区。

18. 直肠

[定位] 在耳轮脚棘前上方的耳轮处，即耳轮 2 区。

19. 坐骨神经

[定位] 在对耳轮下脚的前 2/3 处，即对耳轮 6 区。